MARCO PETRIK | JESSICA DANNHEIMER

QUÄL DICH
DAS WORKOUT

QUALITÄTS G|U GARANTIE

DIE GU-QUALITÄTSGARANTIE

Wir möchten Ihnen mit den Informationen und Anregungen in diesem Buch das Leben erleichtern und Sie inspirieren, Neues auszuprobieren. Bei jedem unserer Produkte achten wir auf Aktualität und stellen höchste Ansprüche an Inhalt, Optik und Ausstattung. Alle Informationen werden von unseren Autoren und unserer Fachredaktion sorgfältig ausgewählt und mehrfach geprüft. Deshalb bieten wir Ihnen eine 100 %ige Qualitätsgarantie.

Darauf können Sie sich verlassen:
Wir legen Wert darauf, dass unsere Gesundheits- und Lebenshilfebücher ganzheitlichen Rat geben. Wir garantieren, dass:
- alle Übungen und Anleitungen in der Praxis geprüft und
- unsere Autoren echte Experten mit langjähriger Erfahrung sind.

Wir möchten für Sie immer besser werden:
Sollten wir mit diesem Buch Ihre Erwartungen nicht erfüllen, lassen Sie es uns bitte wissen! Wir tauschen Ihr Buch jederzeit gegen ein gleichwertiges zum gleichen oder ähnlichen Thema um. Nehmen Sie einfach Kontakt zu unserem Leserservice auf. Die Kontaktdaten unseres Leserservice finden Sie am Ende dieses Buches.

GRÄFE UND UNZER VERLAG. *Der erste Ratgeberverlag – seit 1722.*

KGS

INHALT

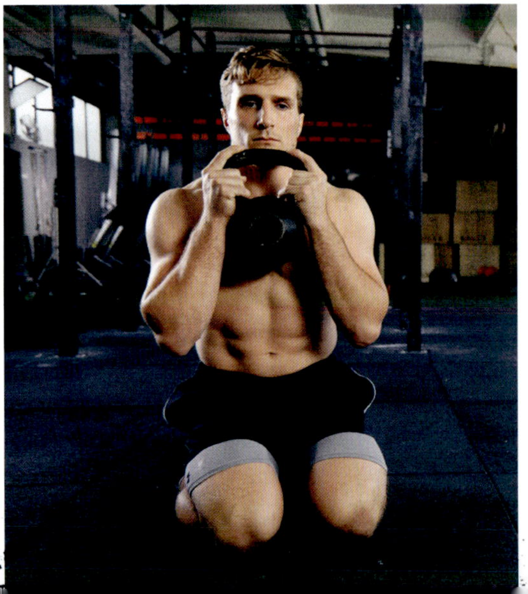

PULL 68

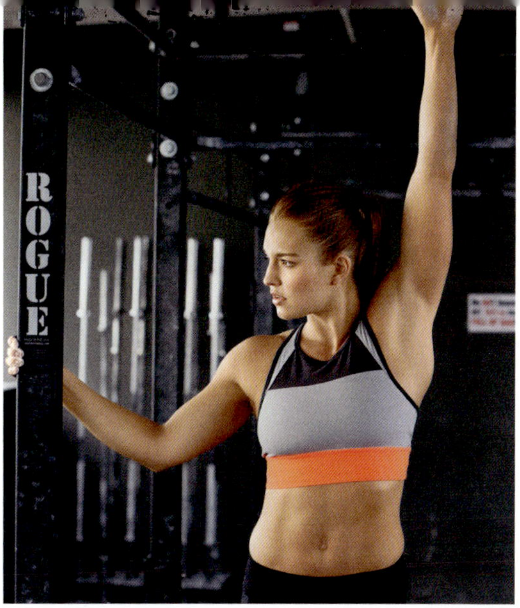

CORE 82

WORKOUTS & MINDSETTING 112

ANHANG

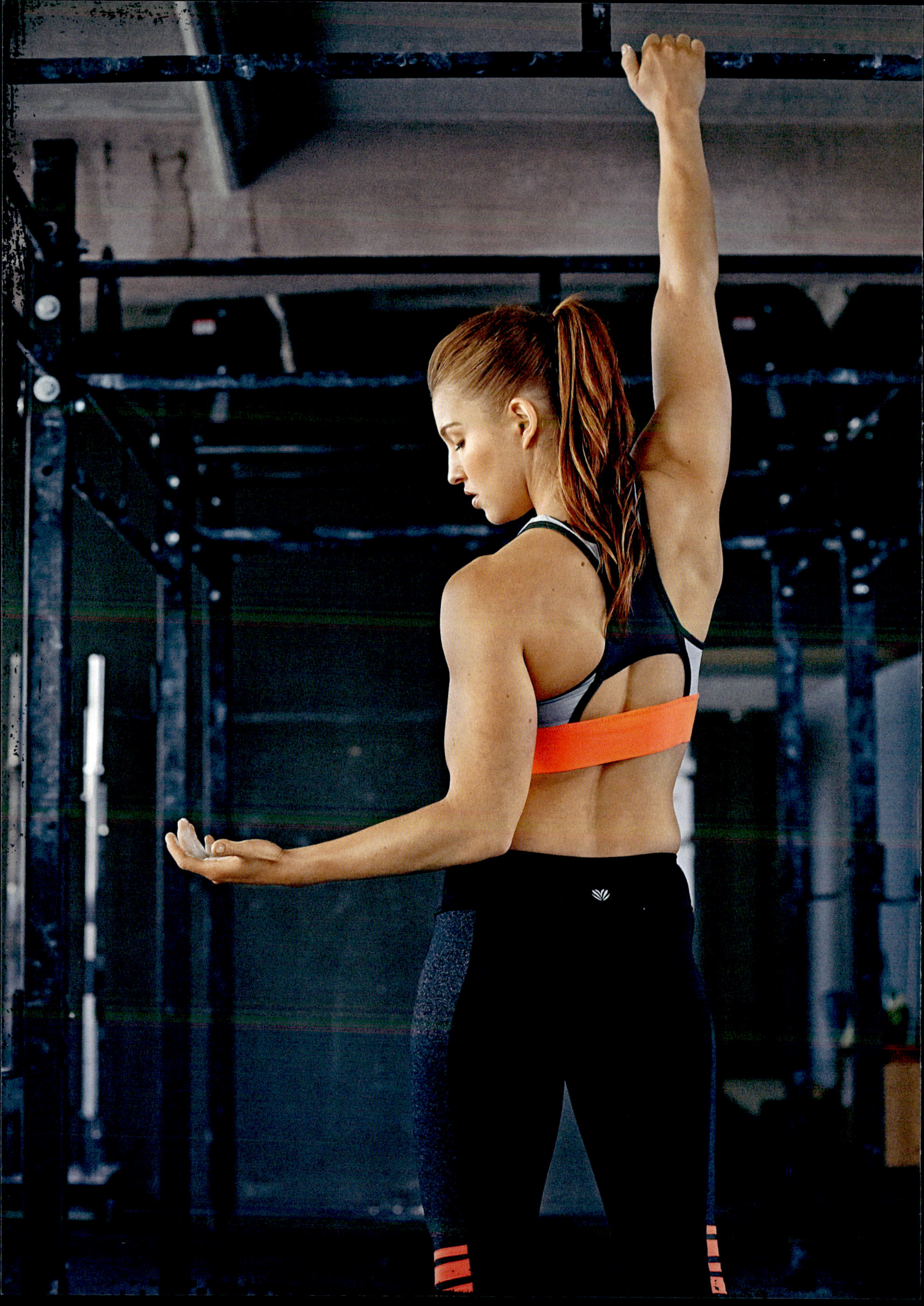

VORWORT

LIEBE LESERINNEN, LIEBE LESER,

eines gleich vorweg: Dies ist kein Buch für Freizeitsportler, die sich in ihrer Komfortzone wohlfühlen. Es ist ein Handbuch für Frauen und Männer, die bereits sportlich aktiv sind, über sehr gute Grundkondition verfügen und neue Herausforderungen suchen – und zwar auch solche, die wehtun!

NO PAIN, NO GAIN!

Bist du ambitioniert und willst an deiner Kraft, deiner Ausdauer und vor allem an deiner mentalen Stärke arbeiten? Gehörst du zu den Menschen, die im Sport – und nicht nur dort – gerne an ihre Grenzen gehen, sie sogar erweitern und verschieben möchten? Bist du bereit, dich zu quälen? Dann hast du mit diesem Buch ein einzigartiges Werkzeug in der Hand: Neben praktischen Übungen für alle Fitness-Level und intensiven Workouts, die wir dir Schritt für Schritt erklären, lernst du (Selbst)-Motivationsstrategien kennen, mit denen du es schaffst, sowohl körperlich als auch mental stärker zu werden. Toller Nebeneffekt: Diese Strategien funktionieren auch im Alltag und im Job – werden dich also auch außerhalb des Sports ans Ziel bringen.

ICH WILL UND ICH KANN!

Gerade die mentale Stärke ist im Leistungssport ein nicht ganz unwesentlicher Faktor, der über Sieg oder Niederlage entscheiden kann. Nicht zuletzt seit Jürgen Klinsmann Trainer der deutschen Fußball-Nationalmannschaft war, setzen alle Fußballvereine zusätzlich auf die Betreuung durch Sportpsychologen, um auch den Kopf ihrer Spieler fit für alle (Wettkampf)-Belastungen zu machen. Denn treffen zwei körperlich gleich starke Gegner in einem sportlichen Duell aufeinander, wird sich immer der psychisch stärkere durchsetzen. Dieses Prinzip trifft nicht nur auf den Mannschaftssport zu, sondern auf alle Leistungssportler im Wettkampf. Im Kapitel »Alles Kopfsache« erfährst du, was du wissen musst, um optimale Ergebnisse beim Training zu erzielen: Denn auch der leistungsorientierte Freizeitsportler profitiert von den Erkenntnissen der modernen Sportwissenschaften.

BIS AN DIE ABSOLUTE GRENZE!

Jessica ist seit 2012 mit Leidenschaft dabei und bestreitet seit drei Jahren europaweit Wettkämpfe. Ich selbst bin nach meiner Volleyball-Karriere 2009 auf CrossFit gestoßen und trainiere seitdem mich und meine Kunden nach diesem System. Seither stehen wir auf Grenzerfahrungen. CrossFit ist einer der am schnellsten wachsenden Fitnesstrends unserer Zeit und hat sich zu einem Wettkampfsport entwickelt, der jedes Jahr mit den CrossFit Open beginnt und mit den CrossFit Games endet. An den CrossFit Open nahmen im Jahr 2016 bereits über 323 000 Sportler teil.
Wellness-Sport war gestern. Heute geht's ans Eingemachte. Also los: Quäl dich!

Marco Petrik & Jessica Dannheimer

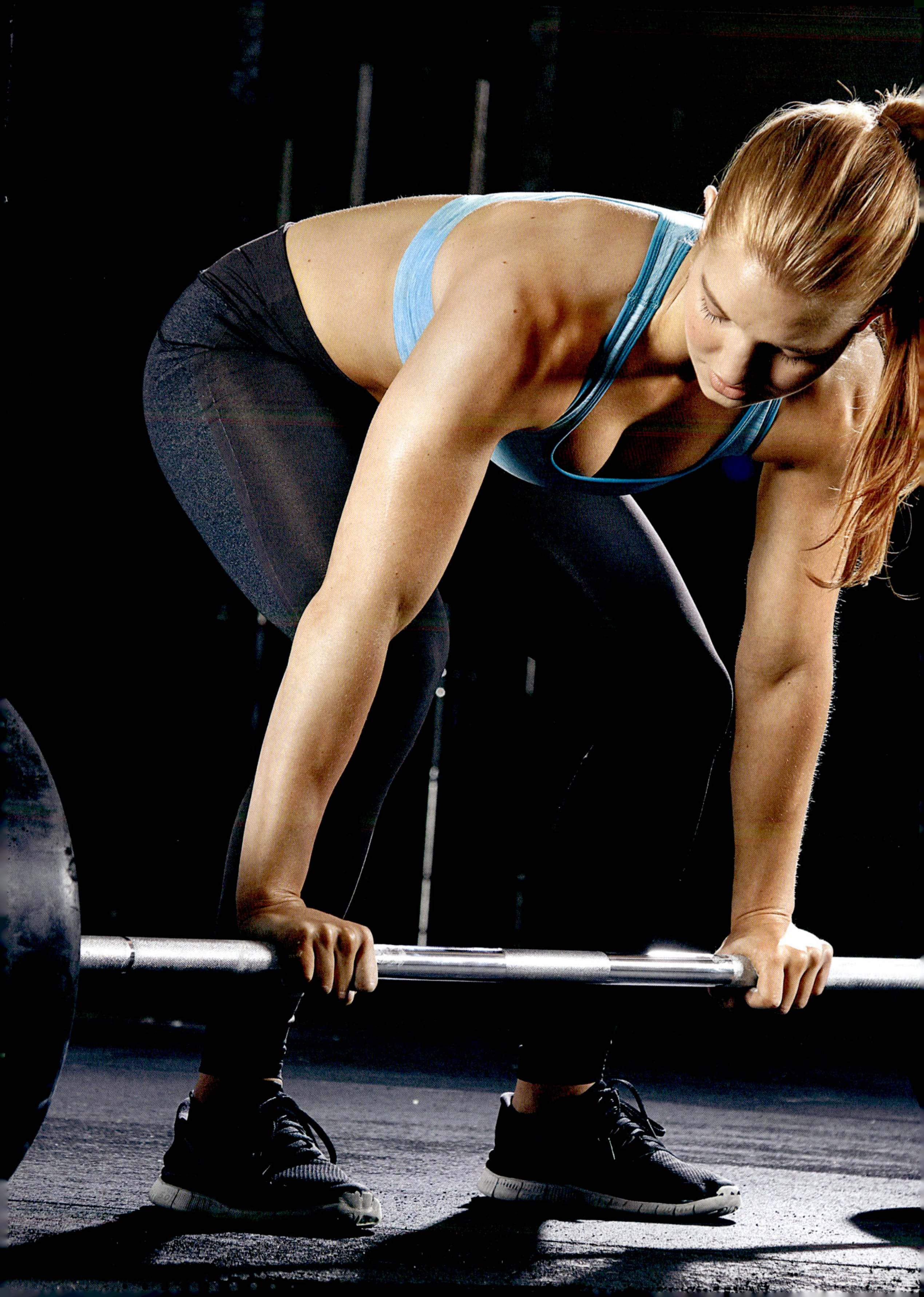

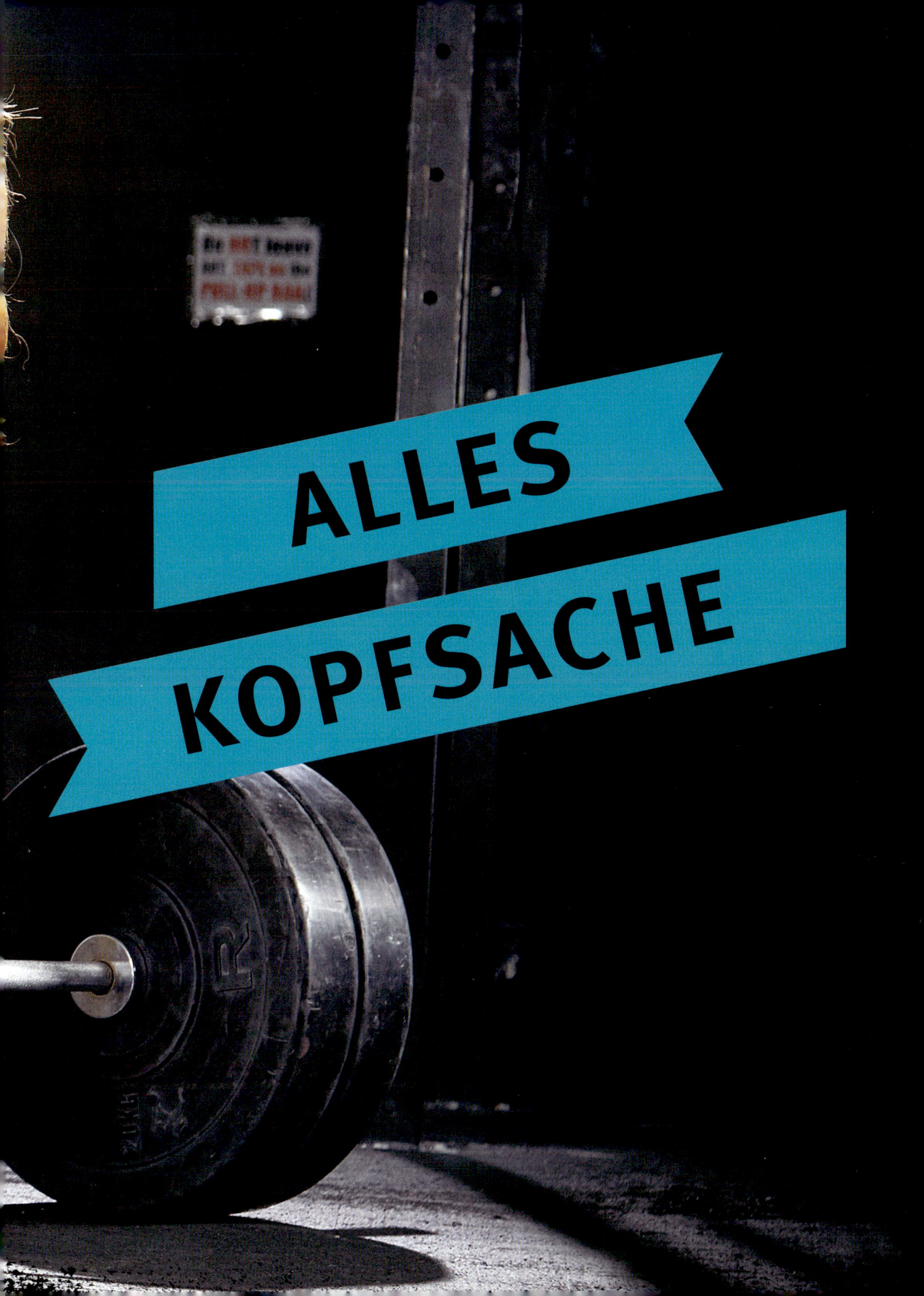

ALLES KOPFSACHE

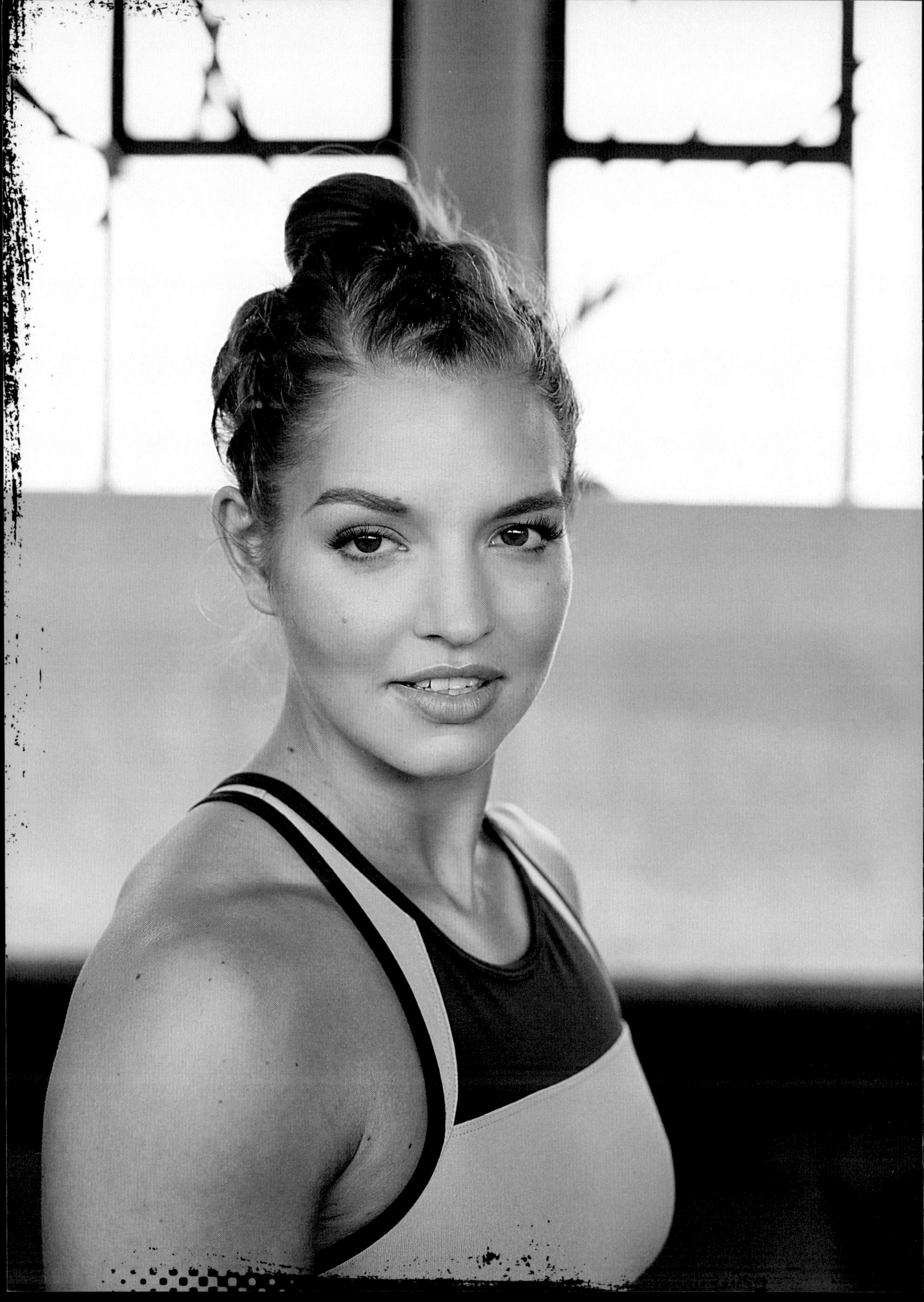

MENTALE STÄRKEN TRAINIEREN

Damit du dich an neue Herausforderungen heranwagen kannst, etwa daran, das höhere Level einer Quäl-dich!-Übung aus diesem Buch zu erreichen, musst du deine eigenen Grenzen und Limitierungen kennen.

Diese Grenzen und Limitierungen können sowohl körperlicher als auch mentaler Natur sein! Meiner Erfahrung nach ist es einfacher, die körperlichen Einschränkungen zu beheben, als die geistigen Blockaden zu überwinden. Vor diesem Hintergrund haben wir dieses Buch konzipiert: Jessica und ich möchen dir verschiedene Lösungsansätze und mentale Hilfestellungen an die Hand geben, die dich zum Erfolg führen werden – verknüpft mit herausfordernden Übungen und Workout-Schemata!

ERFAHRUNG VS. KRAFT

Selbst wenn man körperlich etwas unterlegen ist, kann man mit größerer mentaler Härte Wettkämpfe für sich entscheiden. Hierzu ein Beispiel aus meiner aktiven Volleyballkarriere: In der Saison 1999 / 2000 spielte ich beim SV Lohhof in der 2. Bundesliga – einer jungen, motivierten und athletischen Truppe. Wir spielten gegen die VGF Marktredwitz, eine Mannschaft, die hauptsächlich aus älteren ehemaligen tschechischen Nationalspielern bestand. Der erste Satz war hart umkämpft, und wir gewannen ihn nach über 40 Minuten mit 44:42. Das war für knapp zehn Jahre der längste Satz, der jemals im professionellen Volleyball gespielt wurde. Als Mannschaft aus jungen Spielern waren wir nach diesem Satz voller Adrenalin und uns sehr sicher, wir würden das ganze Spiel gewinnen. Gegen jede andere Mannschaft der Liga wäre das wahrscheinlich auch so gewesen, aber gegen die gesammelte Erfahrung aus über 1000 Länderspielen auf der Seite des Gegners reichte das nicht aus. Die Spieler des VGF Marktredwitz ließen sich durch den rekordträchtigen ersten Satz nicht beeindrucken und gewannen mit souveräner Ruhe und Routine die folgenden drei Sätze und damit das Spiel. Die stabilere mentale Einstellung hatte gewonnen, obwohl die Mannschaft uns, aufgrund ihres Alters, athletisch deutlich unterlegen war.

BEWEGUNGSLERNEN

Hartnäckig hält sich auch der Glaube, dass man erst viele neue Muskeln braucht, um neue oder vermeintlich kompliziertere Bewegungen erlernen zu können. Das ist so nicht richtig – man kann den menschlichen Körper in dieser Beziehung durchaus mit einem Computer vergleichen. Ein PC bietet zwar bereits die nötige Hardware, um ein Computer zu sein, doch ohne die entsprechende Software kann man keine Bilder mit ihm bearbeiten oder Dokumente erstellen. Genauso verhält es sich im Prinzip auch mit dem menschlichen Körper – prinzipiell kann er sämtliche Bewegungen ausführen (natürlich ist für manche Bewegungen mehr Kraft nötig als für andere, dies ändert aber nichts am Prinzip). So wie der Computer erst mit der richtigen Software funktioniert, so ist der Körper auf das Nervensystem angewiesen: Erst das Nervensystem sorgt für das richtige Zusammenspiel der Muskeln und deren Ansteuerung. Sowohl Bewegungslernen als auch die ersten Fortschritte im Krafttraining basieren auf einer Verbesserung der Koordination (für die das Nervensystem verantwortlich ist) oder, um im Bild zu bleiben, dem Installieren der entsprechenden Software. Von dieser Tatsache wurde wohl auch der bekannte SciFi-Film *Matrix* inspiriert. Darin lernt der Hauptdarsteller Kampfsportarten durch Installation der entsprechenden Bewegungsmuster im Gehirn. Zum Leidwesen vieler Trainierenden und Übenden ist dies leider (noch) nicht möglich.

ENGRAMM

Als Engramm wird eine dauerhafte strukturelle Änderung im Gehirn bezeichnet, die zum Abspeichern eines Reizes angelegt wird. Solche Reize können körperlicher, emotionaler oder kognitiver Art sein. Die Gesamtheit aller Engramme bildet unser Gedächtnis. Jedes Engramm steht gewissermaßen für eine Funktion: Bei jeder Bewegung oder Handlung greift das Gehirn auf die entsprechenden Engramme zurück. So erklärt sich auch, warum es einem bei starker Ermüdung sehr schwerfällt, flüssig zu sprechen oder sich sicher zu bewegen.

GLAUB AN DICH!

Da aber die wenigsten (Freizeit-)Sportler an professionellen Wettkämpfen teilnehmen, rückt für uns in diesem Buch ein weiterer wichtiger Aspekt in den Vordergrund: Auch Alltag und Beruf lassen sich mit mehr psychischer Stärke deutlich leichter meistern. Man kommt mit der im sportlichen Training erlernten und antrainierten stärkeren körperlichen und mentalen Belastbarkeit viel entspannter durch so manche Stresssituation des Lebens – sei es im Privaten oder im Job.

Wie bedeutend die mentale Einstellung beim Training und beim Sport ist, unterstreichen nicht zuletzt die Aussagen von zwei der einflussreichsten Trainer und Coaches der Functional-Fitness-Bewegung, Mark Twight und Greg Glassman. Twight, US-amerikanischer Extrembergsteiger und Gründer des Studios Gym Jones, wird immer wieder mit den Worten »The mind is primary« (Der Geist steht an erster Stelle) zitiert. Auf die angewandte Bedeutung dieses Satzes kommen wir später noch zurück. Der Gründer von CrossFit, Greg Glassman, ist überzeugt: »The greatest adaptation is between the ears«, womit er meint, dass die größte Anpassung (an das Training, Anm. der Autoren) zwischen den Ohren stattfindet.

Dies kann man nun auf zwei Arten deuten: Man kann Twights Zitat dahingehend interpretieren, dass die Voraussetzung für eine generelle Leistungssteigerung mentale Stärke in Verbindung mit Selbstvertrauen ist. Es könnten aber ebenso gut die physiologisch nachweisbaren Anpassungen im Gehirn gemeint sein: Lernt man neue Bewegungsmuster, werden diese durch die sogenannte Engrammbildung gespeichert. Als Engrammbildung bezeichnet man das Entstehen neuer Verknüpfungen von bestehenden Nervenzellen im Gehirn zum Abspeichern neu erlernter Bewegungen. Durch die Bildung dieser Engramme verbessert und verfeinert sich die Ansteuerung der jeweils benötigten Muskulatur und damit die Koordination – die Bewegungen werden flüssiger, man muss im wahrsten Sinne nicht mehr groß über sie nachdenken, denn sie laufen automatisierter ab. Daran erkennt man den Stellenwert, den unser Gehirn beim Training hat. Im Kapitel »Übertraining« (*siehe Seite 21–23*) gehen wir noch etwas genauer darauf ein.
Ich persönlich interpretiere Mark Twights Leitspruch, wonach der Geist an erster Stelle steht, folgendermaßen: Jedes Erreichen einer sportlichen Herausforderung beginnt mit dem unbedingten Glauben daran, dass man es schaffen kann! Du musst ein ganz konkretes Bild deines Ziels im Kopf haben und zu 100 Prozent daran glauben, es erreichen zu können – dann kannst und wirst du die Herausforderung meistern!

MENTALER FOKUS

Gerade bei anstrengenden und harten Trainingseinheiten oder Übungen ist es unglaublich wichtig, die richtige mentale Einstellung zu behalten. Mit »richtig« meine ich eine positive Haltung gegenüber deinem Tun und dass du immer das Ziel im Blick behältst, das du erreichen willst. Wenn ich zum Beispiel schwere Kniebeugen mache, dann halte ich mir dabei immer vor Augen, warum ich es tue! Mein Ziel ist, mehr Gewicht beim olympischen Umsetzen bewältigen zu können, dafür muss ich aber höhere Lasten in der Kniebeuge bewegen können. Und bei genau diesen Kniebeugen denke ich kurz bevor ich sie ausführe daran, dass ich diese Squats mache, um meinem Ziel im olympischen Gewichtheben näher zu kommen. Dieser mentale Fokus hilft mir sehr, diese schweren Wiederholungen durchzustehen.

Diese intrinsische Motivation (*siehe Seite 133*), die ganz alleine aus dir selbst herauskommt, ist von zentraler Bedeutung für deinen spotlichen Erfolg.

SYNERGIEEFFEKT

Wenn du erlebst, wie du im Training selbst größte Herausforderungen meisterst, überträgt sich das auch auf deinen Alltag. Der Zuwachs an körperlicher und mentaler Power hilft dir merklich bei deinen alltäglichen Kraftanstrengungen.

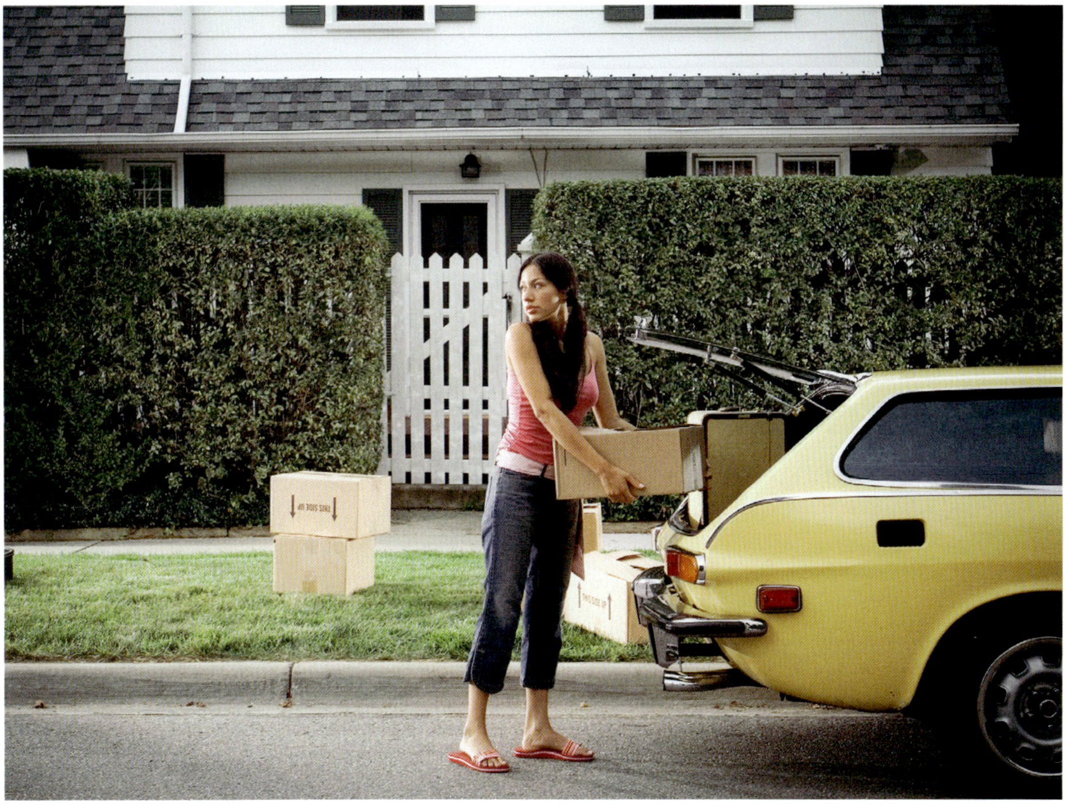

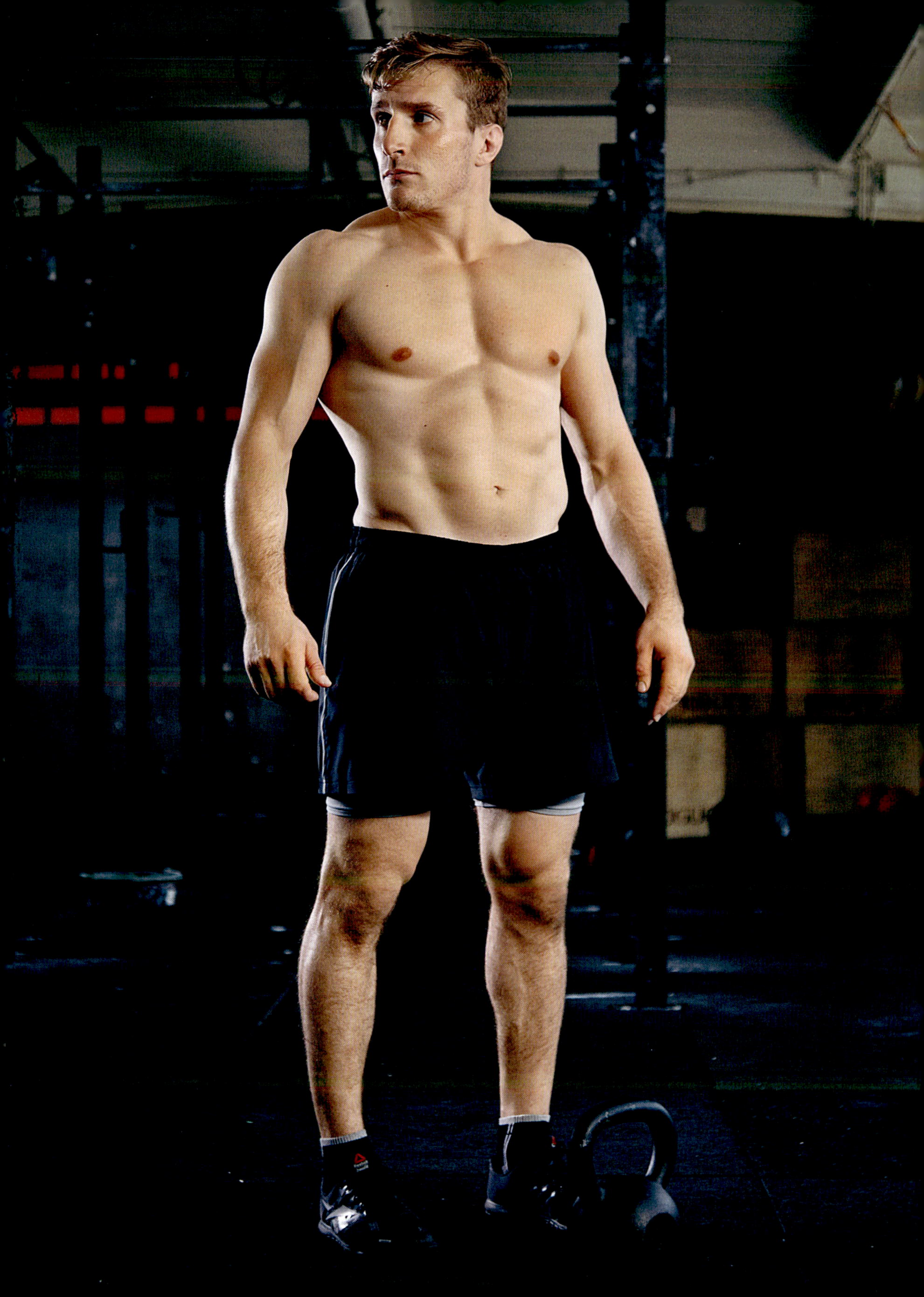

MENTALE BLOCKADEN SPRENGEN

Deine körperlichen Grenzen kannst du durch gezieltes Training Stück für Stück verschieben und überwinden, mentale Blockaden dagegen musst du zunächst durchbrechen. Erst wenn dir der »Durchbruch« gelungen ist, kannst du daran arbeiten, diesen mentalen Fortschritt zu stabilisieren.

Genau dieser Durchbruch lässt aber meistens lange auf sich warten – und je verbissener du dabei vorgehst, desto schwieriger wird es. Um deine psychischen Blockaden zu überwinden, muss du entspannt und vor allem mit freiem Kopf agieren. Wenn du schon mit der Einstellung »Das kann ich sowieso nicht« an eine Übung herangehst, wird es mit großer Wahrscheinlichkeit nicht klappen.

Ich habe in meiner sportlichen Praxis die Erfahrung gemacht, dass manche Sachen besser funktionieren, wenn man körperlich vorermüdet ist – und damit wahrscheinlich auch mental entspannter. Vielleicht liegt es auch daran, dass man gegen Ende eines Workouts weniger verkrampft ist, weil schon etwas müde, sich dafür aber gut im Bewegungsmodus befindet. Man setzt sich wahrscheinlich auch weniger unter Druck, weil es dann ja nicht »so schlimm« ist, falls mal was nicht so klappt. Man macht einfach ... und plötzlich funktioniert es! So etwas erlebe ich beim Training mit meinen Sportlern quasi jeden Tag.

SETZ DIR REALISTISCHE ZIELE

Um deine Grenzen zu verschieben, ist es unerlässlich, dass du dir realistische Ziele setzt – herausfordernde ja, aber realisierbare! Außerdem solltest du dir einen ebenfalls realistischen Zeitrahmen stecken, in dem du jedem deiner Ziele auch tatsächlich näher kommen kannst. Konkrete und manifestierte Ziele sind wichtig! Allein mit dem Vorsatz: »Ich möchte bei den Back Squats (Kniebeuge mit Langhantel im Nacken) ein höheres Gewicht schaffen«, wirst du nichts erreichen. Konkrete, greifbare Ziele sind nur in Verbindung mit einer ebenfalls konkreten Zeitangabe realistisch. Also notiere dir ein Datum! Nur so weiß du, wo du hinwillst. In der Personalentwicklung und im Projektmanagement hat sich dafür der Begriff SMART-Ziele eingebürgert. NIcht zuletzt auch aus diesem Grund empfehle ich auch fürs sportliche Training positive Affirmationen *(siehe Seite 14)*. Formuliere deine Ziele kurz und prägnant und schreib sie dir auf, am besten mit der Hand auf einen Zettel und nicht in irgendeinen Computer!

Denn ist ein Ziel unrealistisch (zum Beispiel weil der Zeitrahmen zu kurz ist, um es zu erreichen, oder es schlichtweg unerreichbar ist), führt das nur zu

SMART-ZIELE

Das Akronym smart steht für spezifisch, messbar, akzeptiert, realistisch, terminiert. Um beim Beispiel Kniebeuge zu bleiben: »Ich will (a) bei meinen Back Squats (s) bis Weihnachten (t) 180 Kilogramm (m) stemmen können. Das (r) hängt nun davon ab, wie mein Ausgangswert, sagen wir, Ostern, sein wird. Liegt er bei 170 Kilo, ist das Ziel realistisch, liegt er bei 100 Kilo, wird das Ziel nicht realistisch sein.«

»MEIN ZIEL IST ...«

Positive Affirmationen, zu Deutsch Bejahungen, werden in der Psychologie eingesetzt, um persönliche Ziele zu manifestieren. Schreib dein wichtigstes oder dringendstes Ziel auf einen Zettel und häng diesen gut sichtbar auf – zum Beispiel an deinem Badezimmerspiegel oder an die Kühlschranktür.

Frust und dazu, dass du früher oder später aufgibst. Dieser Frust überträgt sich schlimmstenfalls auch ganz allgemein auf deine sportlichen Ambitionen, was unweigerlich zu mentalem Übertraining *(siehe Seite 21–23)* führen kann oder sogar dazu, dass du eine Sportart an den Nagel hängst. So weit soll und muss es aber nicht kommen!

GEH AN DEINE GRENZEN

Um im Sport besser zu werden, ist es ab einem bestimmten Punkt unverzichtbar, dass du an deine Grenzen gehst und darüber hinaus. Das gilt für sämtliche Disziplinen in allen Sportarten! Du musst also außerhalb deiner Komfortzone trainieren. Die Fähigkeit, diese Komfortzone – oder Wohlfühlzone – im Training zu verlassen, ist das Geheimnis aller erfolgreichen Sportler! Denn nur wer dazu bereit ist, kann das nötige Trainingsvolumen und die zusätzlichen herausfordernden Trainingseinheiten bewältigen, die es braucht, um Weltspitze zu sein. Kurz gesagt: Nur wer sich wirklich quält, schafft es bis ganz nach oben!

Doch keine Sorge: Als Einsteiger musst du nicht gleich alle deine Grenzen überschreiten. Am Anfang fordert es am meisten Überwindung und Disziplin, überhaupt regelmäßig zum Sport zu gehen. Und das reicht zu Beginn auch völlig aus! Erst wenn du über einen längeren Zeitraum – ich würde sagen, mindestens ein Jahr – regelmäßig Sport betreibst, ist es sinnvoll, damit zu beginnen, deine Grenzen auszuloten und nach oben zu verschieben – Rückschläge und Scheitern inbegriffen. Denn erst dann bist du auch wirklich in der Lage dazu!

Es ist absolut wichtig, dass du deine Grenzen austestest und erkennst! In erster Linie, um bei gesteigerter Trainingshäufigkeit (ab einmal pro Tag) einschätzen zu können, wie intensiv du trainieren kannst, ohne es zu übertreiben. Denn du solltest zwar oft an oder besser knapp unterhalb dieser Grenze trainieren und nur ab und zu mal darüber hinausgehen. Diese feine Balance zu halten, ist die größte Herausforderung bei der Gestaltung des Trainings. Denn physiologisch gesehen braucht es einen sogenannten überschwelligen Trainingsreiz, um eine Adaptation, also eine Anpassung, und damit Verbesserung zu erreichen. Bei Reizen, die der Körper schon kennt, geschieht keinerlei Anpassung mehr, denn es besteht ja keine Notwendigkeit: Der Körper kommt mit der Belastung ja gut zurecht. Nur bei neuen oder deutlich überschwelligen Reizen wird der Körper zur erneuten Adaptation gezwungen. Ist der Reiz allerdings zu groß, erhält man keine größere Anpassung! Im Gegenteil, man beschädigt eventuell wichtige Strukturen, etwa in der Muskulatur. Psychologisch gesehen ist

GRENZEN

Das Kennen deiner Grenze ist für die Momente im Training wichtig, an denen du über sie hinausgehst. Denn nur wenn du genau weißt, wo deine Grenze liegt und was du realistischerweise erreichen kannst, wirst du diese Grenze auch nach oben verschieben können.

EIN GEDANKE VON JESSICA DAZU

Aus eigener Erfahrung kann ich sagen, dass es hilft, einen Coach zu haben, der einen kennt und die Trainingsintensität bestimmt. Ich bin jemand, der gerne Vollgas gibt und am liebsten täglich hart trainieren würde. Je intensiver und anspruchsvoller die Workouts sind, umso mehr Spaß habe ich. Da hilft es mir, wenn ich ins Training komme und der Coach mir sagt, was jetzt gemacht wird. Ich kann die Verantwortung abgeben und weiß, dass ich optimal betreut werde. Wenn das Training am Vortag bereits schwere Lifts beinhaltete, weiß ich, dass dies im Training beachtet wird. Mein Coach übernimmt die Verantwortung und bremst mich, damit ich lange verletzungsfrei trainieren kann.

ebenso davon abzuraten, zu oft über die Leistungsgrenze hinaus zu trainieren, um mental nicht »auszubrennen« und nicht ins sogenannte Übertraining *(siehe Seite 21)* zu geraten.
Du ahnst jetzt wahrscheinlich schon, wie wichtig, aber auch anspruchsvoll eine gute Trainingsplanung ist. Jeder Mensch ist anders. Das ist einfach Fakt! Was für den einen Athleten genau richtig ist, kann für einen anderen zu wenig und für einen dritten viel zu intensiv sein. Das ist mit der wichtigste Grund, weshalb man als ambitionierter Athlet mit hohen Trainingsumfängen einen kompetenten Coach braucht *(siehe Seite 16–17)*.
Das Überwinden der eigenen Grenzen im Sport zusammen mit dem »Überleben« von Workouts macht »härter im Kopf« – du wirst widerstandsfähiger gegen innere und äußere Störfaktoren. Und daraus gewinnst du mehr Selbstvertrauen, im wahrsten Sinne des Wortes: mehr Vertrauen in dich selbst und deine Fähigkeiten! Ebenso geht mit dieser Erfahrung eine deutlich bessere Selbsteinschätzung einher, wodurch die Häufigkeit der frustrierenden Momente beim Training sinkt. Dies führt wiederum zu einer gesteigerten Motivation für das Training selbst und damit zu noch mehr Verbesserungen. Auf diese Weise hast du einen positiven Wirkungskreis geschaffen! Und das Schöne und Gute daran ist: Je stabiler diese Prozesse beim Sport werden, desto größer wird auch ihr Übertrag in deinen beruflichen und privaten Alltag!
Hast du dich beispielsweise am Abend erfolgreich durch ein anstrengendes Workout gekämpft, bei dem dir mehrmals der Gedanke ans Aufgeben durch den Kopf geschossen ist, wirst du am nächsten Tag im Job bestimmt leichter mit einem schwierigen Kunden fertig oder ein langweiliges Meeting gelassener durchhalten. Du musst dir nur in Erinnerung rufen, dass du das gestrige Workout mit

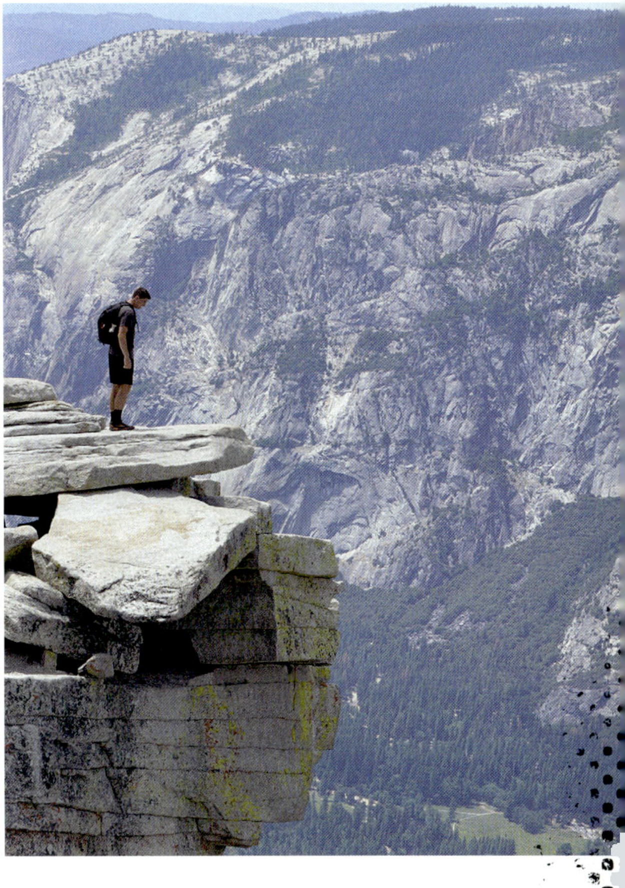

Bravour gemeistert hast, obwohl du mehrmals ans Aufhören gedacht hattest. Du hast es aber erfolgreich durchgezogen! Deshalb kannst du auch schwierige berufliche oder private Situationen lösen! Du musst dich nur auf deine Fähigkeiten verlassen und durchhalten, genauso wie du es am Vorabend beim Training gemacht hast.

DAS GEFÜHL, »ÜBERLEBT« ZU HABEN, BEFLÜGELT

Dieses unbeschreibliche Gefühl, ein Workout geschafft, ja »überlebt« zu haben, ist meiner Meinung nach ein wesentlicher Grund, warum die Functional-Fitness-Welle so erfolgreich ist, seien es Bootcamps, CrossFit-Trainings oder Freeletics. Dieses Hochgefühl, gepaart mit den schnellen Erfolgen, macht einen Großteil der »Suchtgefahr« dieser Trainingsmethoden aus. Vielleicht, weil dieses Gefühl uns ein wenig von den Erfahrungen unserer Vorfahren zurückgibt, die täglich mit ganzem Körpereinsatz um ihr Überleben kämpfen mussten. Wir brauchen das nicht mehr, und doch beflügelt es uns, wenn wir an unsere körperlichen Grenzen gehen. Einerseits können wir dadurch Stresshormone, die sich tagsüber angesammelt haben, abbauen, alle Gelenke durchbewegen und die gesamte Muskulatur und unser Herz-Kreislauf-System stärken. Andererseits macht es uns ausgeglichen und stolz, weil wir etwas vollbracht und uns damit unser Essen und unseren Schlaf sozusagen »verdient« haben, vergleichbar mit einem Jagderfolg in der Steinzeit.

TIPP

Behandle Herausforderungen im Job und im Alltag genauso wie Workouts! So verlieren viele Aufgaben ihren Schrecken. Genau wie Workouts sind sie irgendwann vorbei, und du kannst stolz auf das Erreichte zurückblicken!

LASS DICH COACHEN

Solltest du im Training einmal nicht mehr weiterkommen, empfehle ich dringend, dir einen Coach zu suchen. Ich schreibe an dieser Stelle bewusst Coach und nicht Trainer. Ein Trainer ist in erster Linie jemand, der sich um das körperliche Training kümmert. Ein Coach dagegen befasst sich auch mit dem Umfeld seines Athleten, der Regeneration, der Ernährung und vor allem der psychologischen Betreuung. Genau diese muss man als Sportler aber auch annehmen können. Ein praktisches Beispiel mit einer wichtigen Empfehlung hierzu:
Kürzlich gab ich einem meiner Athleten eine konkrete Zeitvorgabe: Er sollte das CrossFit-Workout *Fran* unter vier Minuten absolvieren. Seine zuletzt gemessene, über ein Jahr alte Zeit war 5:26 Minuten. Aufgrund seiner Entwicklung war er körperlich lässig in der Lage, das Workout unter vier Minuten zu beenden. Leider hatte er sich selbst eine Zeit von unter fünf Minuten vorgenommen. Und genauso lief es dann auch: Er machte zu viele unnötige Pausen und beendete das Workout in 4:35 Minuten. Was jetzt gar nicht so schlimm aussieht – denn er hat sich ja deutlich verbessert –, führt aber zu einem ganz wichtigen Punkt, der auf fast alle Athleten zutrifft: Das selbstlimitierende Denken!

Der Athlet denkt: »Heute soll ich das Workout *Fran* machen. Ich kenne meine alte Zeit, also wären unter fünf Minuten schon sehr gut. Ich weiß, dass ich fitter bin als vor einem Jahr, also sollte ich das hinbekommen, ohne mich zu sehr auspowern zu müssen. Damit kann ich dann zufrieden sein, und mein Coach ist es sicher auch.«
Ich erkläre meinem Athleten vor dem Workout also, was er schaffen kann, trotzdem hält er innerlich an seiner Version fest. Da stellt sich natürlich die Frage: »Wieso leistet sich jemand einen Coach, wenn er nicht auf ihn hört?« Es liegt also auf der Hand: Wenn man schon einen Coach hat und ihn, in den meisten Fällen, auch aus eigener Tasche bezahlt, sollte man schon auf ihn hören!
Aus psychologischer Sicht ändert sich damit sehr viel, es verschiebt sich nämlich die Verantwortung: Ziehst du als Sportler deine Taktik durch, bist du durch diese Entscheidung allein für deine Leistung und das Ergebnis verantwortlich. Setzt du die Anweisungen deines Coachs um, hat dieser den Druck und die Verantwortung, und du als Athlet kannst mit freiem Kopf ans Werk gehen. Das ist aus meiner Coach-Sicht der springende Punkt! Ich übernehme die Verantwortung, damit du als Athlet frei von dieser Belastung an deine sportliche Herausforderung gehen kannst. Doch, wie schon gesagt, der Athlet muss es zulassen und diese Situation annehmen können! Wenn das klappt, steht Höchstleistungen nichts mehr im Wege.

MEINE SICHT ALS COACH

Ich gebe meinem Athleten eine Zeitvorgabe, von der ich hundertprozentig weiß, dass er sie erfüllen kann. Dass er das kann, weiß ich aufgrund meiner jahrzehntelangen Erfahrung und weil ich seine Entwicklung in den vergangenen Jahren begleitet und ihn trainiert und gecoacht habe.

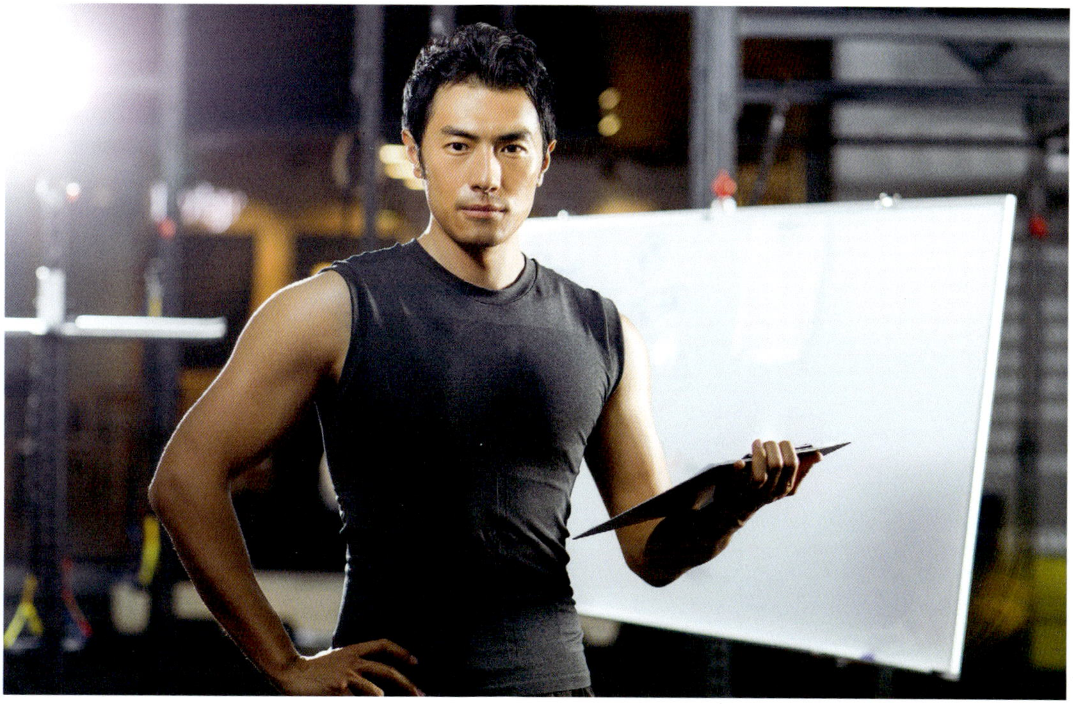

AUS SICHT DES ATHLETEN

Ich hatte mir zwar meine eigene Taktik zurechtgelegt, aber mein Coach kennt mich und meine Leistungsfähigkeit sehr gut (manchmal sogar besser als ich selbst), deshalb lasse ich meine Taktik sausen und folge der meines Coachs.

WETTKAMPFBEISPIEL

Ein Beispiel aus der Athletinnenkarriere von Jessica macht deutlich, wie wichtig ein qualifiziertes und fundiertes Coaching ist. Bei einem *CrossFit*-Wettkampf, an dem sie in Salzburg teilnahm, umfasste das erste Workout 1000 Meter Rudern, 50 Wall Balls und 30 Pull-ups. Weil Jessica und ich zu diesem Zeitpunkt bereits über vier Jahre zusammengearbeitet hatten, wussten wir ganz genau, wie wir dieses Workout angehen mussten: Gemeinsam legten wir zunächst die Geschwindigkeit fest, mit der Jessica die 1000 Meter rudern würde. Anschlie-

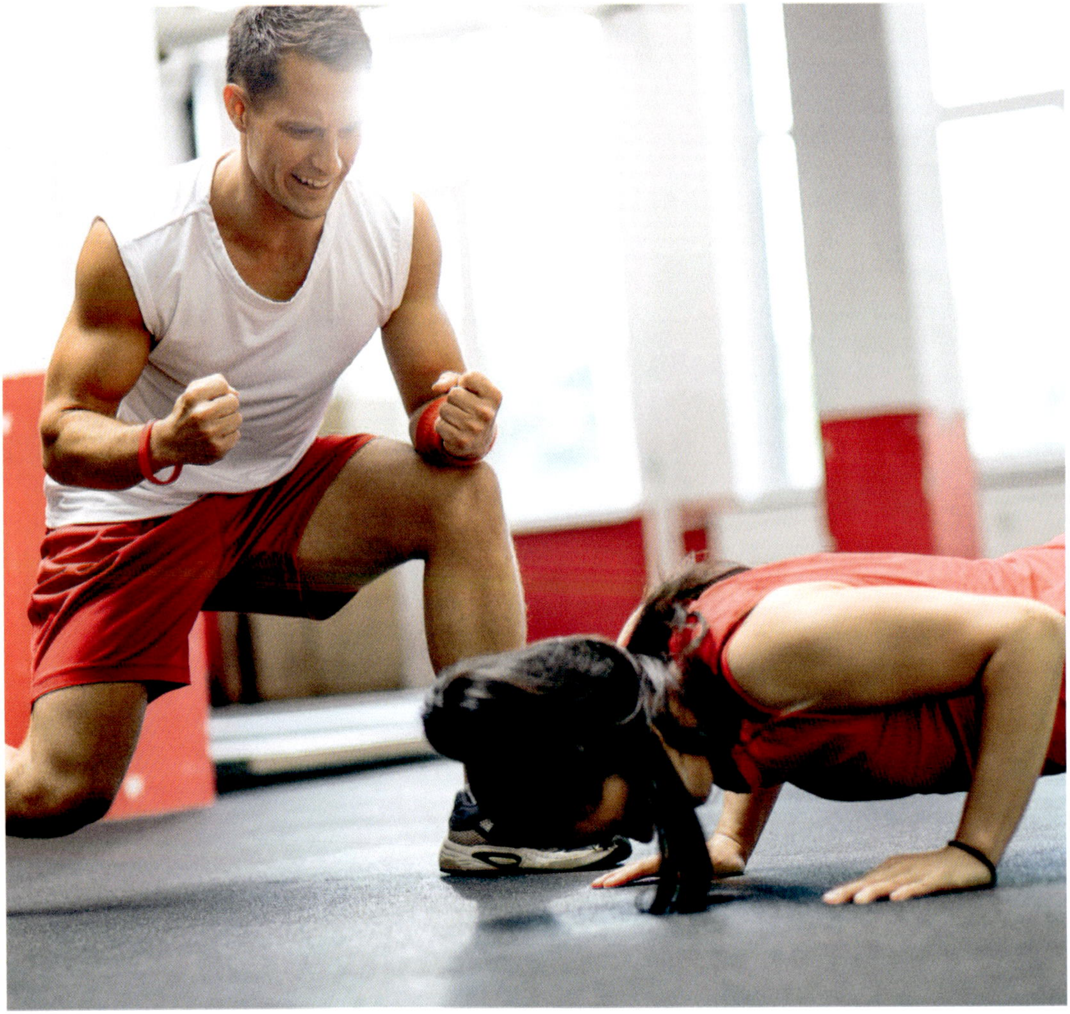

ßend wurde vereinbart, dass sie die Wall Balls mit höchstens einer kurzen Unterbrechung durchziehen sollte. (Jessica machte im Wettkampf dann übrigens gar keine Pause!) Unser Ziel war es, dass sie anschließend genügend Vorsprung vor ihren Wettkampfgegnerinnen haben sollte, um als Erste mit den Klimmzügen, ihrer schwächsten Disziplin in diesem Wettkampf, beginnen zu können. Und so kam es dann auch, unsere Rechnung ging auf: Jessica gewann das erste Workout, das die Disziplinen Rudern, Wall Balls und Pull-ups umfasste, und wurde aufgrund dieses Sieges im Gesamtwettkampf sogar Dritte.

Als ihr Coach hatte ich natürlich auch einen Blick auf die Konkurrenz geworfen, und so blieb mir zu Beginn des Workouts, beim Ruderwettbewerb, fast das Herz stehen: Sämtliche Athletinnen, die ich beobachten konnte, starteten auf dem Rudergerät deutlich schneller als Jessica. In dem Augenblick war mir klar: Entweder wir beide gehen sang- und klanglos unter, weil die anderen Teilnehmerinnen so viel besser sind, oder wir gewinnen das Workout, weil Jessicas Konkurrentinnen viel zu schnell angefangen hatten und später zwangsläufig einen Gang zurückschalten müssten. Letzteres war der Fall. Genau hier zeigte sich der Wert eines guten Coachs, der seine Athletin kennt, und einer Athletin, die ihrem Coach vertraut. Während die Athletinnen ohne Coach sich von der Wettkampfatmosphäre dazu verleiten ließen, viel zu schnell anzufangen, hatten andere »Coaches« die Unterstützung ihrer Schützlinge auf das reine Anfeuern beschränkt – und sie damit zum selben Fehler geführt. Dieser Fehler ist übrigens gar nicht selten – so mancher Athlet, der an Europameisterschaften, Weltmeisterschaften und Olympischen Spielen teilgenommen hat, kann ein Lied davon singen.

VERHÄLTNIS ATHLET – COACH

Ganz wichtig ist, dass die Chemie im Verhältnis zwischen dem Athleten und seinem Coach stimmt. Damit das Zusammenspiel von Athlet und Coach gut funktioniert, darf der Athlet auf keinen Fall Angst davor haben, seinen Coach zu enttäuschen, wenn er die gewünschte oder ausgemachte Leistung nicht erbringt. Umgekehrt wird ein guter Coach nie enttäuscht sein, wenn sein Schützling die Vorgabe nicht erfüllt – solange dieser sich redlich bemüht. Denn auch ein Coach ist nicht unfehlbar und kann sich mal irren – in seltenen Fällen.

Es kann also durchaus vorkommen, dass die Vorgaben des Coachs an dem Tag für den Sportler einfach nicht zu erfüllen sind. Doch auch dann ist nichts verloren. Beide haben ihr Bestes gegeben, und beide wissen: Man kann auch aus Fehlern lernen! Auch so kommt man vorwärts.

EIN GEDANKE VON JESSICA DAZU

Unsere Taktik beim Rudern war es, eine bestimmte Geschwindigkeit konstant zu halten und über die Ruderdistanz weder langsamer noch schneller zu werden. Aus vielen Rudereinheiten wussten mein Trainer und ich, welches Tempo (Pace) ich halten kann, damit ich anschließend noch in der Lage sein würde, die restlichen Disziplinen mit möglichst kurzen Pausen durchzustehen. Ich durfte mich also keinesfalls davon irritieren lassen, dass meine Mitstreiterinnen eventuell viel, viel schneller anfangen. Andernfalls entsteht in dieser Situation sonst der Eindruck, dass die Konkurrentinnen vielleicht doch viel stärker sind als man selbst. Sobald ich jedoch bemerkte, dass ihr Tempo deutlich abfiel, weil sie viel zu schnell gestartet waren, stellte sich bei mir ein Hochgefühl ein. In diesem Moment wusste ich, dass ich sie jetzt überholen kann und mein Coach recht hatte.

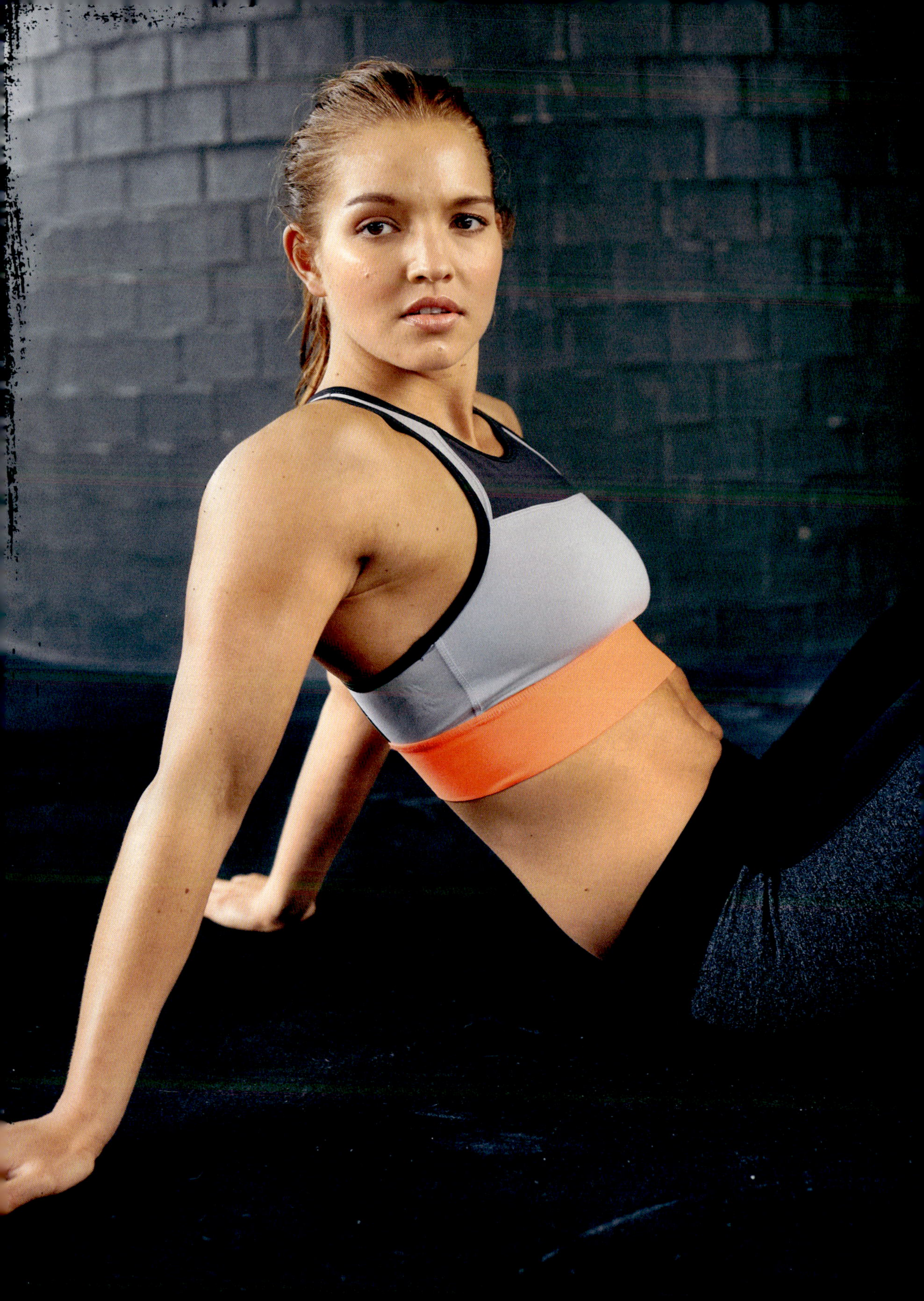

ÜBERTRAINING – DIE MENTALE SEITE

Es gibt kein Übertraining, es gibt nur zu wenig Regeneration. Das meint jedenfalls Robert MacDonald, der US-amerikanische Cheftrainer bei Gym Jones, wenn er sagt: »There ist no over-training, just under-recovery!«

Bei den Begriffen »Recovery« und »aktive Erholung« denken viele Sportler oft nur an Massagen, Eisbäder, Spaziergänge und so weiter. Es gibt aber auch die mentale Erholung, die mindestens genauso wichtig ist – und die geht idealerweise mit körperlichen Maßnahmen einher.

Um den Kopf frei zu bekommen, ist es aber auch wichtig, ab und zu mal Trainingsinhalte einzubauen, die Spaß machen und einem leichtfallen, oder Techniken zu wiederholen, die man schon gut beherrscht. Das gilt besonders in intensiven Trainingsphasen, etwa wenn man auf große Ziele hinarbeitet. Durch spielerische und von Erfolg gekrönte Trainingseinheiten bekommt man wieder mehr Freude am Training und stärkt sein Selbstvertrauen. Derart gestärkt, kann man motivierter an seinen Schwächen arbeiten, um diese vielleicht sogar zu seinen Stärken zu machen.

Zur Steigerung der Motivation kann es ebenso hilfreich sein, mit Trainingspartnern zu trainieren. Gerade wenn man sonst eher als Einzelkämpfer unterwegs ist, kann das regelmäßige Training mit einem in etwa gleich starken Trainingspartner für zusätzliche Motivation sorgen.

Zur aktiven Erholung gehört es auch, sich mit Freunden zu verabreden und mit ihnen Beachvolleyball zu spielen. Oder eine ganz neue Sportart wie Stand-Up-Paddling auszuprobieren, um den Bewegungsschatz zu erweitern. Aber auch Klassiker gehören dazu, wie locker durch den Park zu joggen oder zu wandern. Wichtig: das Smartphone zu Hause lassen, keine Musik hören, sondern ganz im Hier und Jetzt die Natur genießen.

Wichtig ist, dass man sich mit moderater Intensität bewegt, dabei aber nicht nur in seiner Sportart und seinen gewohnten Bewegungsmustern festhängt, sondern wieder neue Reize setzt. Im Idealfall verbringt man diese aktiven Pausen mit Freunden, die man aufgrund der hohen Trainingsumfänge sowieso schon viel zu selten sieht.

RUHETAG? JEIN!

Viele Athleten fragen mich immer wieder, ob und, wenn ja, wie oft sie einen Ruhetag einlegen sollen. Die eindeutige Antwort darauf gibt es nicht, denn sie lautet »Jein«. Wer den Ruhetag für die vorhin beschriebenen Aktivitäten nutzt und sich auch mal außerhalb seines üblichen Rahmens (also außerhalb des Fitness-Studios, der CrossFit-Box oder seines sonstigen Trainingsortes) bewegt, um am nächsten Tag wieder frisch ans Werk zu gehen, darf gerne ungefähr alle zehn Tage einen Ruhetag einlegen. Wer an diesem Tag allerdings nur faul auf der Couch liegt, dem muss ich eine eindeutige Ab-

SCHWÄCHEN

Michael Jordan, dem besten Basketballer aller Zeiten, wurde zu Beginn seiner Karriere gesagt, dass sein Sprungwurf seine große Schwäche sei. Durch harte Arbeit an dieser Schwäche hat Jordan diese in eine seiner größten Stärken verwandelt.

sage erteilen. Nach so einem Faulenzertag hat noch niemand auch nur annähernd die normale Leistung gebracht. Natürlich darfst du es dir schon mal auf dem Sofa gemütlich machen, aber du solltest dich ab und zu auch bewegen. Also mach zwischendurch einen kleinen Spaziergang an der frischen Luft oder arbeite, über den Tag verteilt, an deinen Schwachpunkten, indem du zum Beispiel ein paar zehnminütige Mobility-Einheiten einstreust.
Es wäre aber auch falsch, zehn Tage hintereinander zweimal täglich intensiv zu trainieren und dann einen Ruhetag einzulegen. (Mehrfaches) tägliches Training setzt intelligentes Programming voraus.

VIEL SCHLAFEN!

Der bedeutendste und wichtigste Teil der Regeneration ist ausreichend langer Schlaf! Beim Bewegungslernen, aber auch bei der Motivation spielt ein »frischer« Kopf eine sehr große Rolle. Dazu muss man wissen, dass das Gehirn sich nur während des Schlafs regeneriert. Doch auch das Mus-

EIN GEDANKE VON JESSICA DAZU

Da ich mittags normalerweise alleine trainiere, freue ich mich immer sehr über Gesellschaft. Alleine gebe ich beim Training nicht immer 100 Prozent, da ich mich mit niemandem messen kann. Wenn ich mein eigenes Ziel im Workout geschafft habe, nehme ich unbewusst oft ein wenig Tempo heraus, um mich zu schonen. Trainiert jedoch jemand mit, der etwa gleich stark ist, pushen wir uns gegenseitig hoch. Da keiner verlieren möchte, geben beide mehr Gas. Keiner kommt auf die Idee, sich zu schonen, denn er könnte ja verlieren. So motivieren wir uns gegenseitig zu Höchstleistungen.

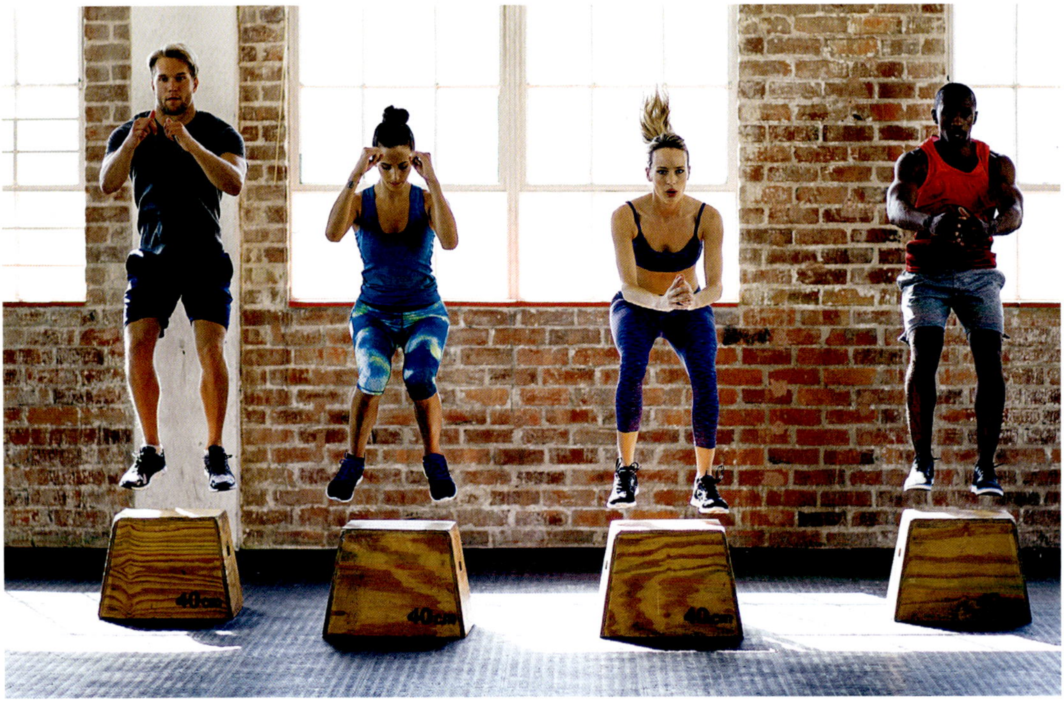

PROGRAMMING

Beim Programming geht es um die Trainingsplanung im Großen und Ganzen: von der exakten Strukturierung einer Trainingseinheit bis zur Jahres- und Mehrjahresplanung. Ein professionelles Programming zeichnet sich dadurch aus, dass nicht immer »Vollgas« vom Athleten verlangt wird, sondern auch mal Grundlagenausdauer oder leichtes Fertigkeits- oder Techniktraining auf dem Plan stehen. Niemand kann bei zwölf Trainingseinheiten pro Woche immer an oder über seine Grenze gehen. Solche Belastungen sollten auf zwei bis drei Einheiten begrenzt bleiben.

kelwachstum findet hauptsächlich während der Schlafphasen statt – durch die Ausschüttung diverser (Wachstums-)Hormone. Doch gerade ambitionierte Athleten opfern häufig ihren Schlaf, um noch mehr trainieren zu können. Das geht eine Zeit lang gut, bis man irgendwann ein Plateau erreicht – und dies, obwohl man gut und engagiert trainiert hat. In diesen Fällen empfehle ich, etwas weniger, das heißt kürzer, sprich effizienter, zu trainieren und mehr zu schlafen. Das wirkt oft Wunder!

VIEL TRINKEN!

Auch eine ausreichende Wasserzufuhr ist für unser Gehirn unerlässlich. Vor allem Kopfarbeiter, die den ganzen Tag am Computer sitzen, kennen das Phänomen: Die Konzentration und die geistige Leistungsfähigkeit lassen nach, man schiebt das auf Unterzuckerung und nimmt etwas Süßes zu sich. Dieser vermeintliche Süßedruck ist in den meisten Fällen jedoch nur ein »Schrei« des Gehirns nach Wasser (das menschliche Gehirn besteht zu 60 Prozent aus Wasser und zu 40 Prozent aus Fett – dies ist übrigens auch der Grund dafür, warum sich unser Gehirn in der Evolution erst signifikant vergrößert hat, als unsere Vorfahren damit begannen, tierische Fettsäuren zu sich zu nehmen). Außerdem ist unser Bindegewebe auf eine ausreichende Flüssigkeitszufuhr angewiesen, um geschmeidig zu bleiben. Viele Sportler, die mit ihrer Beweglichkeit Probleme haben, profitieren von einer Erhöhung der Wasseraufnahme enorm!

TIPP

Schnellkraft und Koordination kannst du nur effektiv trainieren, wenn du ausgeruht, ausreichend hydriert und frisch bist. Denn sowohl bei der Schnellkraft als auch bei der Koordination spielt das Nervensystem eine entscheidende Rolle. Im Koordinationstraining geht es um die Engrammbildung im Gehirn *(siehe Seite 10)*. **Für die Schnelligkeit müssen Gehirn und Rückenmark möglichst viele Muskelfasern möglichst schnell und gleichzeitig ansteuern, um eine maximale Bewegungsgeschwindigkeit zu erzielen.**

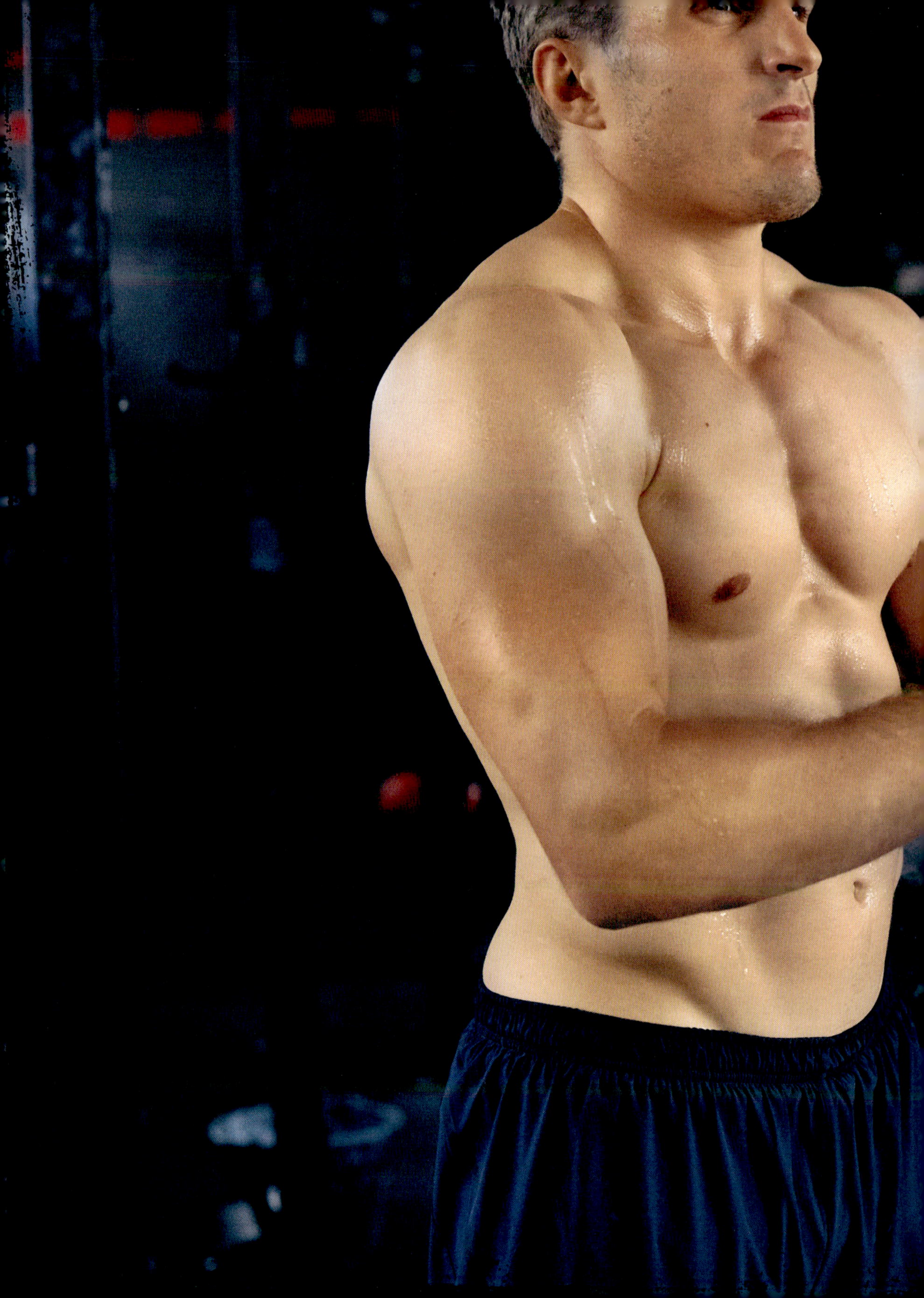

QUÄL-DICH!-ÜBUNGEN

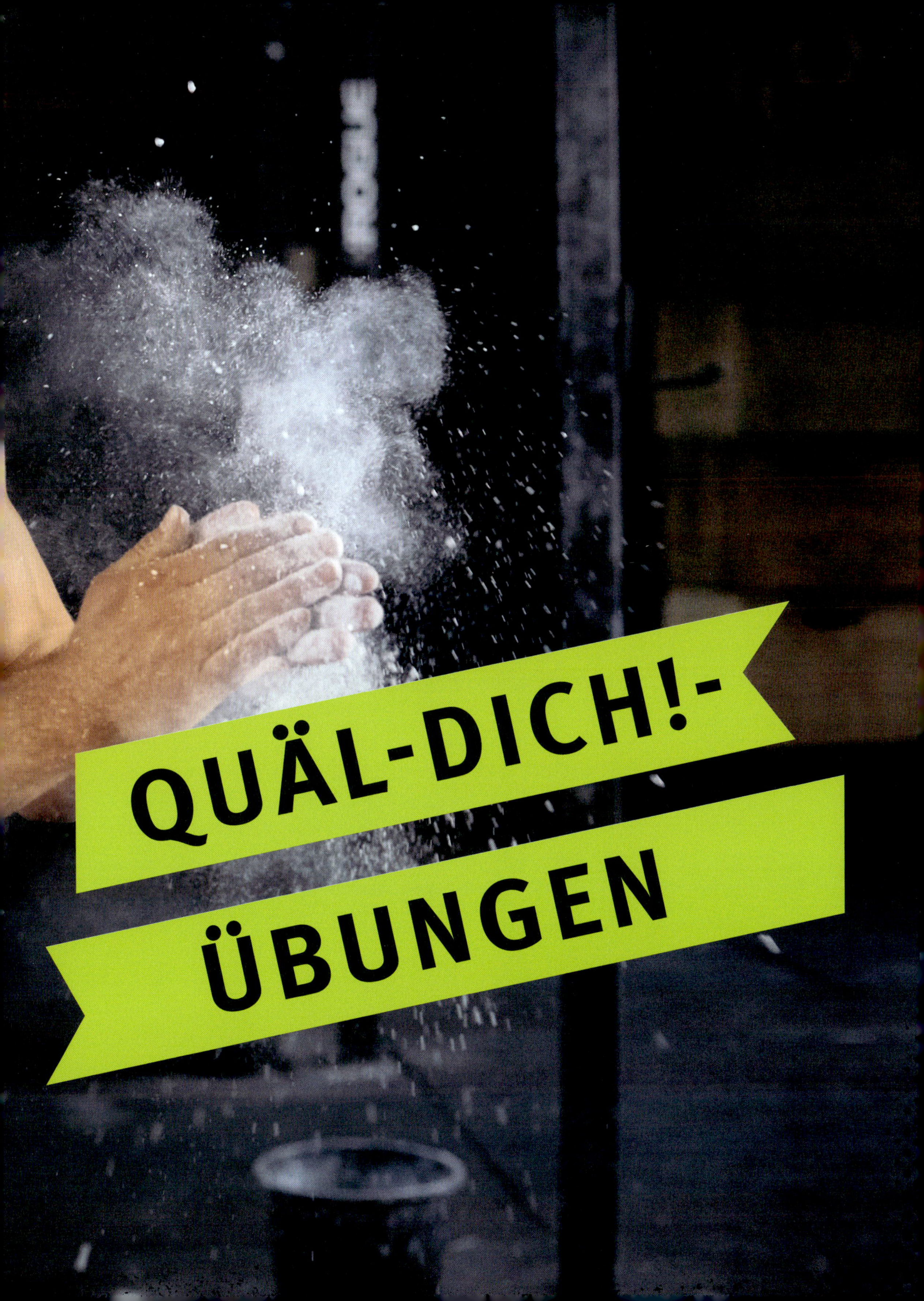

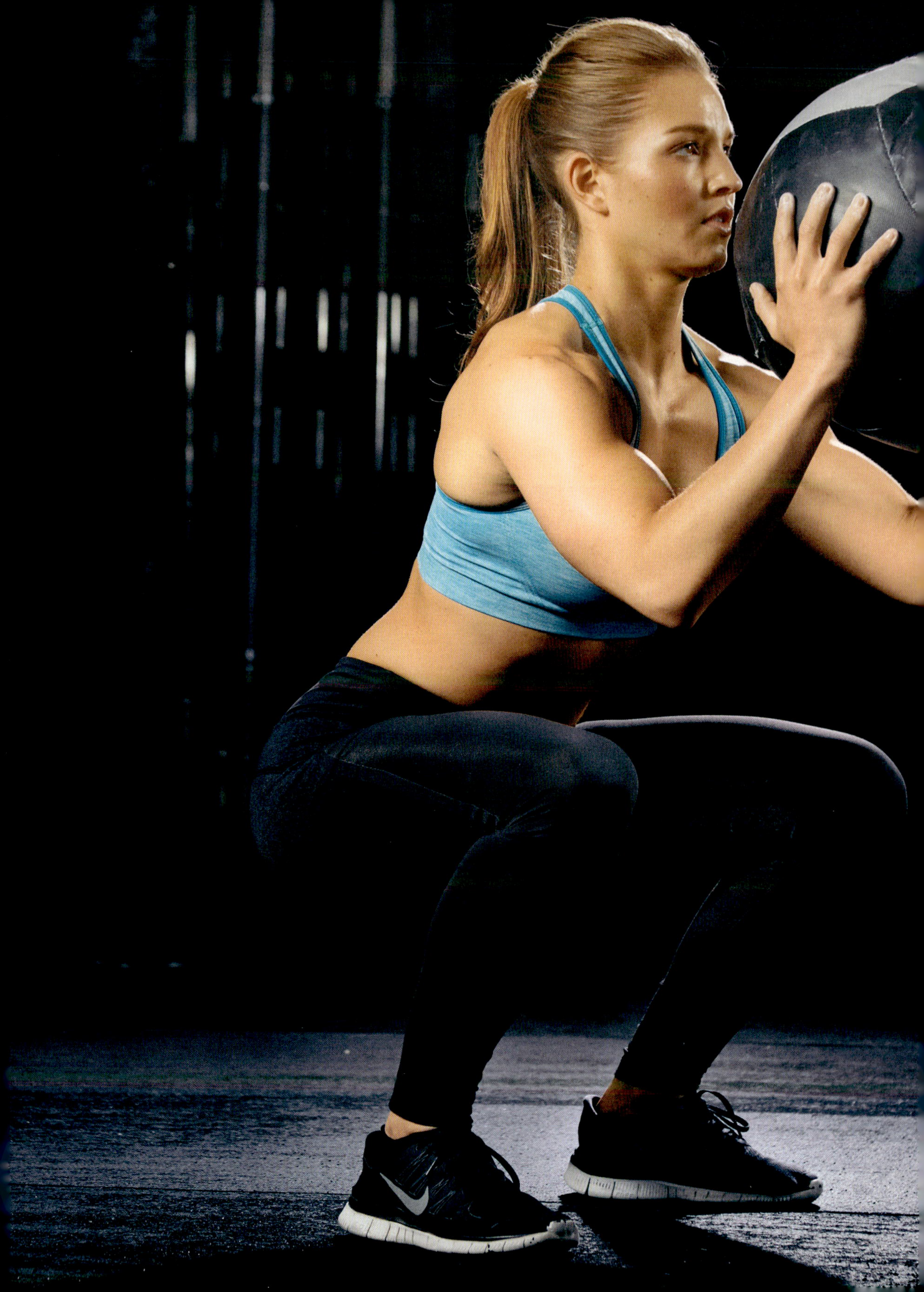

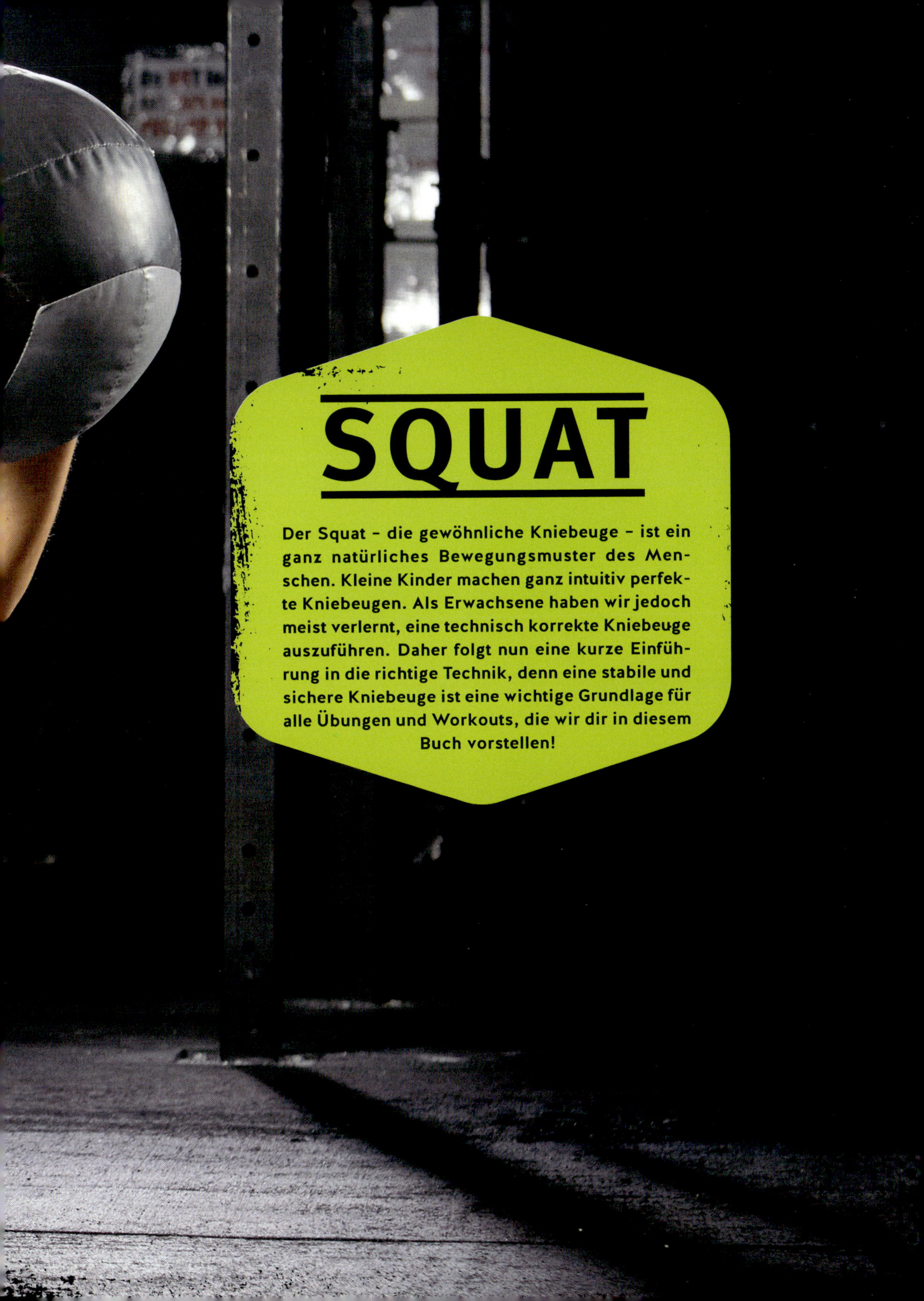

SQUAT

Der Squat – die gewöhnliche Kniebeuge – ist ein ganz natürliches Bewegungsmuster des Menschen. Kleine Kinder machen ganz intuitiv perfekte Kniebeugen. Als Erwachsene haben wir jedoch meist verlernt, eine technisch korrekte Kniebeuge auszuführen. Daher folgt nun eine kurze Einführung in die richtige Technik, denn eine stabile und sichere Kniebeuge ist eine wichtige Grundlage für alle Übungen und Workouts, die wir dir in diesem Buch vorstellen!

AIRSQUAT – KNIEBEUGE

Der Airsquat ist ein Bewegungsablauf, den du im Alltag ständig ausführst, zum Beispiel wenn du dich auf einen Stuhl setzt und wieder aufstehst. Mit Airsquats kannst du die Kraft deiner Beine trainieren. Idealerweise nutzt du bei Kniebeugen immer den kompletten Bewegungsumfang. Bei vielen Menschen ist dieser jedoch durch Immobilität im Sprung- oder Hüftgelenk leicht eingeschränkt.

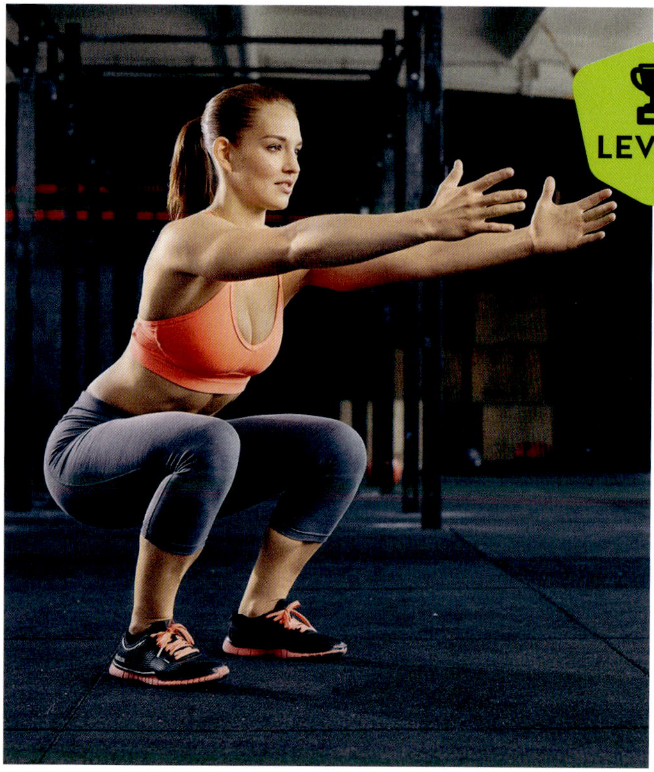

LEVEL 1

AIRSQUAT

Du stehst hüft- bis schulterbreit, dein Gewicht ist gleichmäßig auf beiden Füßen verteilt. Schieb dein Gesäß nun leicht zurück, so, als ob du dich auf einen Stuhl setzen würdest. Aus dieser Position beugst du deine Beine und drückst beide Knie nach außen. Senke dein Gesäß so weit ab, bis es sich unterhalb einer gedachten, parallel zum Boden verlaufenden Linie auf Höhe deiner Kniegelenke befindet. Achte darauf, dass deine Knie nicht nach innen kippen! Dein Gewicht ist weiterhin gleichmäßig auf beiden Füßen verteilt. Achte außerdem darauf, dass dein Rücken gerade bleibt und du die Brust nach oben schiebst. Halte deinen Oberkörper so aufrecht wie möglich. Dein Blick ist nach vorne gerichtet.
Sobald du die tiefste Position erreicht hast, die dir möglich ist, beginnst du mit der Aufrichtung: Schieb dazu deine Brust hoch und steh mithilfe deiner Beine auf. Achtung: Es ist keinesfalls dein Gesäß, das die Aufwärtsbewegung einleitet! Oben angekommen, streckst du deine Hüfte komplett, bevor du eine neue Kniebeuge einleitest.
Deine Arme kannst du während der Airsquats nach vorne strecken, um den Körperschwerpunkt über dem Mittelfuß zu halten. Achte darauf, dass die Arme während der gesamten Übung waagerecht bleiben und nicht nach unten sinken.

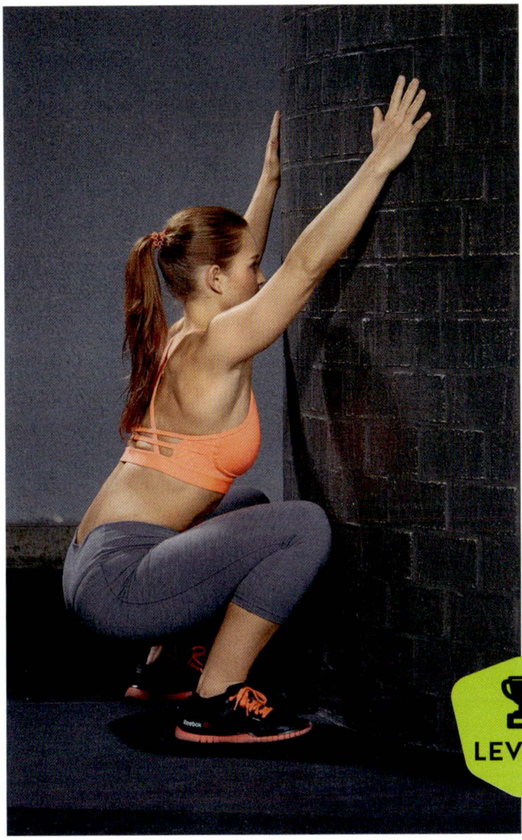

TIPP

Du kannst auch ein paar Zentimeter von der Wand weggehen und dir so mehr Spielraum für deine Knie geben, falls die Übung noch zu schwer für dich ist. Achte aber bitte unbedingt darauf, dass beide Knie nicht nach innen fallen, sondern drück sie aktiv nach außen.

LEVEL 2 WALL SQUAT

Stell dich aufrecht, dicht vor eine Wand. Deine Füße sind hüft- bis schulterbreit geöffnet und leicht nach außen gedreht. Deine Zehen berühren die Wand. Breite deine Arme auf Schulterhöhe aus, deine Handflächen liegen locker an der Wand auf.

Aus dieser Position heraus gehst du nun in die tiefe Hocke. Schieb dazu dein Gesäß nach hinten und setz dich langsam ab, ohne das Gleichgewicht zu verlieren. Achte darauf, dass deine Fersen während der ganzen Bewegung immer auf dem Boden bleiben. Das Gewicht ist also gleichmäßig auf beiden Füßen verteilt. Ziel ist es, dass du mit dem Gesäß so tief kommst, dass es sich unter deinen Knien befindet.

Führe diese Bewegung ein paar Mal hintereinander konzentriert und flüssig aus: Setz dich langsam und aufrecht ab, so weit es dir möglich ist, und richte dich dann wieder auf.

Variante 1 Falls dir die Bewegung leichtfällt, kannst du die Arme auch nach oben statt zur Seite strecken. So erhöht sich die Anforderung an deine Beweglichkeit, denn nun ist eine gute Schultermobilität gefragt, um die Arme gestreckt über Kopf halten zu können.

Variante 2 Du kannst auch ein paar Zentimeter von der Wand weggehen und dir so mehr Spielraum für deine Knie verschaffen, falls die Übung noch zu schwer für dich ist. Achte aber bitte darauf, dass beide Knie nicht nach innen fallen, sondern drück sie aktiv nach außen.

Mit dieser Technikübung verbesserst du deine Beweglichkeit und deine Rumpfaufrichtung. Durch die Kniebeuge dicht vor einer Wand wirst du gezwungen, deinen Rücken aufrecht und gestreckt zu halten. Außerdem wird so verhindert, dass du deine Knie über deine Zehenspitzen hinausschiebst.

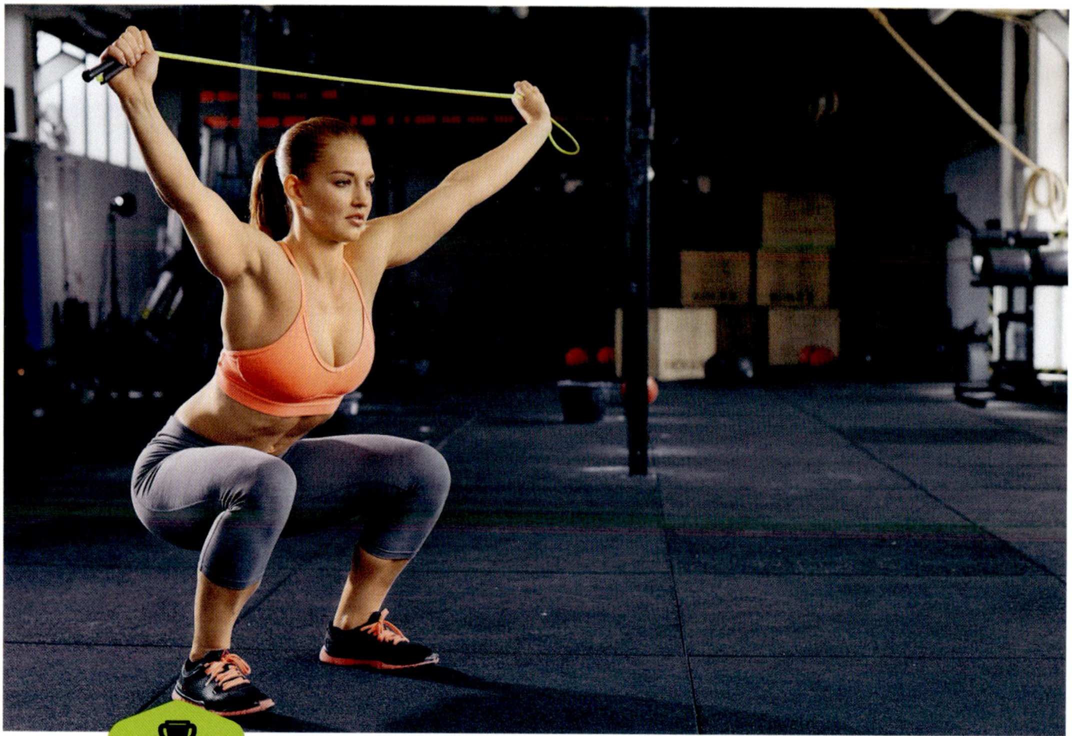

LEVEL 3

Nimm ein Sprungseil und greife es mit weit geöffneten Armen. Drück nun deine gestreckten Arme über Kopf zur Decke, sodass deine Achseln nach vorne und deine Ellbogen nach unten zeigen. Schieb dabei die Arme aktiv nach oben und halte diese Position während der gesamten Bewegung. Mach nun eine Kniebeuge und schau, wie tief du kommst. Ziel ist es auch hier, mit den Hüften deutlich unter die Position der Knie zu kommen.

Statt eines Sprungseiles, kannst du zu Hause auch einen Besenstiel oder ein Handtuch verwenden. Wenn du dich im Overhead Squat bereits stabil und wohl fühlst, kannst du diese Übung im Fitness-Studio gerne auch mal mit einer Langhantel trainieren. Beginne zunächst nur mit der Hantelstange. Allmählich wirst du das Gewicht steigern können. Lege immer nur so viel Gewicht auf, dass du die Wiederholungen auch kontrolliert und sauber ausführen kannst!

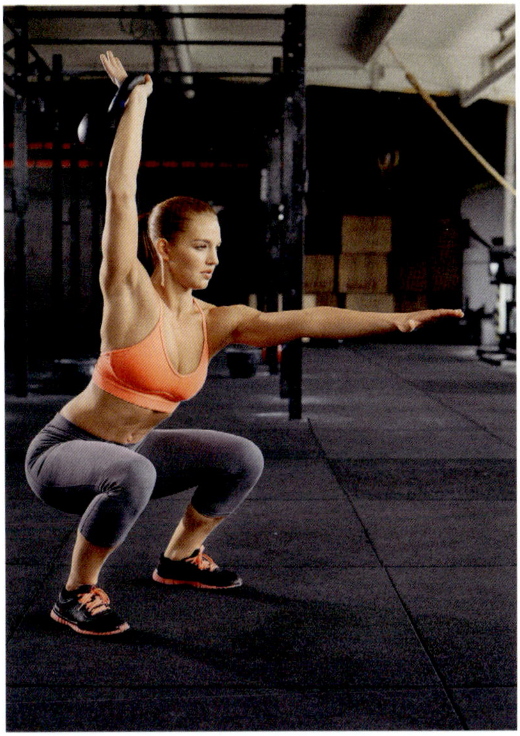

BESONDERHEIT

Bei einem Overhead Squat hältst du während der Kniebeugen deine Arme über dem Kopf gestreckt: eine sehr große Anforderung an deine Kondition und deine Beweglichkeit.

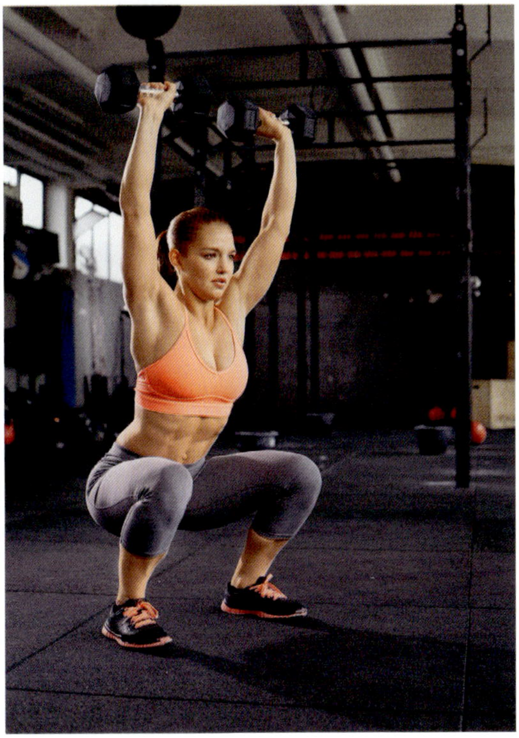

Steigerung 1 Schwieriger wird's, wenn du eine Kurzhantel oder eine Kettlebell mit gestrecktem Arm über Kopf hältst, sodass Schulter, Ellbogen, Handgelenk und Gewicht eine Linie bilden, während du die Kniebeugen machst. Meist wirst du einen Unterschied zwischen rechter und linker Seite feststellen. Arbeite daran, dass du auf beiden Seiten gleich stark wirst.

Steigerung 2 Bist du auf beiden Seiten gleich stark, kannst du die schwierigste Variante ausprobieren: Nimm dafür in jede Hand ein Gewicht. Aber Vorsicht! Diese Variante ist bedeutend schwieriger als die einarmige! Beginne also zunächst mit leichteren Gewichten.

DECK SQUAT

Der Deck Squat fördert die allgemeine Beweglichkeit und Agilität und verbessert die Kraftausdauer der Beine. Er ist eine Kombination aus Sit-up und Kniebeuge. Ziel dieser Übung ist es – ohne Hilfe der Hände –, aus der Rückenlage über einen Airsquat in den Stand zu kommen.

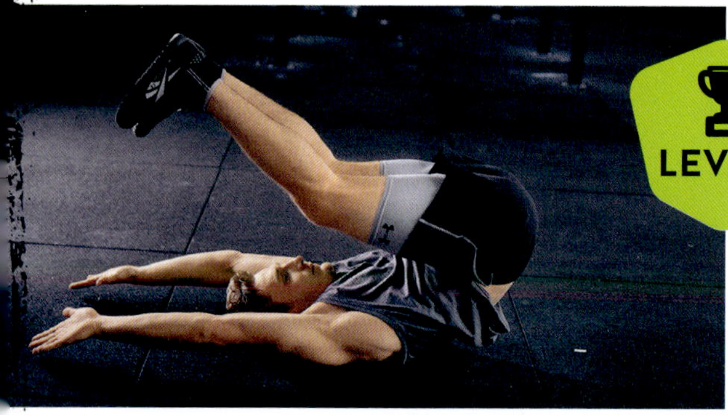

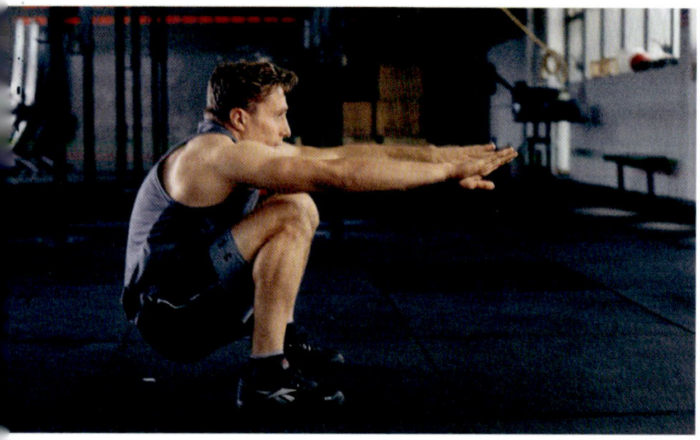

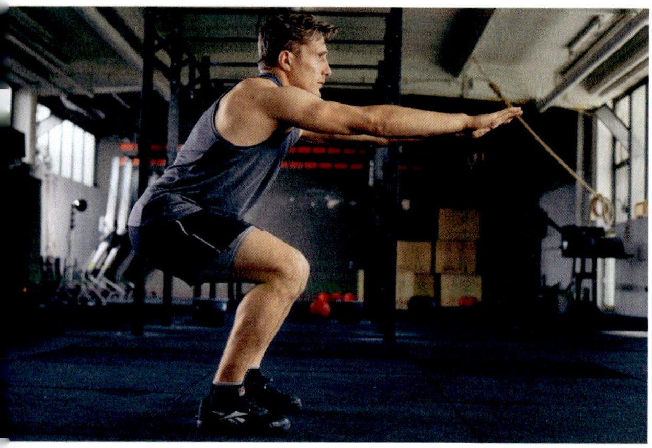

LEVEL 1 – DECK SQUAT LEICHT

Die Übung beginnt in Rückenlage mit angestellten Füßen. Die Arme befinden sich gestreckt hinter dem Kopf, die Hände berühren den Boden.
Hebe beide Füße vom Boden ab und rolle zum Schwungholen mit dem Becken in Richtung deiner Hände. Jetzt versuchst du möglichst schnell die Umkehrbewegung einzuleiten und dabei Becken und Beine nacheinander mit Schwung auf den Boden zu drücken, dabei werden die Arme ruckartig nach vorne geworfen, so als ob du ein Tau vor dem Körper greifen möchtest. Im gleichen Moment versuchst du mit deinen Fußsohlen möglichst nahe am Gesäß aufzukommen. Die Füße sollten etwa hüft- bis schulterbreit auseinander aufgesetzt werden, während die Fußspitzen leicht nach außen gedreht sein dürfen.
Wichtig ist, dass du dich nicht mit den Händen am Boden abstützt, um nach vorne auf die Beine zu kommen. Die Kraft dafür soll ausschließlich aus der Bauchmuskulatur generiert werden. Vorne angekommen, sitzt du in einer tiefen Hocke. Hier sollte dein Gewicht auf dem ganzen Fuß verteilt und dein Rücken gestreckt sein. Aus dieser Position richtest du dich mit einer Kniebeuge auf, bis Knie und Hüfte komplett gestreckt sind.
Um wieder in die Ausgangsstellung zurückzukommen, führst du die Bewegung in umgekehrter Reihenfolge aus: Du gehst in die tiefe Hocke, setzt dich nach hinten auf dein Gesäß ab und legst dann den Oberkörper mit gestreckten Armen ab.

DECK SQUAT MITTEL

LEVEL 2

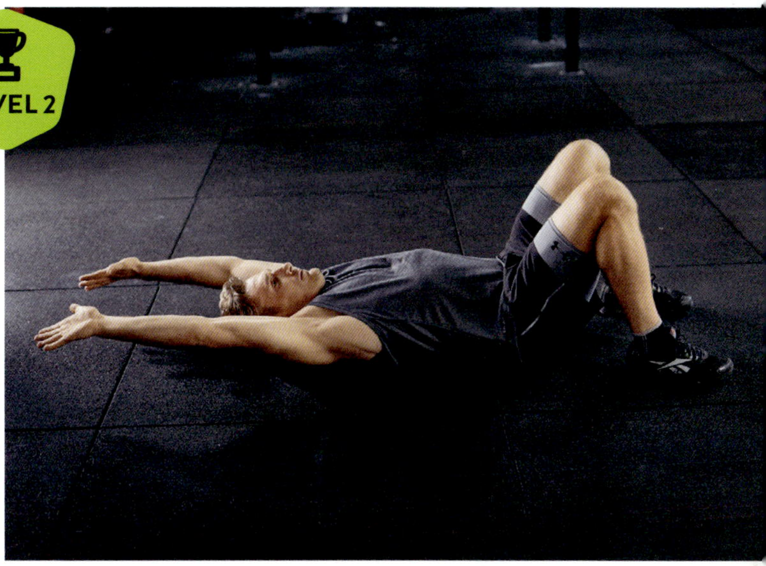

Fortgeschrittene Athleten können das Schwungholen mit den Beinen zu Beginn der Übung einfach weglassen. Dazu bleiben die Beine während der Schwungbewegung der Arme aufgestellt. Du richtest also deinen Oberkörper auf, ohne die Position der Füße zu verändern. Dabei sollten jedoch die Knie nicht nach innen kippen, sondern mit Spannung nach außen gedrückt werden. Aus dieser Position stehst du komplett auf, um dich dann wieder in die Ausgangsposition zurückzubewegen.

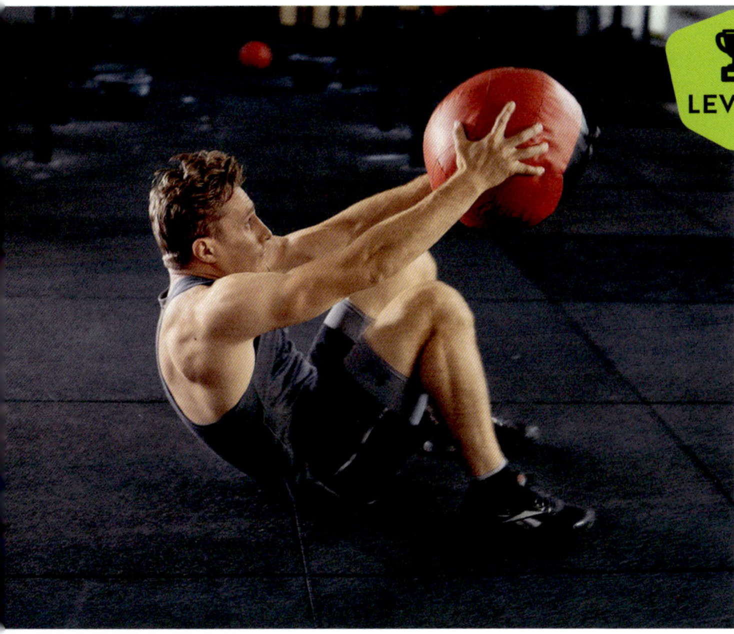

LEVEL 3

DECK SQUAT SCHWER

Noch ein deutliches Stück anspruchsvoller wird der Deck Squat, wenn du ihn mit einer Kurzhantel, einem Medizinball oder einer Kettlebell ausführst. Nimm das entsprechende Gewicht zwischen beide Hände und beginne wieder in Rückenlage. Das Gewicht oder der Medizinball liegt hinter deinem Kopf auf dem Boden. Der Bewegungsablauf der Übung bleibt gleich, allerdings hältst du das Zusatzgewicht jetzt im Stand mit gestreckten Armen vor dem Körper.

LUNGES

Lunges sind Ausfallschritte, die die hintere Bein- und Gesäßmuskulatur kräftigen und die Stabilität im Rumpf trainieren. Relativ einfach sind Walking Lunges vorwärts und rückwärts, höhere Anforderungen stellen Jumping Lunges – und mit Gewichten trainierst du in der Königsklasse!

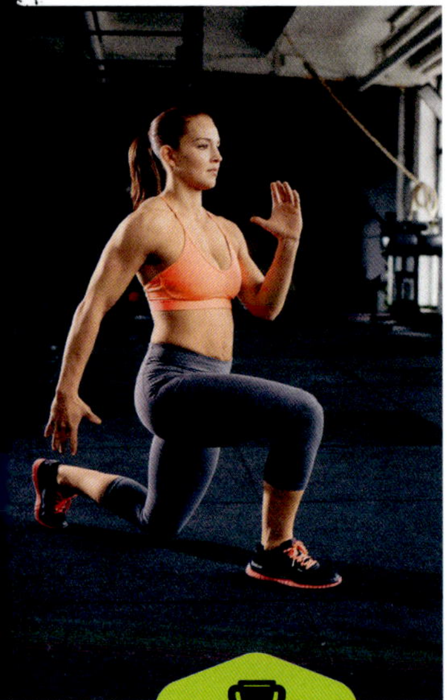

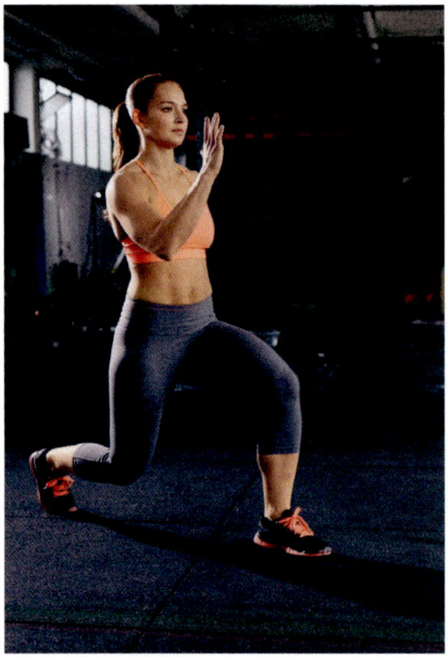

TIPP

Du kannst die Lunges auch auf der Stelle machen: Setz ein Bein nach vorne, bis das hintere Knie kurz den Boden berührt, hebe es wieder an und stell den vorderen Fuß wieder neben den hinteren. Dabei solltest du dich unbedingt über die Ferse abdrücken.

LEVEL 1 – WALKING LUNGES

Du beginnst mit den Walking Lunges aufrecht stehend. Setz nun den rechten Fuß möglichst weit nach vorne und senke das hintere, linke Knie – kontrolliert und mit Spannung – so weit ab, bis es den Boden berührt. Dein rechtes Bein beschreibt nun einen rechten Winkel. Dein rechtes Knie befindet sich über der rechten Ferse. Es darf dabei nicht über die Zehen nach vorne hinausschieben. Deinen Oberkörper hältst du so aufrecht wie möglich.

Spanne dann deine Gesäßmuskulatur an, hebe das hintere Knie wieder vom Boden ab, setz den linken Fuß neben den rechten und komm in den aufrechten Stand.

Setz nun den linken Fuß möglichst weit nach vorne, senke das rechte Knie zum Boden ab und fahre wie in Schritt 1 und 2 beschrieben fort. Auf diese Weise kannst du dich mehrere Meter vorwärts bewegen.

Im Rückwärtsgang setzt du deinen rechten Fuß hinter deinem Körper ab. Dann senkst du das rechte Knie langsam Richtung Boden. Wenn es den Boden berührt, hebst du es wieder ab, machst mit deinem linken Fuß einen Schritt nach hinten, setzt ihn neben den rechten und kommst in den aufrechten Stand. Drück dich dazu mit der Ferse des linken Fußes ab – nicht jedoch über den Ballen. Wiederhole diesen Bewegungsablauf mit deinem linken Bein.

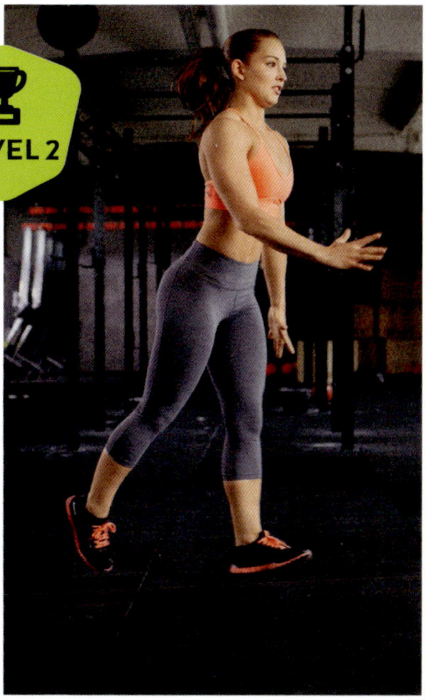

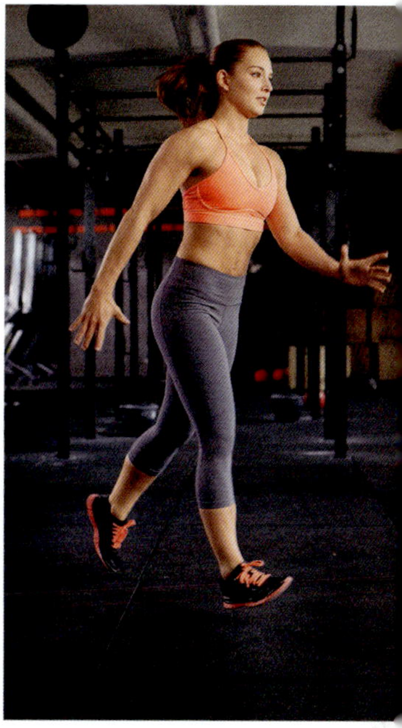

JUMPING LUNGES

LEVEL 2

Die Bewegung startet in der unteren Position des Ausfallschritts. Beginne mit dem linken Knie über der linken Ferse, während das rechte Knie den Boden berührt. Nun drückst du dich mit beiden Füßen vom Boden ab und springst so hoch wie möglich in die Luft. Du versuchst, die Hüfte in der Luft zu strecken und die Beine in der Luft zu wechseln. Dabei ist es wichtig, dass du mit beiden Füßen gleichzeitig wieder auf dem Boden landest. Die Bewegung soll synchron sein. Wichtig ist dabei, dass das hintere Knie langsam auf den Boden aufgesetzt wird und dass du die Bewegung durch die Anspannung deiner Gesäßmuskulatur kontrollierst. Sobald das linke Knie Bodenkontakt hat, kannst du entweder kurz Pause machen oder, wenn die Bewegung dir gut gelungen ist, möglichst schnell wieder den nächsten Wechselsprung einleiten.

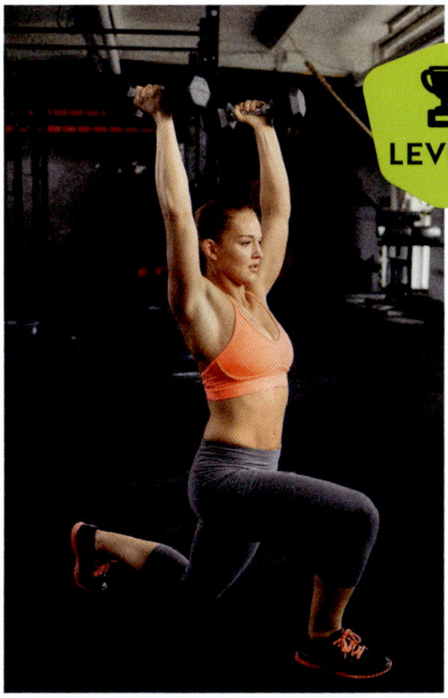

WEIGHTED LUNGES

LEVEL 3

Noch anspruchsvoller werden die Lunges, wenn du sie mit zwei Kurzhanteln ausführst. Dazu nimmst du je eine Kurzhantel in die rechte und linke Hand und streckst deine Arme über Kopf. Die Arme sind schulterbreit geöffnet, während du die Kurzhanteln parallel zueinander hältst. Jetzt führst du die zuvor beschriebenen Ausfallschritte entweder auf der Stelle oder dich vorwärts beziehungsweise rückwärts bewegend aus. Achte darauf, dass deine Arme die ganze Zeit komplett gestreckt sind und du die Schultern Richtung Decke schiebst.

PISTOLS

Pistols sind einbeinige Kniebeugen. Den Namen haben sie erhalten, weil die Position während der Ausführung von der Seite an eine Pistole erinnert. Pistols stellen hohe Anforderungen an die Beweglichkeit der Hüft- und Sprunggelenke sowie an Gleichgewicht und Koordination.

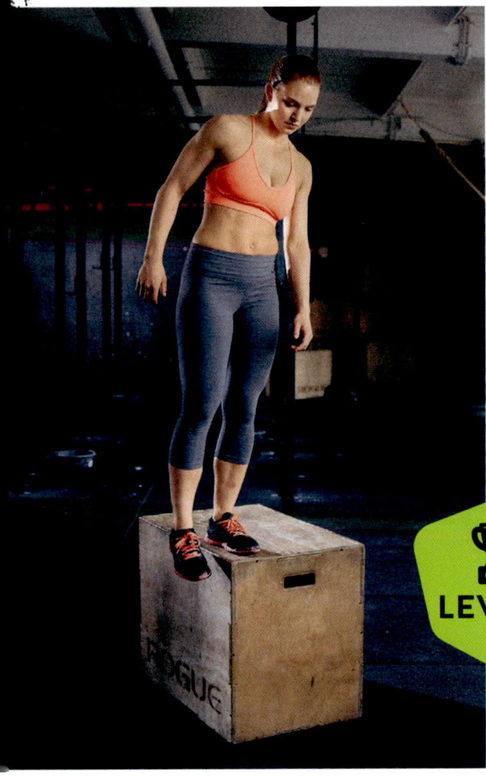

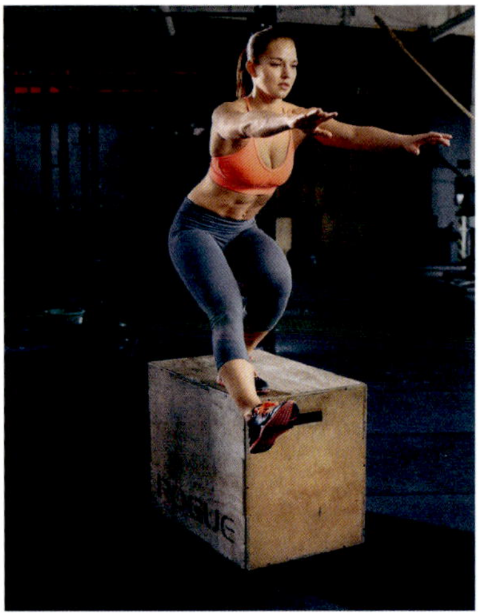

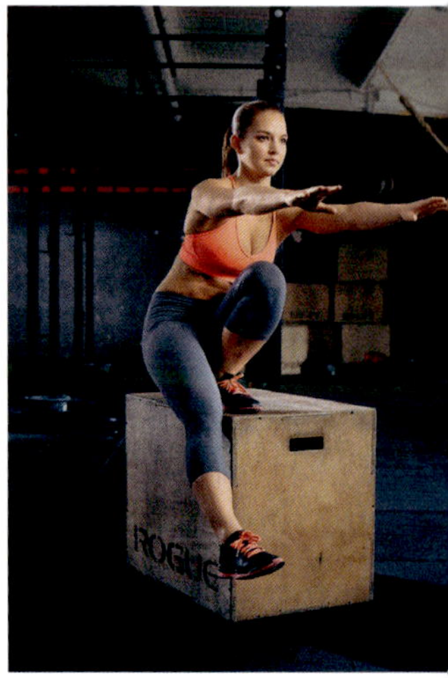

LEVEL 1 – ONE LEGGED SQUAT

Die einfachste Form der Pistol ist der One Legged Squat. Dabei stehst du auf einem hohen Kasten oder auch einer Bank, sodass du das freie Bein nicht aktiv nach vorne strecken und halten musst, sondern bequem und locker hängen lassen kannst.

Du stehst also auf einem Bein, das andere hängt neben dem Kasten in die Tiefe. Wie bei einer normalen Kniebeuge ist das Gewicht auf dem Fuß des Standbeins gleichmäßig verteilt. Senke dein Gesäß nun langsam so weit ab, bis du auf der Wade aufsitzt.

Im Normalfall schiebt sich dabei das Knie vor die Zehen – das ist kein Problem! Achte darauf, dass dein angewinkeltes Knie nicht nach innen kippt, sondern drück es aktiv nach außen. Wie beim **Airsquat** *(siehe Seite 28–31)* kannst du deine Arme für eine bessere Balance einsetzen. Drück dich nun wieder nach oben in den aufrechten Stand und wechsle das Bein.

FULL PISTOL SQUATS

LEVEL 2

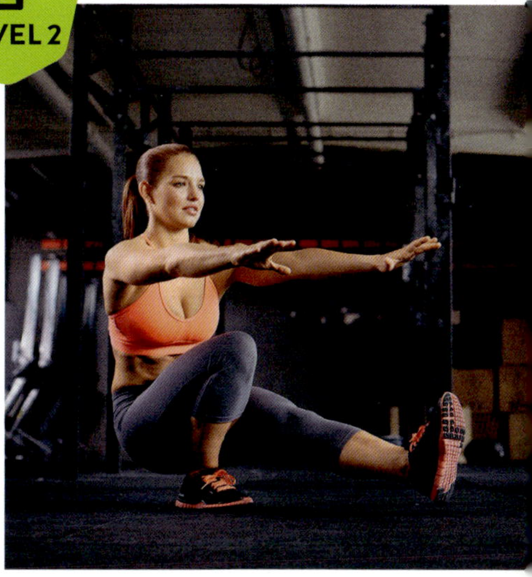

Fallen dir die One Legged Squats leicht, kannst du dich an die »echten« Pistols wagen. Du beginnst auf einem Bein stehend auf dem Boden. Achte darauf, dass du nach jeder Wiederholung das Standbein wechselst, um nicht einseitig zu trainieren.
Nun streckst du das Spielbein nach vorne. Dort hältst du es während der gesamten Bewegung. Es darf zu keiner Zeit den Boden berühren. Senke dein Gesäß nun langsam so weit ab, bis du auf der Wade aufsitzt.
Im Normalfall schiebt sich dabei das Knie vor die Zehen – das ist kein Problem! Achte darauf, dass dein angewinkeltes Knie nicht nach innen kippt, sondern drück es aktiv nach außen.
Drück dich nun wieder nach oben in den aufrechten Stand und wechsle das Bein.

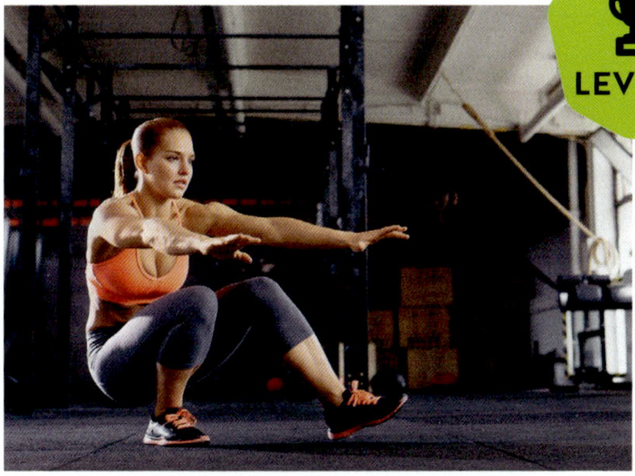

PISTOLS MIT WECHSEL UNTEN

LEVEL 3

Noch etwas schwieriger wird's, wenn du in der tiefen Hocke das Bein wechselst. Hast du die untere einbeinige Hocke erreicht, setzt du den nach vorne gestreckten Fuß hüftbreit neben den Fuß des Standbeins. Damit verlagerst du dann auch das Körpergewicht mittig zwischen beide Füße. Du sitzt nun aufrecht in der tiefen Hocke.
Nach einer kurzen Pause in der tiefen Hocke verlagerst du das Gewicht auf das andere Bein. Sobald sich dein Körperschwerpunkt über dem Bein befindet, kannst du versuchen, langsam den Fuß des vormaligen Standbeins zu lösen. Jetzt hat nur ein Fuß Kontakt mit dem Boden, und du streckst das Spielbein langsam nach vorne aus. Um die Übung zu beenden, richtest du dich aus dieser Position in den einbeinigen Stand auf.
Jetzt startest du auf dem Bein, mit dem du die Übung beendet hast, und führst sie in umgekehrter Reihenfolge aus.

TIPP

Pistols sind ganz hervorragend geeignet, um die Beinmuskulatur zu kräftigen und aufzubauen. Du solltest dich erst an die Pistols heranwagen, wenn du technisch sehr saubere Kniebeugen beherrschst.

JUMPING SQUATS

Wenn du dein Training dynamischer und explosiver gestalten möchtest, bieten sich dazu in erster Linie Sprünge an. Sprünge sollten ebenso wie Sprints regelmäßig trainiert werden, um deine schnellen Muskelfasern zu stimulieren und dich in Hinblick auf deine Schnellkraft explosiver zu machen.

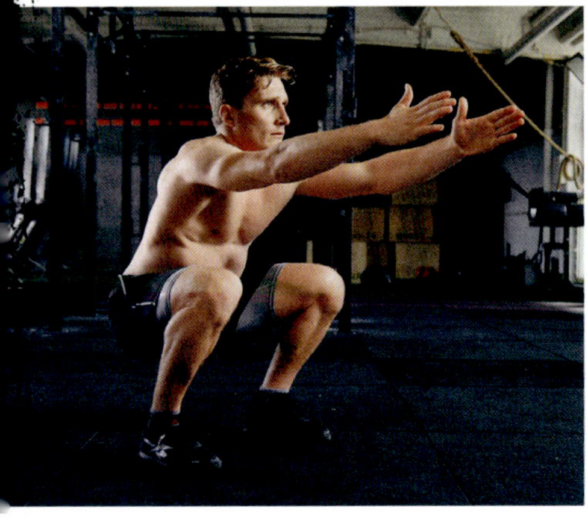

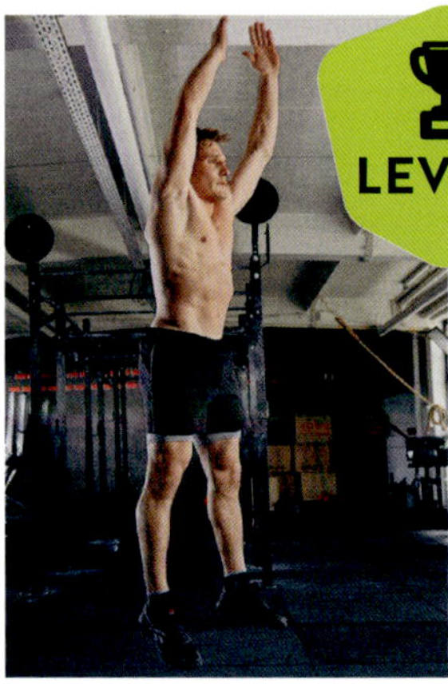

LEVEL 1 – JUMPING SQUATS

Die Abwärtsbewegung gleicht der beim **Airsquat** *(siehe Seite 28–31)*, wird jedoch mit viel höherer Geschwindigkeit ausgeführt. Versuche also möglichst schnell aus der tiefen Hocke hochzukommen. Streck dazu deine Hüfte so explosiv wie möglich. In der Aufwärtsbewegung springst du jetzt so fest wie möglich vom Boden ab und versuchst in der Luft gleichzeitig Hüfte und Knie zu strecken. Hol gleichzeitig mit deinen Armen Schwung, um den Sprung zu unterstützen. Bleib aufrecht und spring so hoch wie möglich.
Die Landung solltest du dann mit Spannung und leicht gebeugten Beinen abfedern. Versuche auf derselben Position zu landen, von der du auch abgesprungen bist. So stellst du sicher, dass sich deine gesamte Streckkraft in Höhe umwandelt.

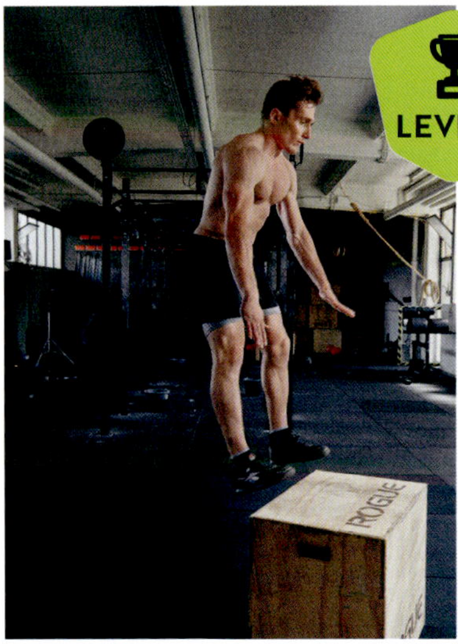

LEVEL 2 – BOX JUMPS

Du beginnst aufrecht stehend vor der Box. Der Abstand zur Box ist dabei abhängig von deiner Körpergröße. Je größer du bist, desto weiter stehst du von der Box entfernt. Beachte jedoch, dass es um einen Sprung nach oben und nicht um einen Sprung nach vorne geht. Ziel ist ein maximal hoher Sprung mit einer stabilen Landung auf der Box.
Nun holst du Schwung: Du leitest den Sprung ein, indem du leicht in die Knie gehst – etwa in eine viertel Kniebeuge.

Aus dieser Position versuchst du dich maximal schnell nach oben zu strecken. Du kannst beim Absprung die Arme mit nach oben reißen, um mehr Auftrieb zu bekommen. Knie und Hüfte sind in der Flugphase komplett gestreckt.
Nun gilt es, so aufrecht wie möglich auf der Box zu landen und Stabilität zu wahren. Dazu spannst du die Rumpf- und Beinmuskulatur fest an, sobald deine Füße Kontakt mit der Box haben. Du landest auf dem ganzen Fuß. Die Füße sind hüft- bis schulterbreit geöffnet, die Knie werden nach außen gedrückt.
Nun richtest du dich kontrolliert in die komplette Streckung auf. Danach steigst du von der Box runter und bereitest dich auf den nächsten Sprung vor.

TIPP

Bei Box Jumps solltest du immer hoch konzentriert sein. Andernfalls ist die Gefahr recht groß, dass du stürzt und dich verletzt. Also, Kopf an! Vielleicht schaffst du dir eine Box mit drei unterschiedlichen Seiten an! Dann hast du in einem Gerät drei verschiedene Schwierigkeitsgrade.

BURPEE BOX JUMPS

LEVEL 3

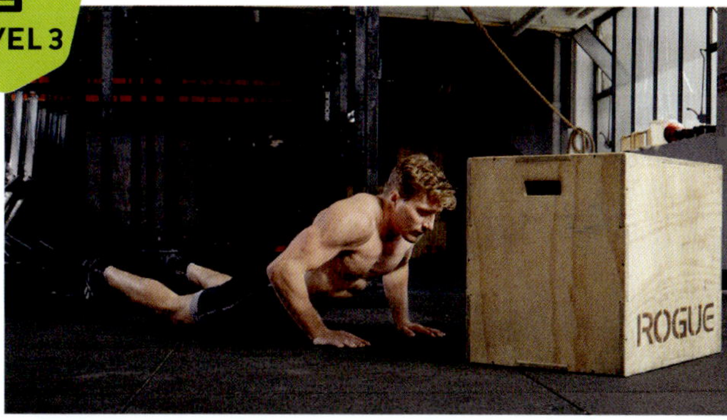

Diese Konditionsübung beginnt in der Bauchlage vor einer Box. Dein Kopf befindet sich so nahe wie möglich an der Box, jedoch ohne anzustoßen. Brust und Hüfte liegen am Boden auf, die Hände liegen neben den Schultern.
Drück dich nun in die obere Liegestützposition hoch und spring mit beiden Füßen gleichzeitig zu den Händen. Die Vorderfüße sind nun hüftbreit geöffnet, deine Fersen berühren sich.
Richte dich jetzt schwungvoll auf und nutze den Schwung aus der Aufrichtung zum Sprung. Das Ganze ist eine fließende Bewegung: Aufrichtung – Hüftstreckung – Sprung nach oben!
Nun gilt es, so aufrecht wie möglich auf der Box zu landen und stabil zu bleiben. Dazu spannst du die Rumpf- und Beinmuskulatur fest an, sobald deine Füße Kontakt mit der Box haben. Du landest auf dem ganzen Fuß. Die Füße sind hüft- bis schulterbreit geöffnet, die Knie nach außen gedrückt.
Jetzt kannst du von der Box springen, dich ablegen und den nächsten Burpee Box Jump einleiten.

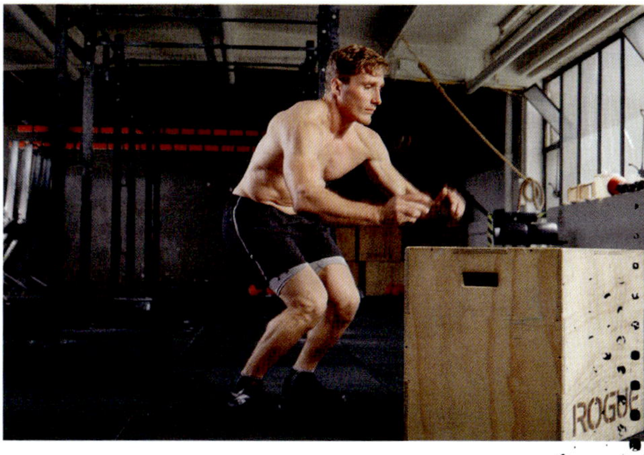

EXPLOSIVE STEP-UPS

Step-ups stellen hohe Anforderungen an deine Koordination. Daher beginnst du sinnvollerweise mit einem niedrigen Sprungkasten. Anschließend kannst du dich schrittweise an größere Höhen wagen. Explosive Step-ups sind koordinative Übungen zur Steigerung deiner Schnell-, Explosiv- und Sprungkraft.

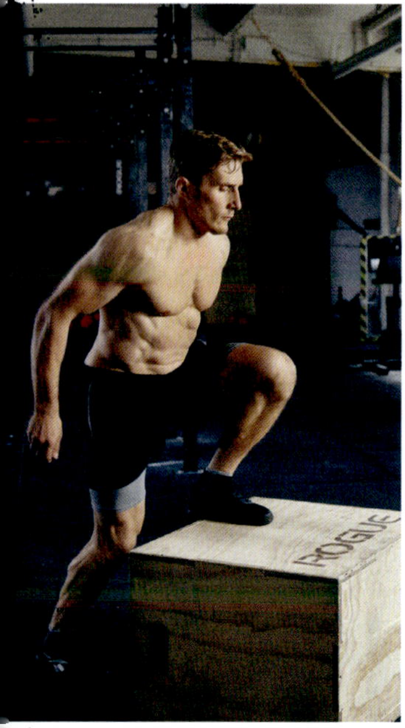

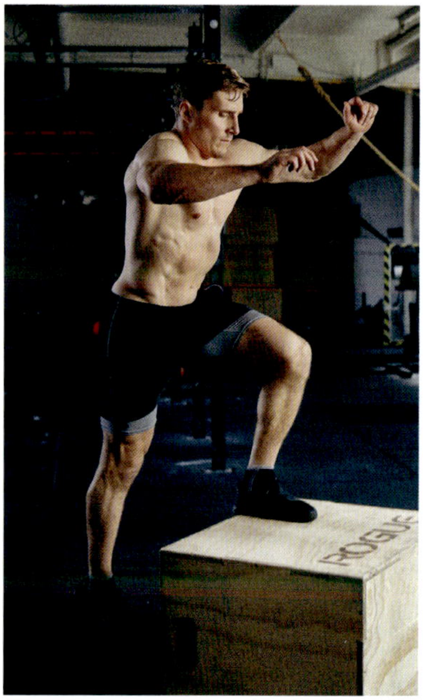

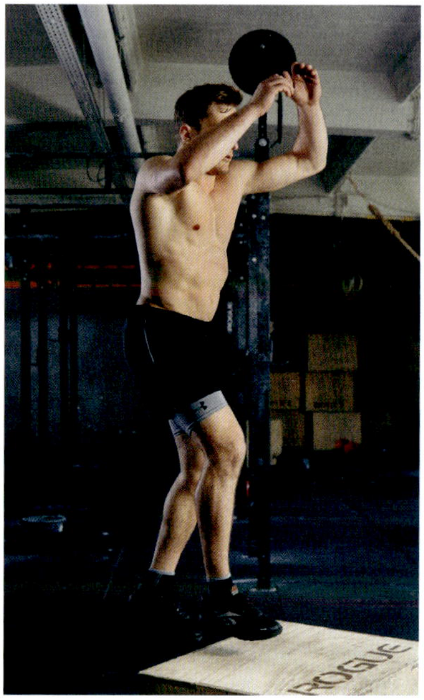

EXPLOSIVE STEP-UP

Zu Beginn stehst du mit dem linken Fuß auf dem Kasten und mit dem rechten auf dem Boden. Deine Arme sind leicht angewinkelt. Aus dieser Position drückst du dich so hoch wie möglich ab. In der Flugphase sind Beine und die Hüften komplett gestreckt.

In der Luft – am höchsten Punkt – wechselst du die gestreckten Beine, sodass du nun mit dem rechten Fuß auf dem Kasten und mit dem linken Fuß auf dem Boden landest.

Um mehr Höhe zu erreichen, kannst du deine Arme zu Hilfe nehmen. Das ist koordinativ etwas anspruchsvoller, denn du musst deine Arme synchron zum Absprung in die Höhe reißen, sonst passiert das Gegenteil: Du kommst nicht sehr hoch und gerätst aus dem Takt.

Wenn du nun wieder mit einem Fuß auf dem Kasten und dem anderen auf dem Boden gelandet bist, kannst du den nächsten Sprung einleiten.

Ziel dieser Übung ist es, bei möglichst kurzem Bodenkontakt eine maximale Sprunghöhe zu erreichen. Zu Beginn ist die Sprunghöhe wichtiger als die kurze Kontaktzeit, denn bevor du das Tempo erhöhst, sollte deine Koordination perfekt abgestimmt sein. Wenn du alles sauber machst, sind die Step-ups eine flüssige und schnelle Bewegung.

LEVEL 1 SINGLE EXPLOSIVE STEP-UP

Um den explosiven Bewegungsablauf zu verinnerlichen, trainierst du den Step-up-Sprung zunächst isoliert. Dazu machst du nach jeder Landung eine längere Pause, um dich zu sammeln und die Konzentration wieder voll auf den Sprung zu lenken.

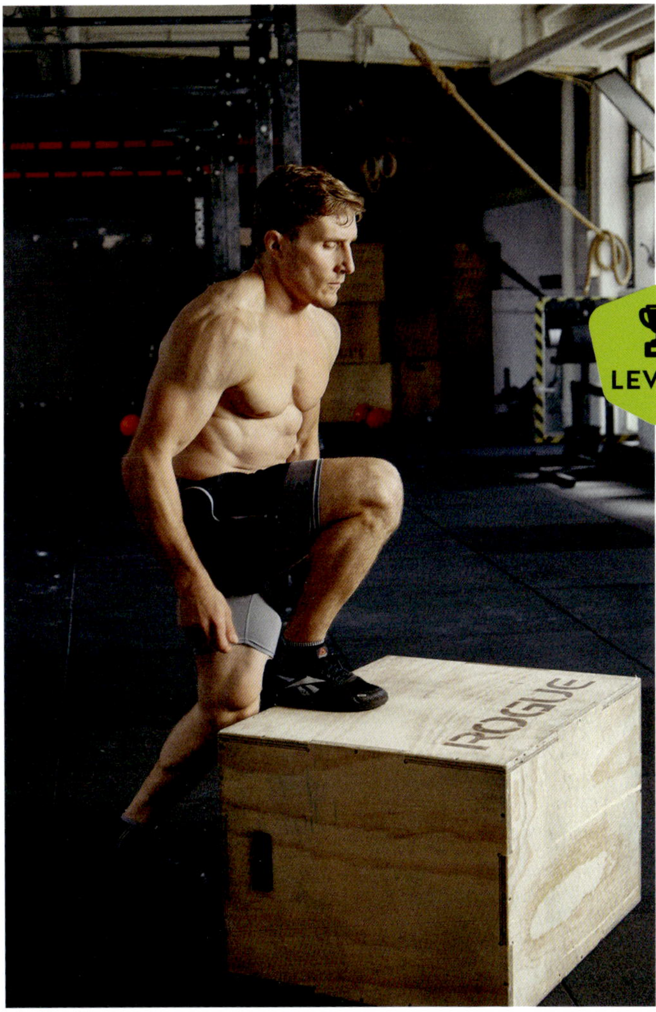

LEVEL 2 STEP-UPS IN A ROW

Sind einzelne Sprünge kein Problem mehr, dann steigere dich auf zwei Sprünge – einen pro Bein! – als Sequenz. Wenn auch das gut klappt, steigere dich auf vier Sprünge hintereinander weg. Könner machen maximal zehn Sprünge innerhalb einer Sequenz. Mehr schafft man kaum, ohne an Konzentration oder Explosivität oder beidem zu verlieren. Und um die Explosivität geht es ja!

KNEE JUMPS

Mithilfe von Knee Jumps kannst du die Explosivität deiner Hüftstreckung verbessern und an deiner Schnellkraft arbeiten. Sie setzen allerdings ein hohes Maß an Selbstvertrauen und Konzentration voraus. Knee Jumps sind genau das Richtige, um deine mentale Stärke zu verbessern.

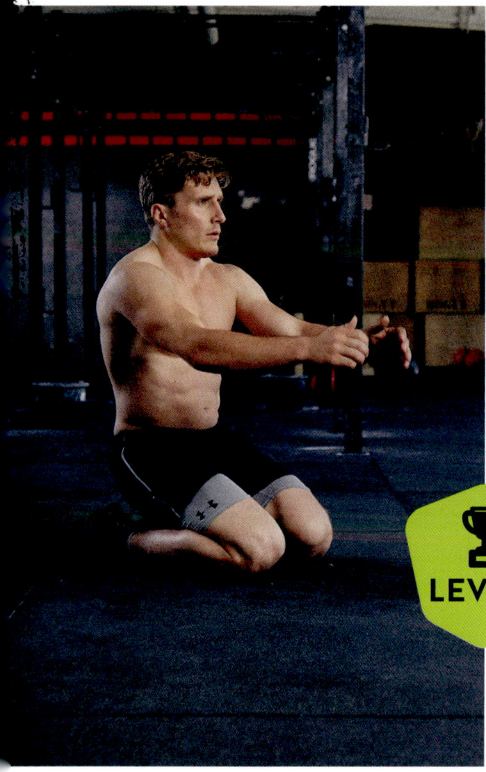

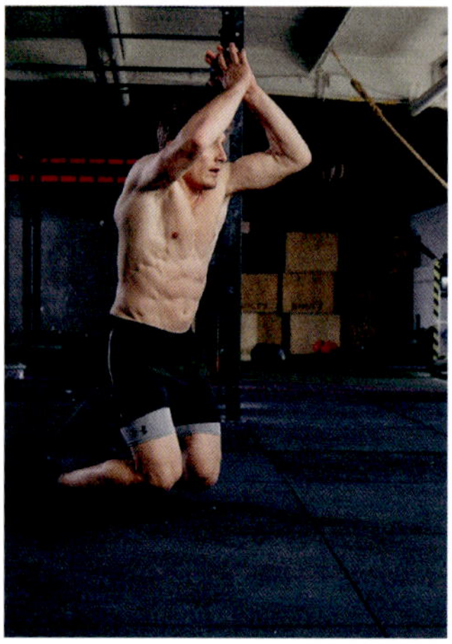

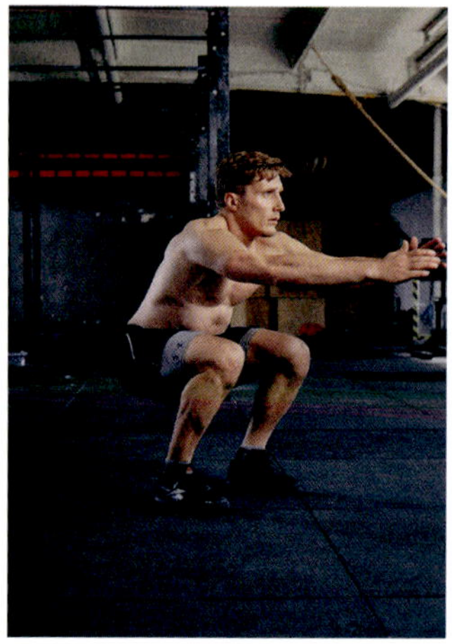

LEVEL 1 – KNEE JUMPS

Um deine Startposition zu finden, begibst du dich zunächst in den Fersensitz. Deine Zehen berühren sich in der Hocke, und die Knie sind leicht geöffnet. Dein Oberkörper ist komplett aufgerichtet, und deine Arme hängen locker zur Seite.

Um Schwung zu generieren, verlagerst du nun dein Körpergewicht leicht nach hinten, Richtung Fersen. Um diesen Schwung mitzunehmen, kommt dein Körpergewicht nun so schnell wie möglich nach vorne, wobei du eine Hüfte maximal nach oben öffnest. Gleichzeitig reißt du deine Arme ebenfalls nach oben, um die Explosivität des Schwungs noch zu steigern. Im gleichen Moment ziehst du die Füße unter deinem Bauch durch und versuchst auf deinen Fußsohlen zu landen. Die Landung erfolgt aktiv und mit Körperspannung. Wie bei normalen Kniebeugen stehst du nach der Landung hüft- bis schulterbreit auf deinen Füßen, und deine Knie zeigen leicht nach außen. Aus dieser Position richtest du dich dann in den kompletten Stand auf.

WEIGHTED KNEE JUMPS

LEVEL 2

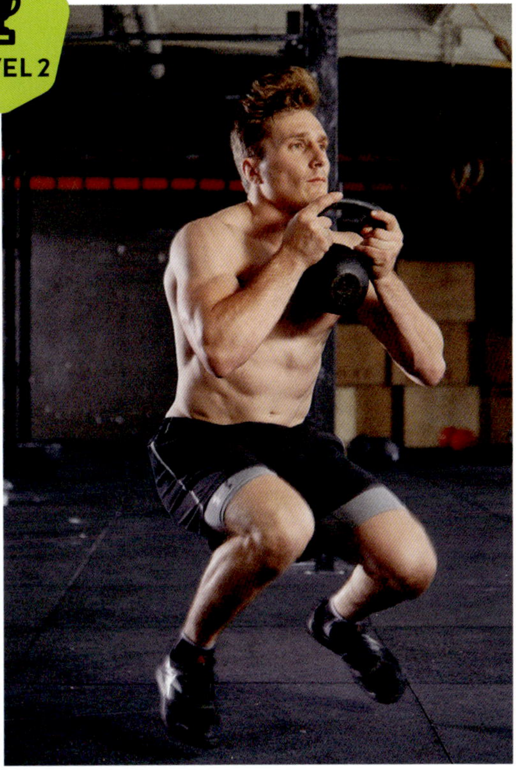

Um die Knee Jumps schwieriger zu machen, kannst du sie mit einem Zusatzgewicht ausführen. Die Herausforderung besteht darin, dass du die Arme nicht mehr zum Schwungholen verwenden kannst, weil du das Gewicht festhalten musst. Am besten eignen sich hierfür Kettlebells. Doch überfordere dich nicht und beginne mit einem leichten Gewicht! Begib dich in die Ausgangsposition und halte die Kettlebell vor deine Brust.

Spring nun mit explosiver Hüftstreckung nach oben und lande anschließend stabil auf beiden Füßen. Wegen des Zusatzgewichts musst du noch mehr Aufmerksamkeit auf die Landung lenken als bei den einfachen Knee Jumps!

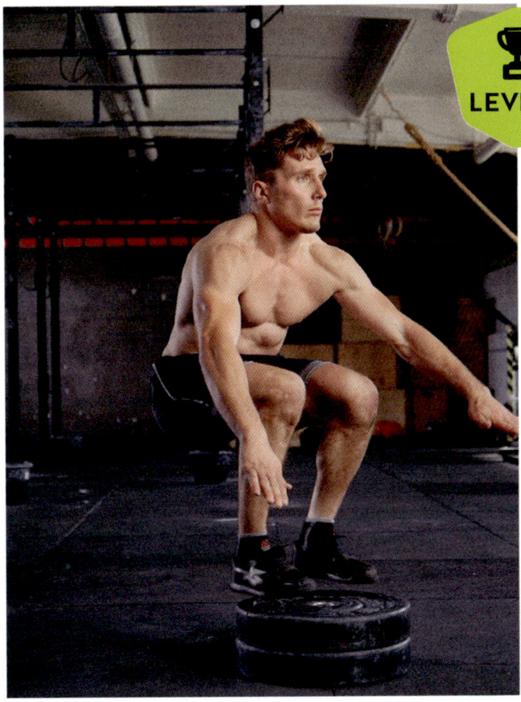

KNEE JUMPS ON PLATES

LEVEL 3

Die schwierigste Variante des Knee Jump ist der Sprung auf eine Erhöhung, denn sie stellt eine mentale Herausforderung dar. Idealerweise verwendest du als Erhöhung große Hantelscheiben, die du unterschiedlich hoch stapeln kannst. Steigere die Höhe vorsichtig und nur nach und nach. So gewöhnst du dich an die mentale Herausforderung! Von den körperlichen Voraussetzungen her bist du sicherlich sehr gut in der Lage, auf höhere Stapel zu springen. Es handelt sich bei dieser Übung eher um eine – im wahrsten Sinne des Wortes – eiserne Blockade aus Hantelscheiben, die dich psychisch mehr herausfordert als körperlich.

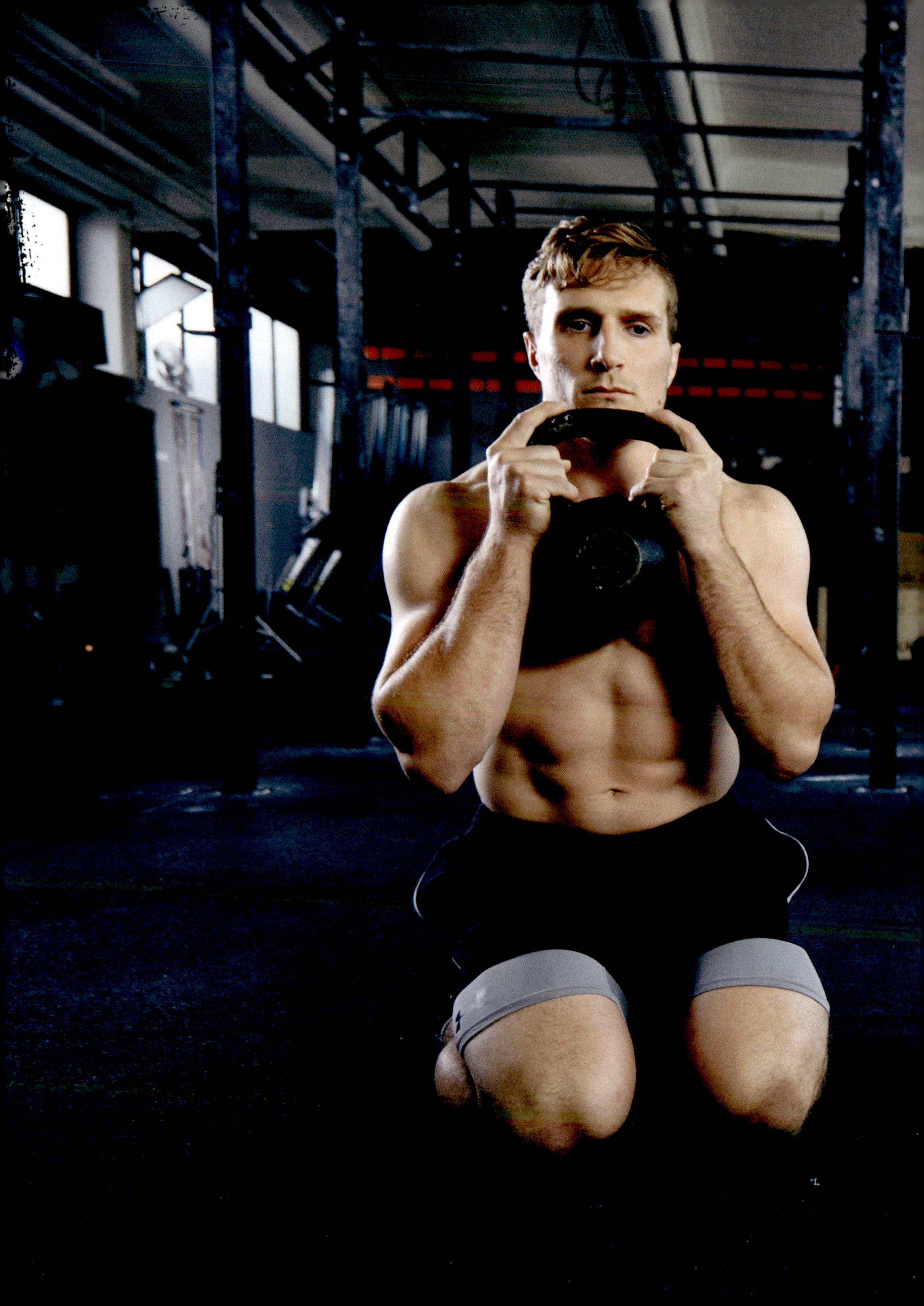

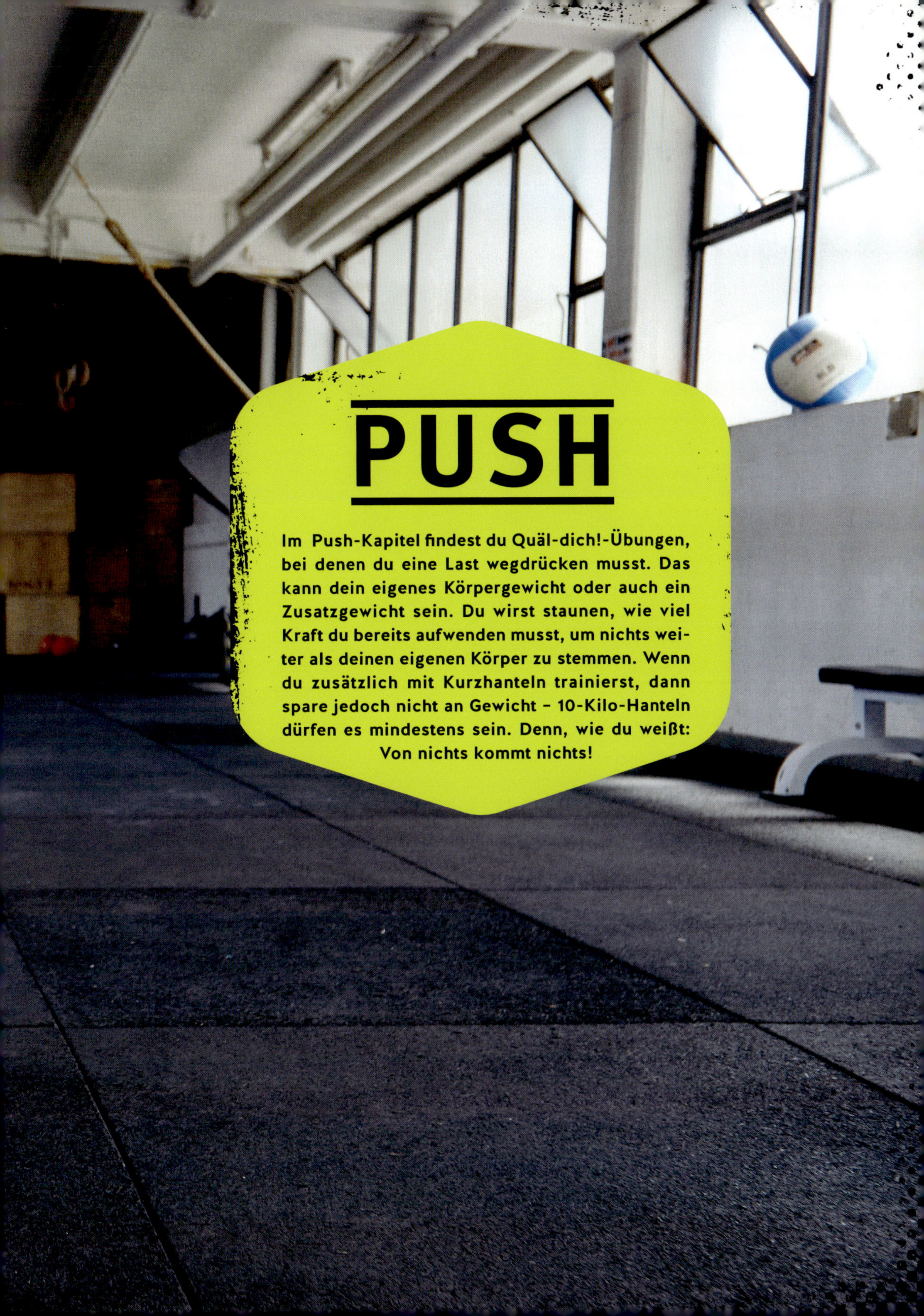

PUSH

Im Push-Kapitel findest du Quäl-dich!-Übungen, bei denen du eine Last wegdrücken musst. Das kann dein eigenes Körpergewicht oder auch ein Zusatzgewicht sein. Du wirst staunen, wie viel Kraft du bereits aufwenden musst, um nichts weiter als deinen eigenen Körper zu stemmen. Wenn du zusätzlich mit Kurzhanteln trainierst, dann spare jedoch nicht an Gewicht – 10-Kilo-Hanteln dürfen es mindestens sein. Denn, wie du weißt: Von nichts kommt nichts!

PUSH-UP

Ein Push-up ist nichts anderes als ein Liegestütz. Bei dieser grundlegenden Übung kommt es auf Spannung im Rumpf und die richtige Schulter- und Armstellung an. Push-ups kannst du immer und überall durchführen – ob zu Hause, im Hotelzimmer oder im Park nach dem Joggen.

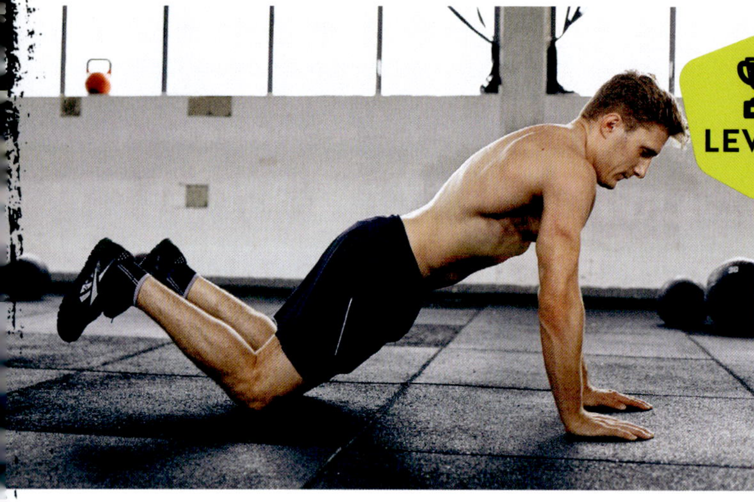

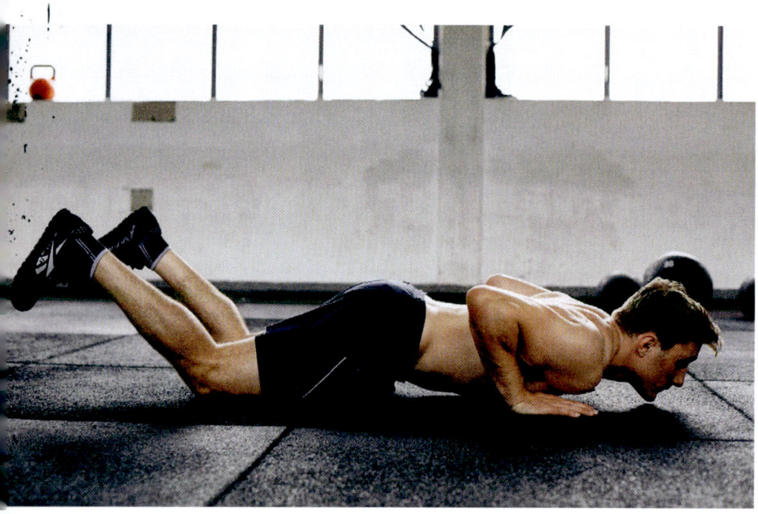

LEVEL 1

KNIE PUSH-UP

Die einfachsten Liegestütze sind Push-ups auf den Knien. Stell dazu deine Hände schulterbreit auf. Deine Finger zeigen nach vorne und sind NICHT nach außen gedreht. Die Ellbogenbeugen zeigen nach vorne in Richtung der Finger. Die Knie ruhen in einem gewissen Abstand hüftbreit auf dem Boden, deine Unterschenkel sind leicht angewinkelt. Die Hüfte sollte sich in dieser Position etwa auf Schulterhöhe befinden.

Spann nun die Bauchmuskulatur an und senke deinen Oberkörper langsam ab. Dabei bleiben die Ellbogen möglichst eng am Körper und werden nicht nach außen gerichtet. Du schiebst im Prinzip deine Ellbogen nur nach hinten. Geh so weit runter, bis deine Brust den Boden berührt. Wenn du unten angekommen bist, sollte sich deine Hüfte noch in der Luft ganz knapp über dem Boden befinden, so ist gewährleistet, dass du die Spannung im Rumpf hältst.

Hast du mit der Brust kurz den Boden berührt, drückst du dich wieder mit den Armen nach oben. Die Ellbogen bleiben eng am Körper, und der Rumpf bleibt gerade. Das bedeutet, dass du das Gesäß nicht absinken lässt und dich nicht wie eine Schlange hochwindest. Ganz im Gegenteil: Du drückst dich wie ein Brett mit beiden Armen gleichzeitig in den Stütz zurück.

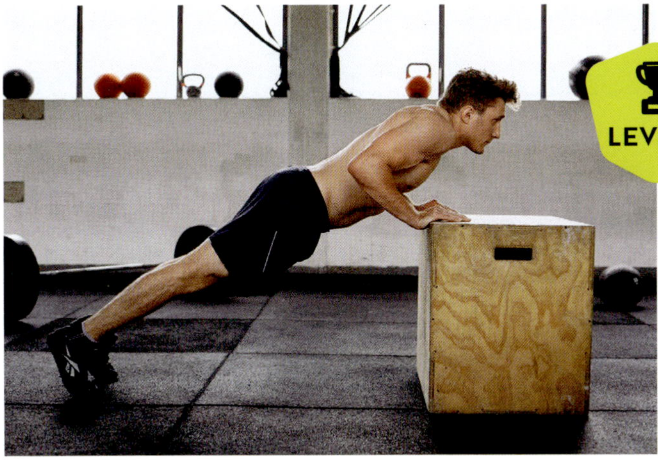

LEVEL 2

ERHÖHTER PUSH-UP

Möchtest du mehr für deine Körperspannung tun, schaffst aber noch keinen echten Liegestütz, kannst du deinen Oberkörper leicht erhöhen. Such dir einen stabilen Stuhl oder Kasten und stütz deine Hände schulterbreit am Rand der Sitzfläche oder des Kastens ab. Senke die Brust so weit ab, bis du den Rand berührst, und drück dich mit stabilem Rumpf hoch. Dein Körper bleibt die ganze Zeit fest wie ein Brett, von den Fersen über deine Knie und die Hüfte bis zu den Schultern und deinem Nacken.

LEVEL 3

ECHTER LIEGESTÜTZ

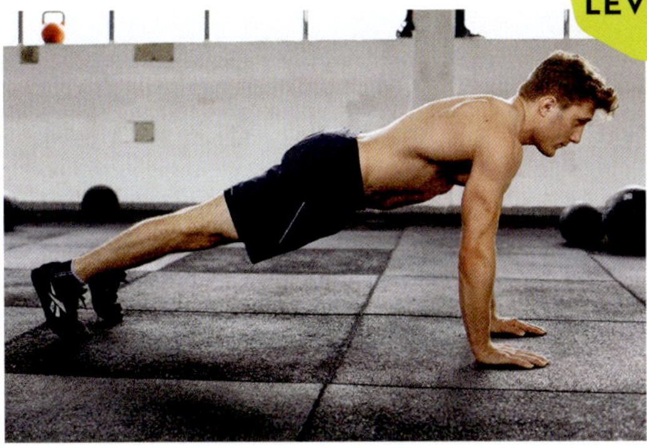

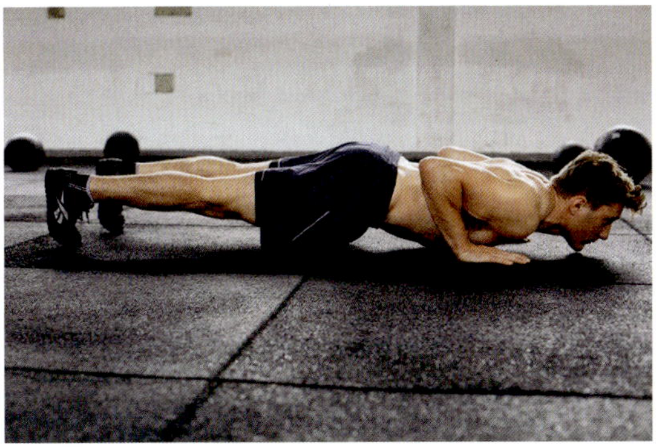

Wenn du genug Kraft aufgebaut hast, kannst du dich an den echten Liegestütz wagen. Stütz dich dazu aus der Bauchlage hoch in den unteren Liegestütz. Deine Arme sind neben deinem Rumpf angewinkelt, deine Hände liegen neben deinen Schultern, deine Füße ruhen auf deinen Zehenspitzen. Achte durchgehend auf eine stabile Mitte: Wenn du mit angewinkelten Armen unten bist, befindet sich dein Gesäß auf derselben Höhe wie deine Schultern, dein Bauch ist fest angespannt, dein Körper bleibt die ganze Zeit fest wie ein Brett. Nutze den kompletten Bewegungsumfang, während du dich mit der Kraft deiner Arme in den oberen Liegestütz hochstemmst und wieder in den unteren Liegestütz zurücksinken lässt. Mach so viele Wiederholungen, wie du schaffen kannst.

BURPEE

Burpees sind ein anspruchsvolles Herz-Kreislauf-Training, bei dem selbst ausdauertrainierte Sportler schnell aus der Puste kommen. Sie sind ideal zur Steigerung der Kondition und können überall durchgeführt werden - egal ob im Park, im Hotelzimmer oder am Baggersee.

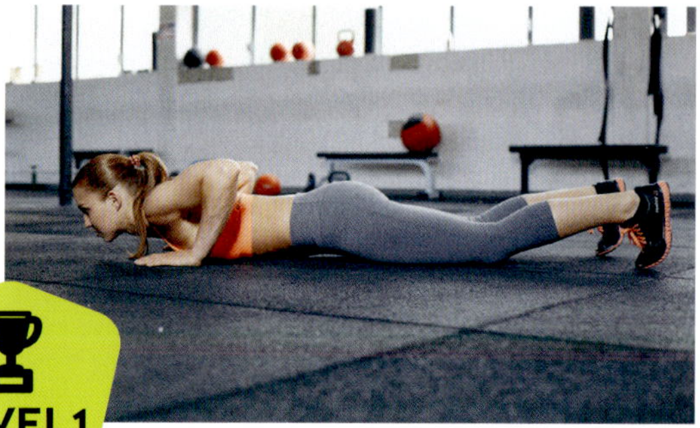

BURPEE MIT STEP BACK

LEVEL 1

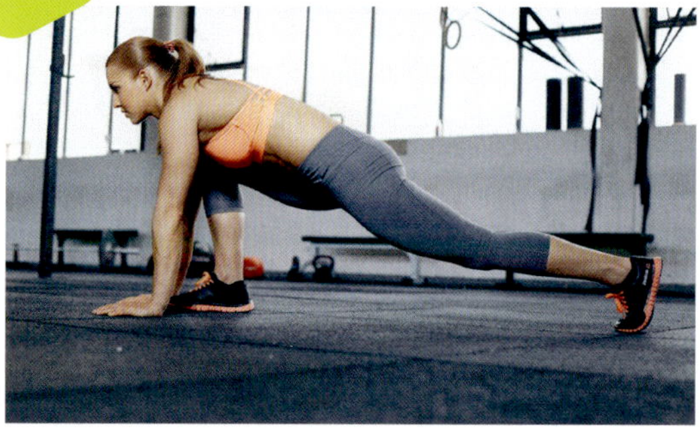

Diese Übung beginnt im aufrechten Stand. Nun machst du einen großen Schritt nach hinten und beugst dein vorderes Bein. Führe die Hände nach vorne und stütz sie auf dem Boden ab. Führe dein vorderes Bein zum hinteren und leg dich komplett ab. In der unteren Position liegen Brust und Becken gleichzeitig am Boden, und die Hände sind neben den Schultern angestellt. Aus dieser Position drückst du dich in den oberen Liegestütz hoch. Stell wieder ein Bein nach vorne Richtung deiner Hände und drück dich aus der Schrittstellung nach oben. Hast du das geschafft, schließe beide Füße hüftbreit. Achte darauf, dass deine Hüften gestreckt sind. Nun machst du einen Strecksprung und schlägst beide Hände über dem Kopf zusammen. Sobald du stabil gelandet bist, beginnst du wieder mit einem Step Back, diesmal fängst du mit dem anderen Bein an.

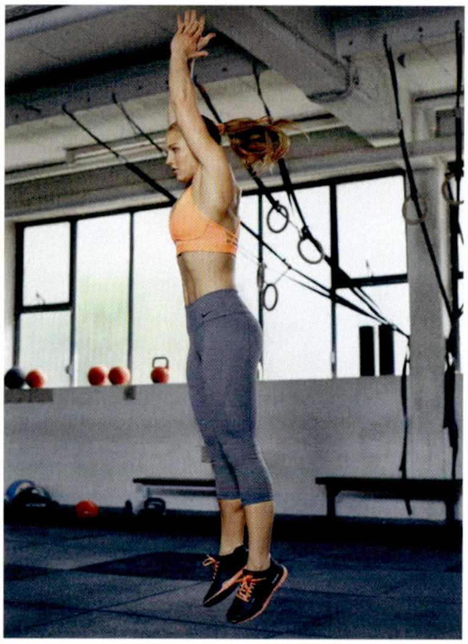

JUMPING BURPEE

LEVEL 2

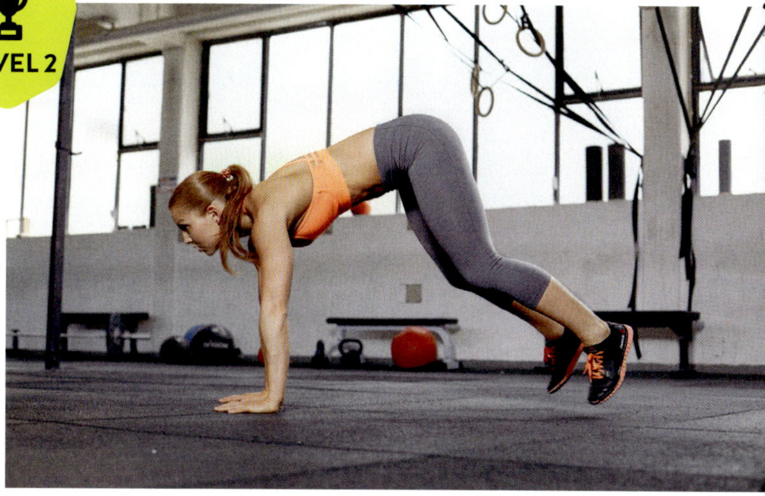

Jetzt wird der Burpee schneller ausgeführt, und der Ausfallschritt nach hinten entfällt. Du beginnst wieder aufrecht stehend. Komm nun mit den Händen Richtung Boden vor deine Füße. Aus dieser Position springst du mit beiden Beinen gleichzeitig nach hinten und legst deinen Körper ab. Wieder müssen Brust und Becken gleichzeitig den Boden berühren. Drück dich erneut hoch und spring mit den Füßen zu deinen Händen. Die Füße kommen hüftbreit auf, und auch deine Fersen haben Kontakt zum Boden. Ziel ist es, auf dem ganzen Fuß zu landen. Aus dieser Position kommst du hoch und führst erneut einen Strecksprung aus. Streck deine Hüften in der Luft komplett und schlag deine Hände über dem Kopf zusammen.

STRICT BURPEE

LEVEL3

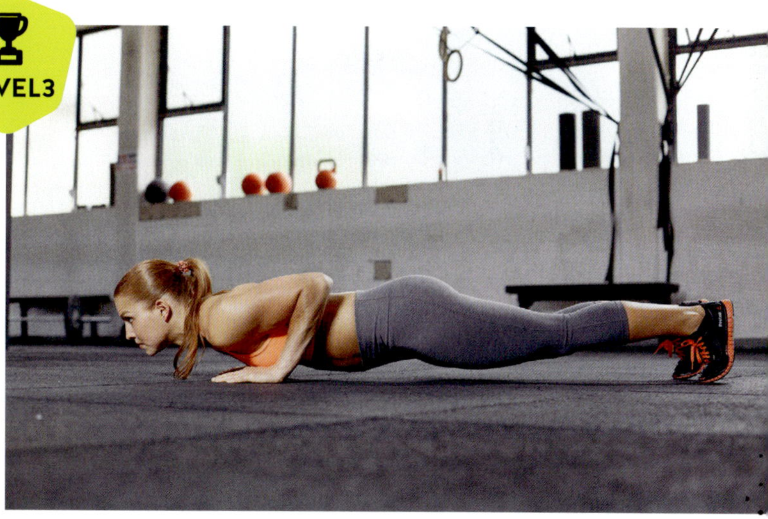

Diese Übung ist noch ein wenig kraftintensiver. Du beginnst aufrecht stehend und bringst deine Hände wieder zu den Füßen. Nun springst du mit beiden Beinen nach hinten und landest in der oberen Liegestützposition. Diese Position hältst du kurz mit der entsprechenden Rumpfspannung, bevor es weitergeht. Führe nun einen sauberen Liegestütz aus. Dabei berührt deine Brust nur kurz den Boden, bevor du dich gleich wieder in die obere Position zurückdrückst. Sofort springst du mit beiden Füßen vor zu deinen Händen und löst diese vom Boden, sodass du in einer tiefen Squat-Position landest. Nun stehst du über deinen ganzen Fuß, wie bei einer normalen Kniebeuge, aufrecht auf und springst gleich in den Strecksprung ab. Streck deine Hüften in der Luft komplett und schlag deine Hände über dem Kopf zusammen. Nach der sicheren Landung leitest du den nächsten Strict Burpee ein.

SHOULDER PRESS

Diese Quäl-dich!-Übung wird gerne trainiert, wenn es gilt, Kraft im Schultergürtel aufzubauen. Die Shoulder-Press-Bewegung wird dabei gänzlich ohne Schwung aus den Beinen oder Hüften ausgeführt. Darauf musst du unbedingt achten, andernfalls verfehlst du den Trainingseffekt.

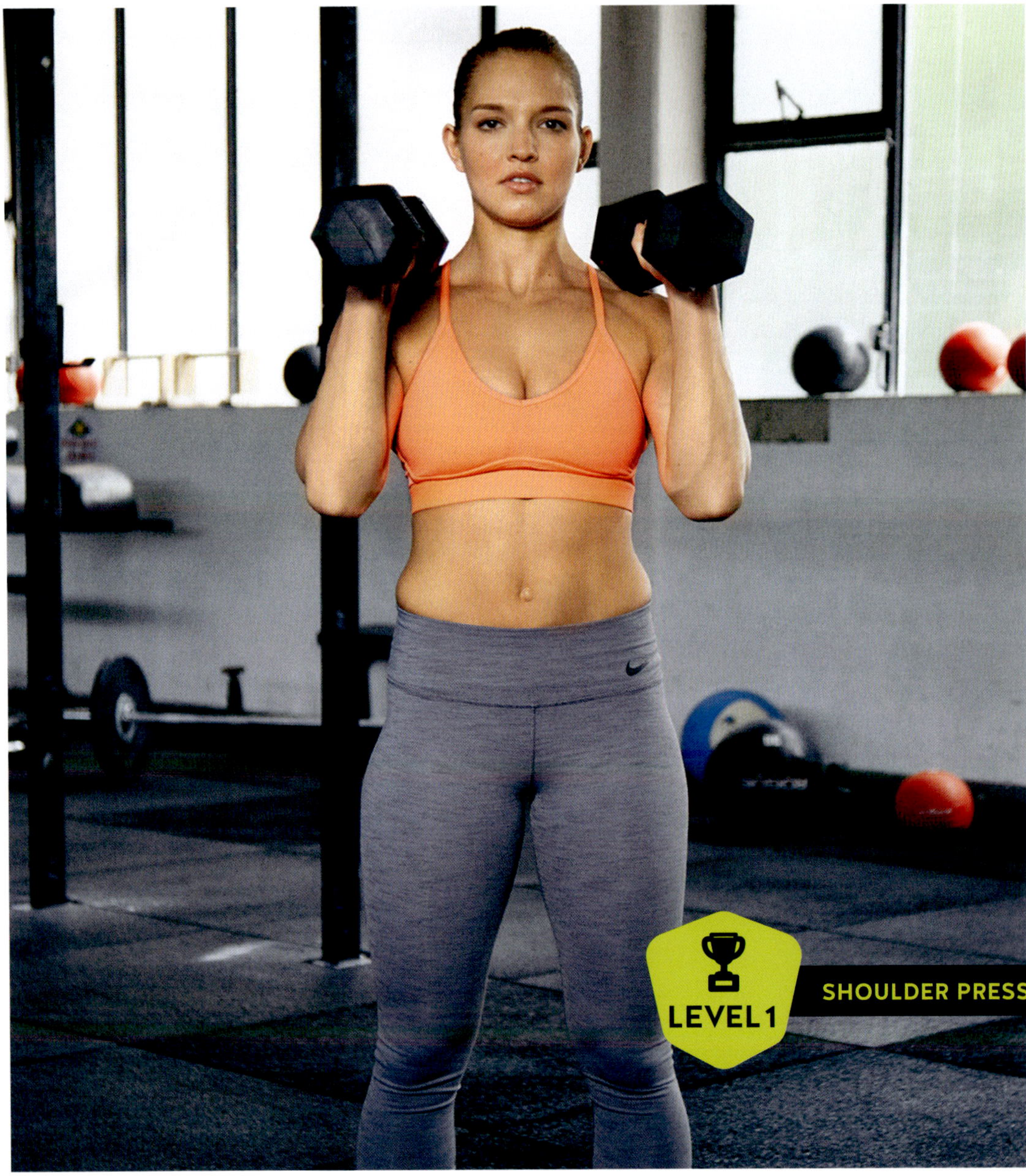

LEVEL 1 SHOULDER PRESS

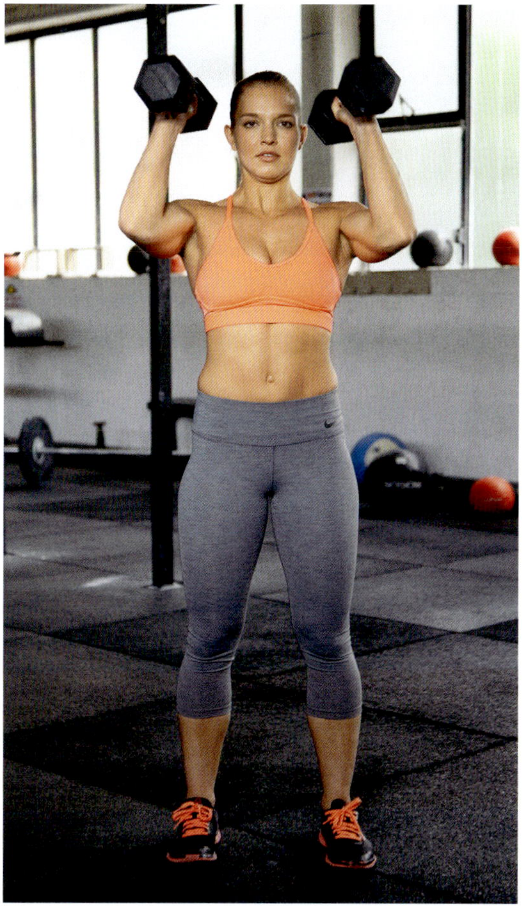

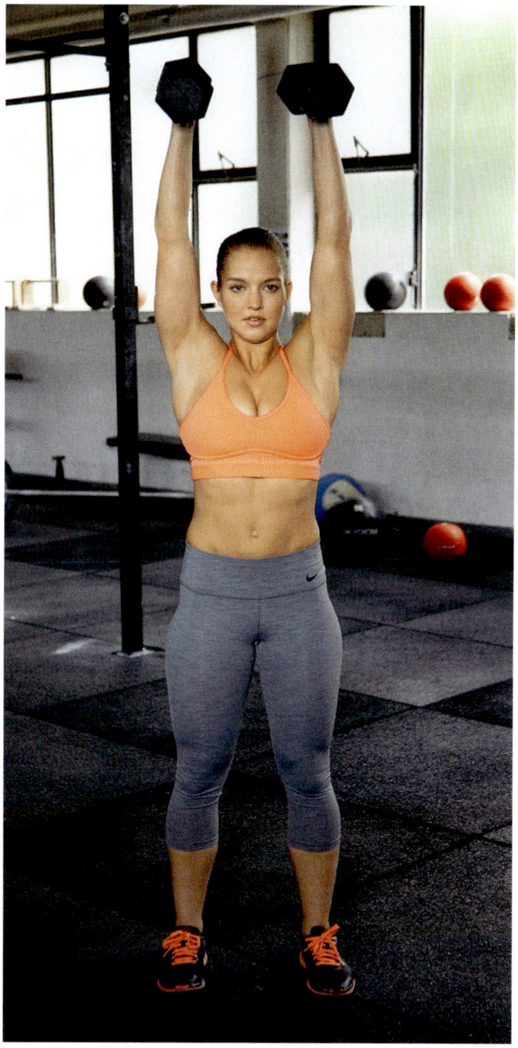

Du beginnst im Stand, zwei Kurzhanteln im parallelen Griff auf deinen Schultern. Spann nun deine Bauch- und Gesäßmuskulatur so fest an, wie du kannst, damit du im weiteren Verlauf der Übung mit dem Oberkörper weder vor- noch zurückfällst. Dein Rumpf muss die ganze Zeit über stabil sein.

Nun drückst du die Kurzhanteln gerade nach oben über deinen Kopf, ohne sie dabei zu drehen. In der Endposition befinden sich die Kurzhanteln mit gestreckten Armen auf einer geraden Linie mit den Fersen. Führe die Hanteln in umgekehrtem Bewegungsablauf wieder kontrolliert auf Schulterhöhe und setz zu einem weiteren Shoulder Press an.

PUSH PRESS

Im Gegensatz zum Shoulder Press wird beim Push Press mit Schwung gearbeitet, sonst ist der Bewegungsablauf ähnlich. Der Push Press hilft dir, eine gute Hüftstreckung und Schulterkraft zu erlangen, zudem verbessert sich das Zusammenspiel zwischen Hüft- und Armstreckung.

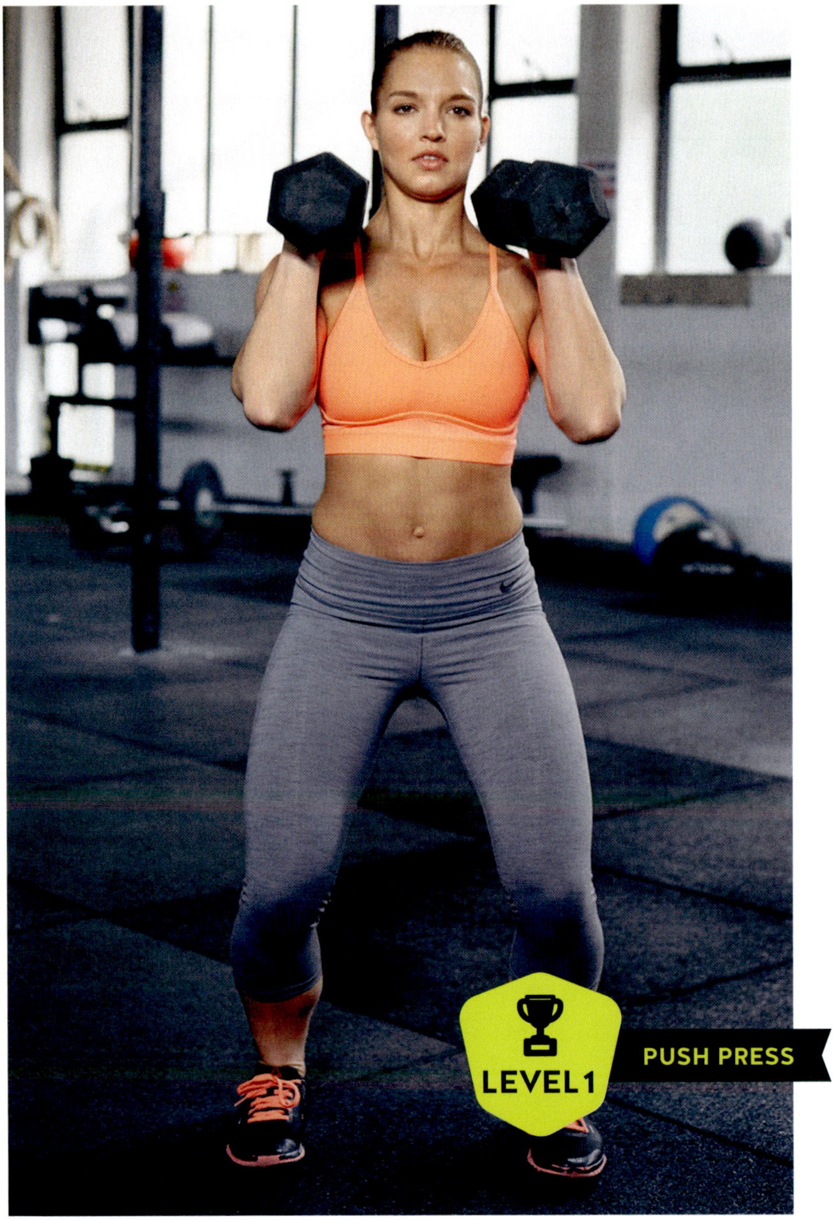

Du beginnst genauso wie beim **Shoulder Press** *(siehe Seite 50)*. Die Kurzhanteln hältst du jeweils über der rechten und linken Schulter.

Jetzt machst du eine Bewegung, die Dip genannt wird: Dazu gehst du leicht in die Knie, um Schwung für die Hüftstreckung zu generieren. Beim Abtauchen bleibt der Oberkörper gerade, damit auch die Kurzhanteln später gerade über Kopf geführt werden können. Während des Dip nach unten bleiben deine Fersen fest am Boden, die Knie werden nach außen gedrückt. Der Dip wird langsam und kontrolliert ausgeführt und soll nicht tiefer als eine viertel Kniebeuge sein.

Am tiefsten Punkt des Dip kehrst du den Schwung um und beschleunigst maximal schnell nach oben. Sobald du deine Knie und Hüften streckst, führst du die Kurzhanteln über deinen Kopf. Das Ganze ist eine fließende Bewegung, bei der sich der Schwung aus deinen Hüften weiter auf deine Arme überträgt. In der Endposition befinden sich die Kurzhanteln mit gestreckten Armen auf einer geraden Linie mit den Fersen – wie beim Shoulder Press. Durch den Schwung aus den Beinen ist es etwas schwieriger, die Kurzhanteln über dem Kopf zu stabilisieren. Konzentriere dich also unbedingt auf eine saubere und kontrollierte Ausführung der Bewegung!

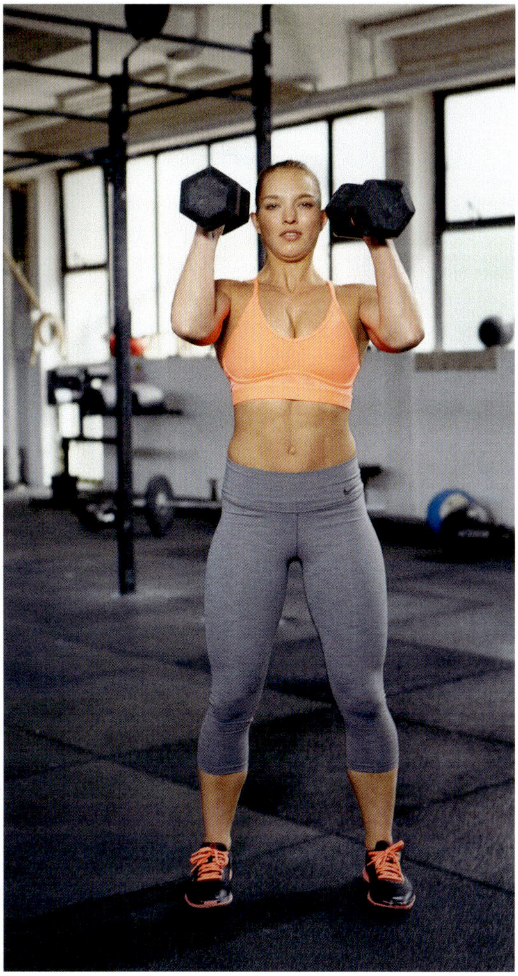

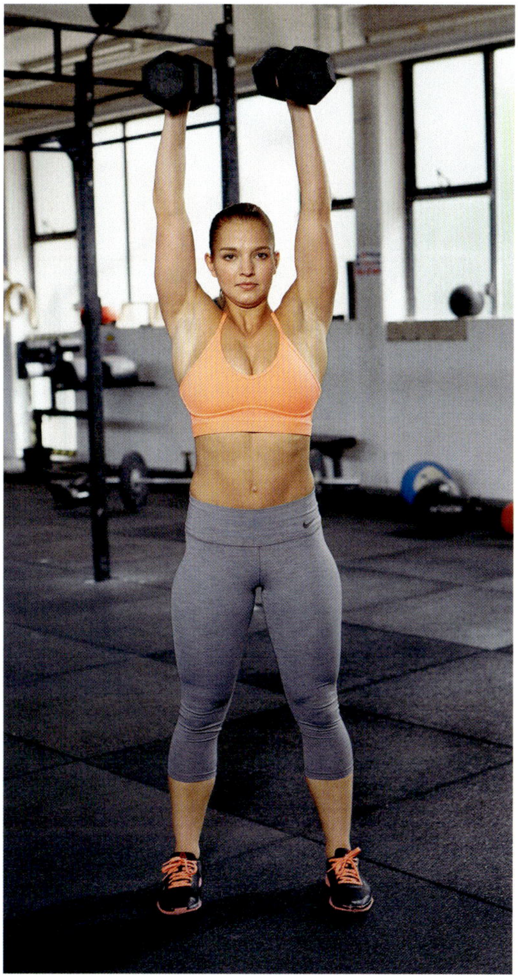

THRUSTER

Thruster sind perfekte Ganzkörperübungen zur Kräftigung der Beinkraft und Rumpfstabilität. Bei hohen Wiederholungszahlen sind sie ein beinhartes Training für dein Herz-Kreislauf-System –wie Burpees. Daher gehören sie nicht gerade zu den beliebtesten Quäl-dich!-Übungen.

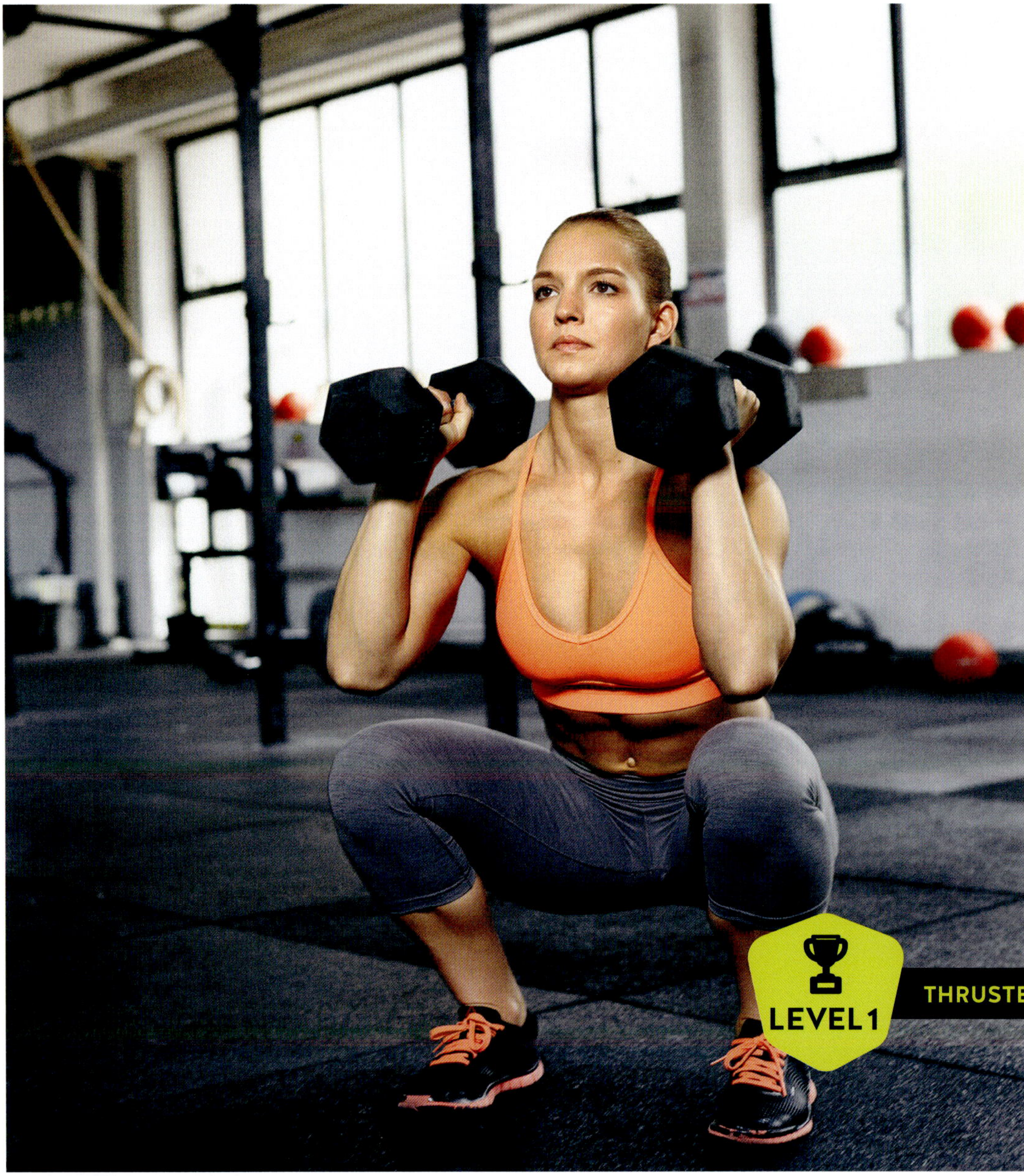

LEVEL 1

THRUSTER

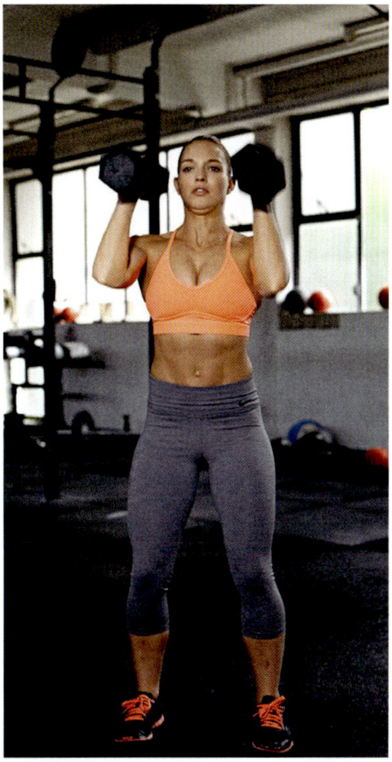

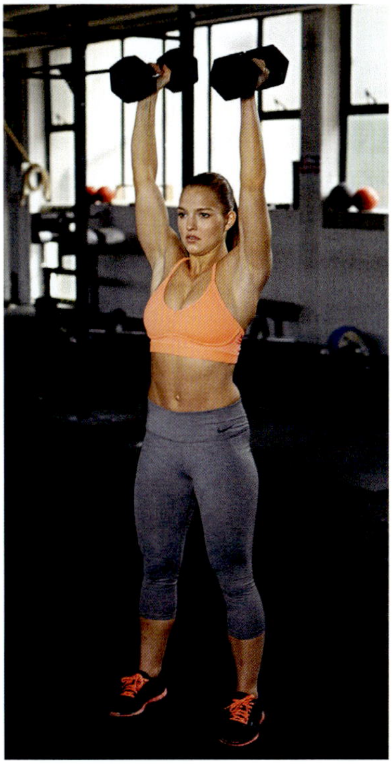

Du beginnst im Stand, zwei Kurzhanteln im parallelen Griff über deinen Schultern.
Nun gehst du mit den Kurzhanteln auf den Schultern so weit in die Knie, bis sich dein Gesäß unterhalb des 90-Grad-Winkels befindet. Aus dieser tiefen Kniebeuge schnellst du in die Höhe und streckst in der Aufwärtsbewegung die Arme nach oben aus. Ziel ist es, den maximalen Bewegungsumfang zu nutzen.
In der Endposition sind deine Knie und Hüften komplett gestreckt. Deine Arme sind – mit aktiven Schultern – ebenfalls vollständig zur Decke gestreckt. Bei der gesamten Bewegung rotieren die Kurzhanteln nicht, sondern werden durchgehend parallel gehalten. Deine Arme befinden sich neben deinen Ohren, nicht in der Vorhalte. In der Endposition befinden sich die Kurzhanteln mit gestreckten Armen auf einer geraden Linie mit deinen Fersen – wie beim **Shoulder Press** *(siehe Seite 51)*.
Der Schwung für die Armstreckung kommt aus der explosiven Hüftstreckung. Das bedeutet, dass du nicht abwartest, bis die Hüften komplett gestreckt sind, und erst dann deine Arme hebst. Der Thruster ist eine fließende Bewegung: Parallel zur Hüftstreckung werden die Arme nach oben gestreckt! Jetzt hast du zwei Möglichkeiten, die Bewegung weiter auszuführen.
Variante 1 Bist du Anfänger oder ist das gewählte Gewicht etwas zu schwer, beugst du die Arme und führst die Kurzhanteln auf deine Schultern zurück, bevor du die neue Bewegung startest.
Variante 2 Willst du die Schlagzahl erhöhen, nimmst du die Kurzhanteln fließend mit in die Kniebeuge und wartest nicht, bis sie über deinen Schultern sind, bevor du die Kniebeuge einleitest. Wenn du die Kurzhanteln aus der Streckung zurückführst, beugst du gleichzeitig die Knie und gehst in die Kniebeuge. In der tiefsten Position sind die Kurzhanteln dann wieder auf Höhe der Schultern, und du kannst eine neue Bewegung einleiten. Achte darauf, dass es eine fließende Bewegung wird: Mach also weder in der tiefen Position noch in der Aufwärtsbewegung Pausen!

MAN MAKER SMALL

Wer Liegestütze anstrengend findet, kennt Man Maker noch nicht! Man Maker sind nichts weiter als Liegestütze mit erhöhtem Schwierigkeitsgrad. In Kombination mit zwei Kurzhanteln sind diese Quäl-dich!-Übungen perfekt dafür geeignet, deine Rumpfstabilität enorm zu verbessern.

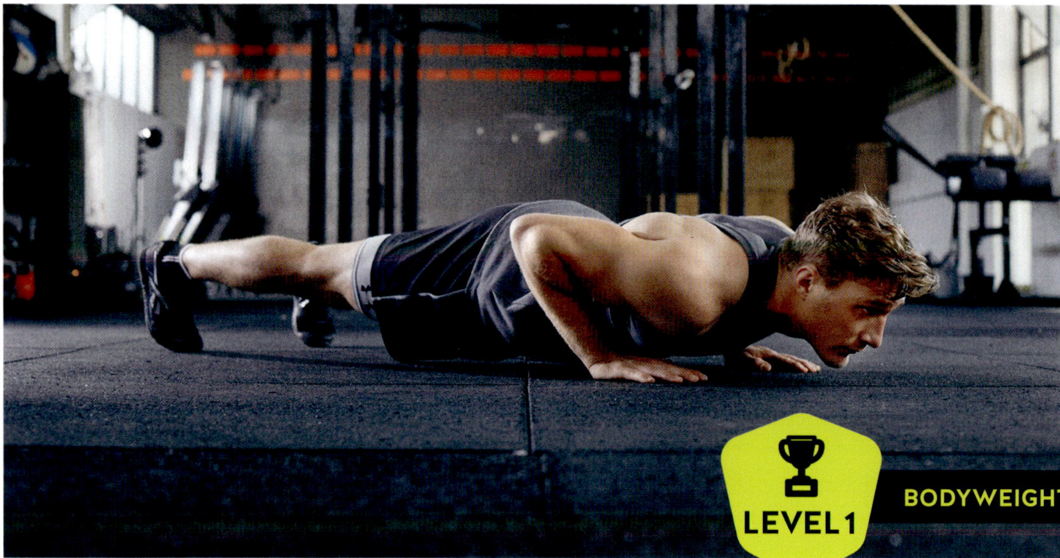

LEVEL 1

BODYWEIGHT

Bei der Bodyweight-Variante verzichtest du noch auf die Kurzhanteln und arbeitest nur mit deinem Körpergewicht. Du beginnst im oberen Liegestütz. Stell deine Füße dazu etwas breiter als schulterbreit auf, um eine Rotation zu vermeiden. Aus dieser Position baust du Rumpfspannung auf und hältst sie für den Rest der Übung. Dein Gesäß hängt zu keiner Zeit durch!

Nun führst du einen sauberen Liegestütz aus, wobei deine Ellbogen eng an deinem Rumpf bleiben und nach hinten Richtung Fersen zeigen. Senk deine Brust so weit ab, bis sie den Boden berührt. Sobald du den Boden mit der Brust – nicht mit der Hüfte – berührt hast, drückst du dich wieder in den oberen Liegestütz hoch.

Jetzt verlagerst du dein Körpergewicht leicht zur linken Seite, um die rechte Hand vom Boden lösen zu können. Den oberen Liegestütz mit dem linken Arm haltend, berührst du mit deiner rechten Hand deine linke Schulter. Dabei darf deine Hüfte nicht zur linken Seite rotieren, und deine Zehen sollten fest am Boden verankert bleiben. Ziel ist, dass du den Rumpf stabil halten kannst und nicht ausweichen musst. Nun stellst du beide Arme im oberen Liegestütz auf, bevor du erneut in den tiefen Liegestütz gehst. Anschließend berührst du mit der linken Hand die rechte Schulter und bringst sie wieder zurück.

Jetzt verlagerst du dein Körpergewicht leicht zu rechten Seite, um die linke Hand vom Boden lösen zu können. Den oberen Liegestütz mit dem rechten Arm haltend, berührst du mit deiner linken Hand deine rechte Schulter.

Das Bewegungsmuster lautet: hoher Liegestütz, tiefer Liegestütz, hoher Liegestütz, rechten Arm abheben und wieder aufsetzen, tiefer Liegestütz, hoher Liegestütz, linken Arm abheben und wieder aufsetzen, tiefer Liegestütz ...

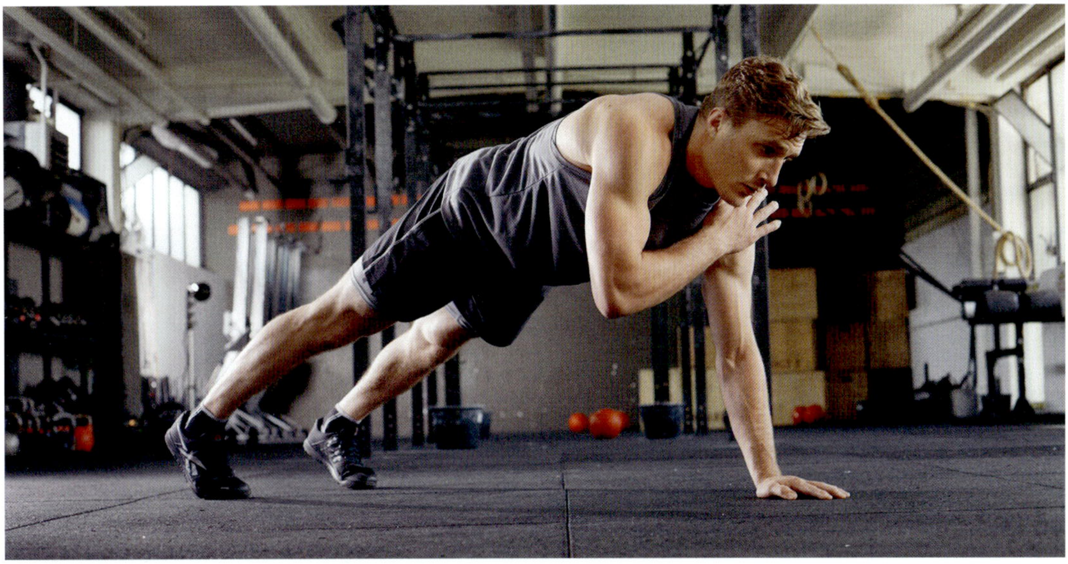

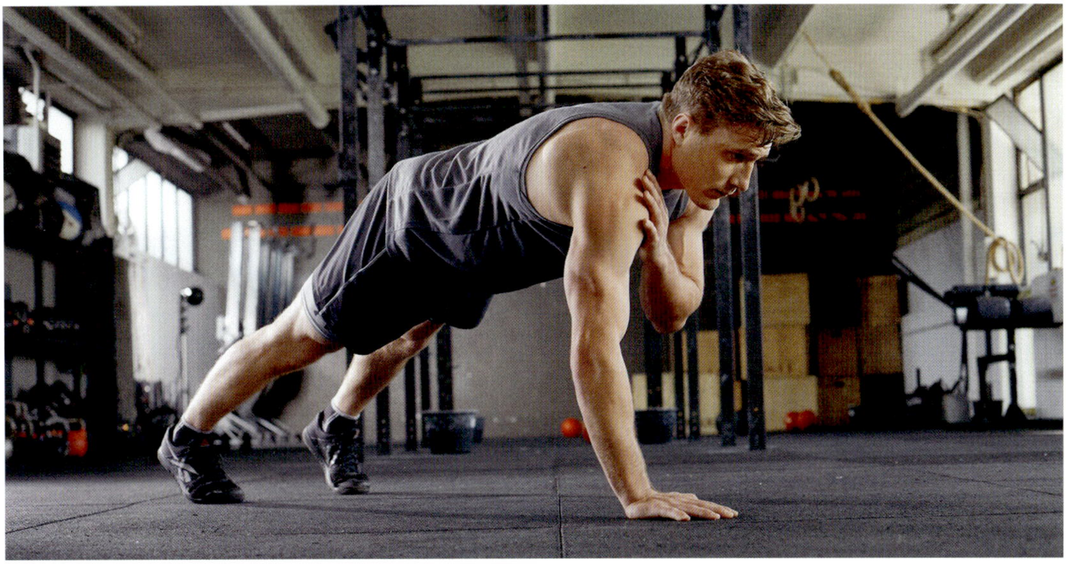

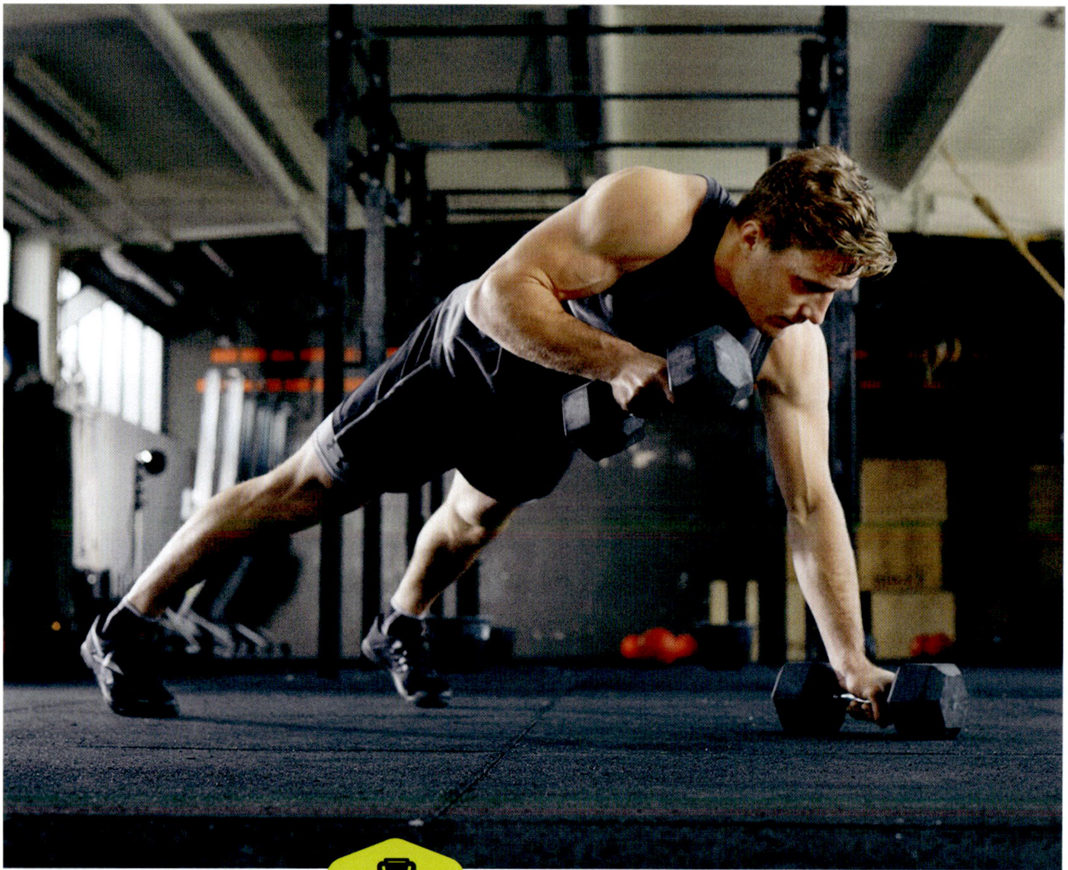

MIT KURZHANTELN

LEVEL 2

Jetzt kommen die Kurzhanteln ins Spiel. Dabei stützt du jeweils eine Hand auf eine Kurzhantel. Die Kurzhanteln sollten etwas weiter als schulterbreit auseinandergestellt sein. Nun machst du einen Liegestütz: Der Weg ist jetzt im Gegensatz zum normalen Liegestütz weiter, da du zusätzlich die Höhe der Kurzhanteln überwinden musst, denn auch hier senkst du deine Brust so weit ab, bis sie den Boden berührt. Wenn du wieder in der oberen Liegestützposition bist, verlagerst du dein Körpergewicht leicht zur linken Seite, um die rechte Kurzhantel vom Boden zu lösen und bis zur rechten Brust hochzuziehen. Auch dabei darf deine Hüfte nicht nach links rotieren, und deine Zehen sollten fest am Boden verankert bleiben. Bring die Hantel wieder kontrolliert zu Boden. Im Anschluss folgt der gleiche Bewegungsablauf mit der linken Seite.

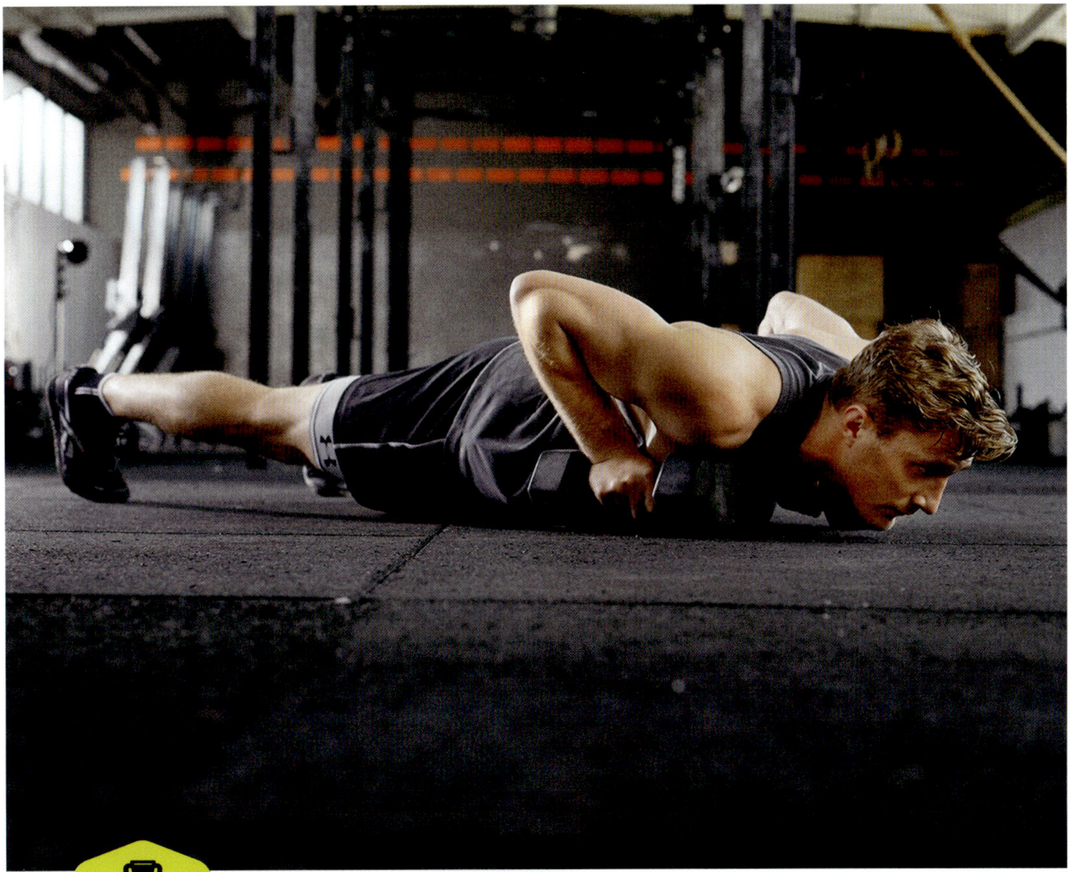

LEVEL 3

MIT HANTELN & PUSH-UP

Noch schwieriger wird der Man Maker Small, wenn du zwischen jedem Armzug mit der Kurzhantel zur Brust einen tiefen Liegestütz einbaust. Auf diese Weise machst du doppelt so viele Liegestütze wie beim Man Maker von Level 2. Achte stets darauf, dass du immer volle Körperspannung hältst und keinesfalls durchhängst!

TIPP

Auch wenn du glaubst, jetzt geht nichts mehr, heißt es durchbeißen! Und die Minute, von der du glaubst, sie nicht mehr durchhalten zu können, trotzdem durchstehen. Glaub an dich! Du packst das!

MAN MAKER BIG

Nur wenn du den Man Maker Small beherrschst, solltest du dich an den großen Man Maker wagen, der eine Kombination aus kleinem Man Maker und Thruster ist. Voraussetzung sind starke Arme, ein stabiler Rumpf zum Heben der Hanteln, Kraft in den Beinen für den Thruster und Ausdauer.

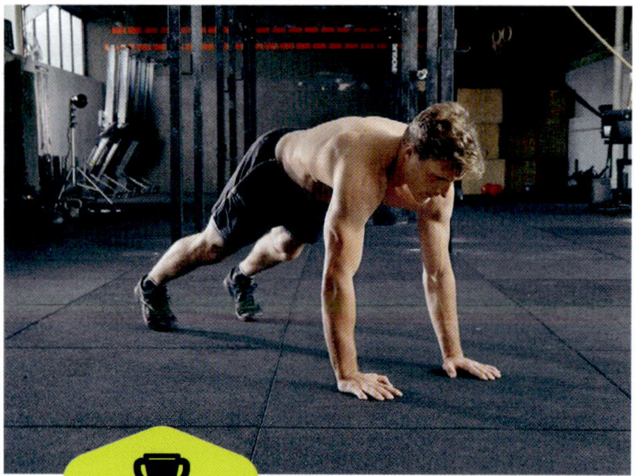

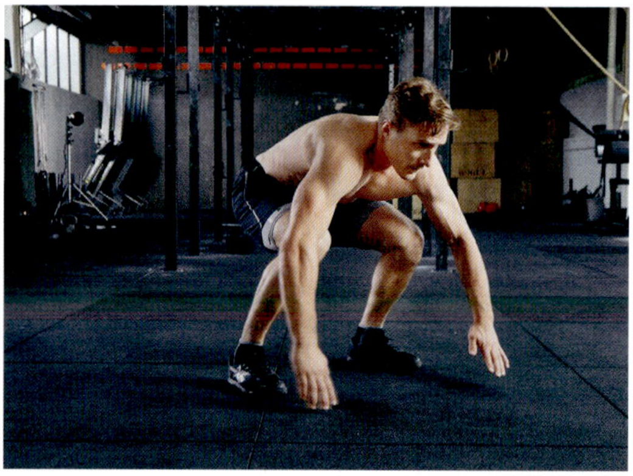

LEVEL 1

BODYWEIGHT

Wie der Name schon erahnen lässt, arbeitest du auch bei dieser Bodyweight-Variante nur mit deinem eigenen Körpergewicht. Du führst einen Man Maker Small aus und stehst annähernd wie bei einem **Burpee** *(siehe Seite 48–49)* auf. Statt eines Strecksprungs machst du jedoch einen Jumping Squat, bei dem du in der Sprungbewegung die Arme über Kopf mitnimmst. Achte während der gesamten Übung und auch bei der Landung auf eine solide Körperspannung.

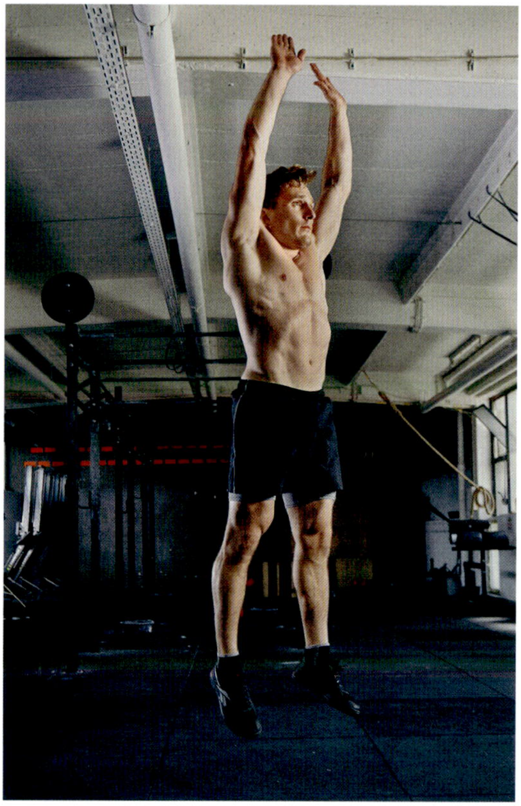

MIT HANTELN & PUSH PRESS

LEVEL 2

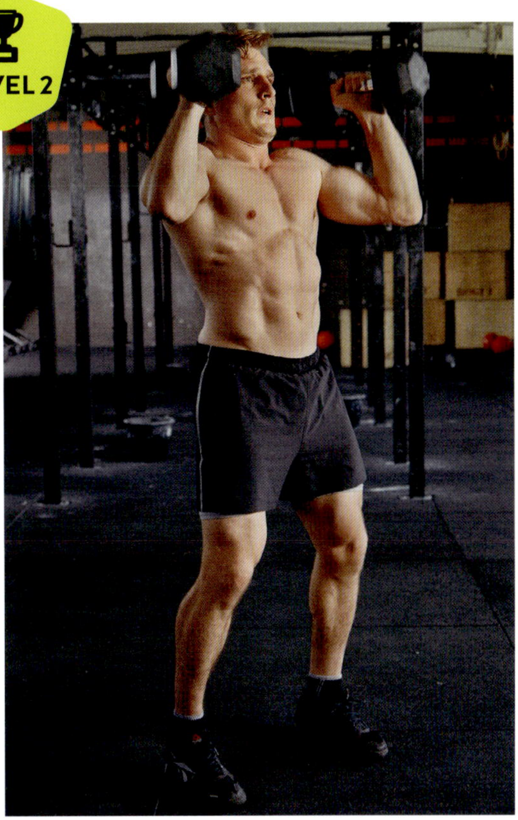

Du führst einen **Man Maker Small mit Kurzhanteln** aus *(siehe Seite 56–58)*.
Sobald du dich wieder in der oberen Liegestützposition befindest, springst du, wie bei einem Burpee *(siehe Seite 48–49)*, mit beiden Füßen zwischen die Kurzhanteln, die ja etwas breiter als schulterbreit vor dir auf dem Boden liegen. Dein Gewicht verlagerst du auf die Fersen, dein Rücken ist gerade. Aus dieser tiefen Hocke richtest du dich dann mit geradem Rücken in den Stand auf und führst die Kurzhanteln auf deine Schultern. Jetzt bist du bereit für den Push Press: Mach einen kleinen **Dip** *(siehe Seite 53)* zum Schwungholen und bring mit diesem Schwung die Hantel über Kopf. Nachdem du diese Aufgabe erfolgreich gemeistert hast, kannst du die Kurzhanteln wieder kontrolliert zu Boden führen und anschließend die nächste Wiederholung starten.

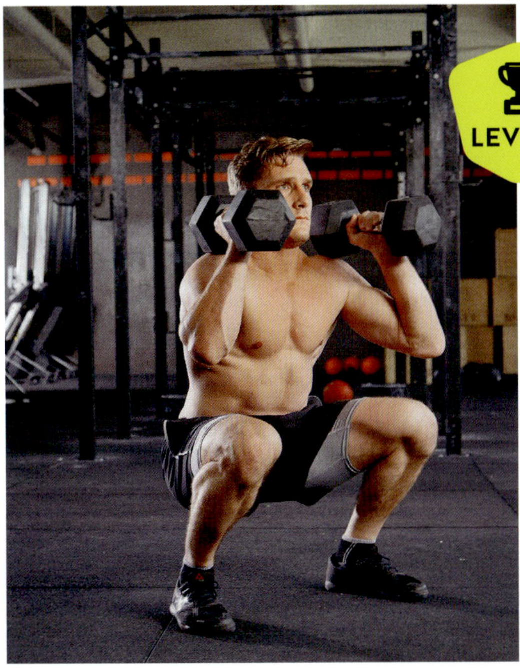

LEVEL 3

MAN MAKER BIG

Jetzt bist du endgültig bereit für den großen Man Maker! Die Übung wird ebenso ausgeführt, wie in Level 2 beschrieben, nur dass du statt des Push Press einen **Thruster** *(siehe Seite 54–55)* machst. Du führst also eine volle Kniebeuge mit den Kurzhanteln aus und bringst sie beim Hochkommen gestreckt über Kopf.

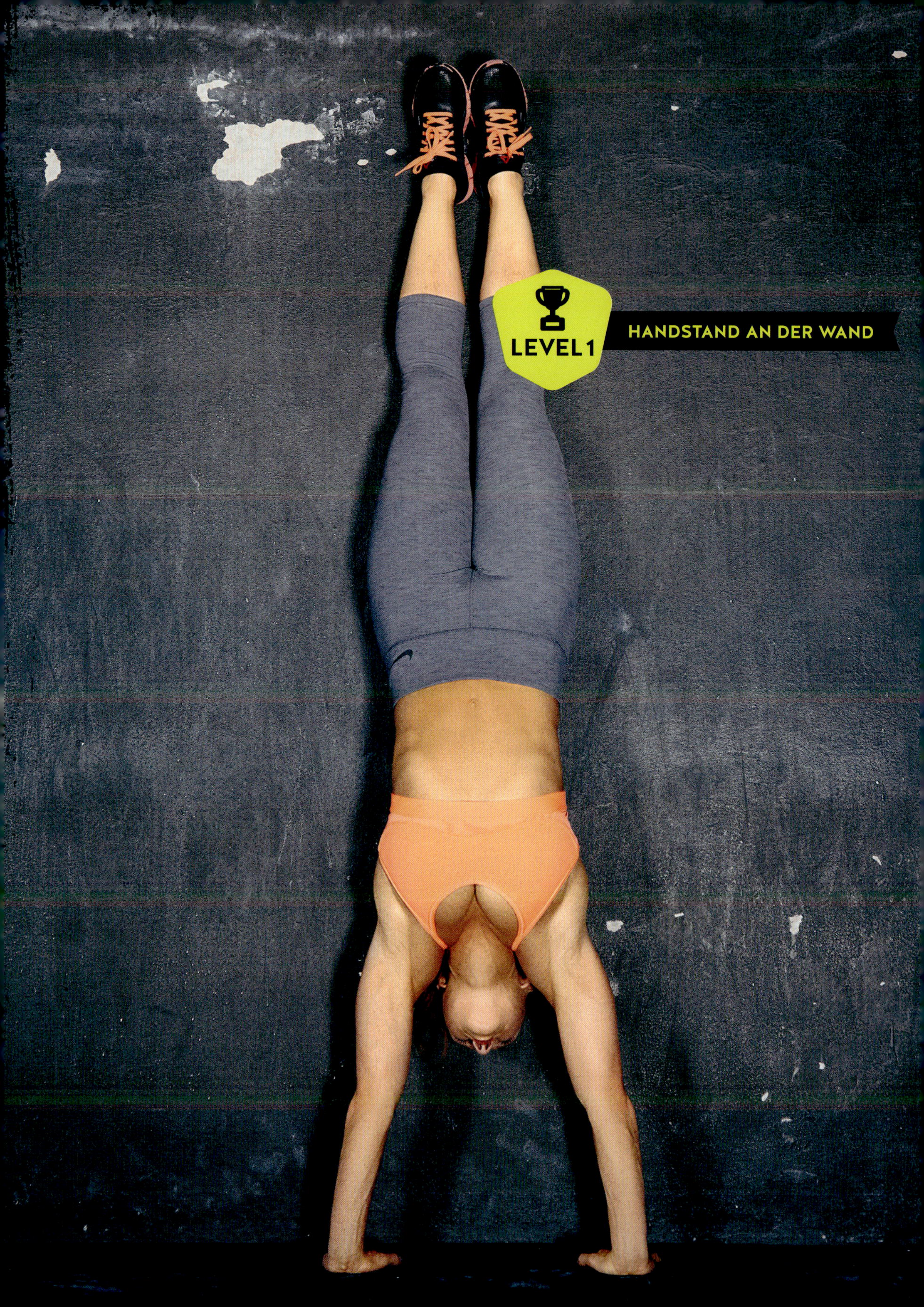
LEVEL 1
HANDSTAND AN DER WAND

HANDSTAND

Du brauchst eine freie Wand, um diese Übung durchführen zu können. Vielleicht gehörst du auch zu den Menschen, die es zunächst große Überwindung kostet, kopfüber zu stehen. Betrachte diese Herausforderung als einen weiteren Schritt auf deinem Weg zu mehr mentaler Stärke!

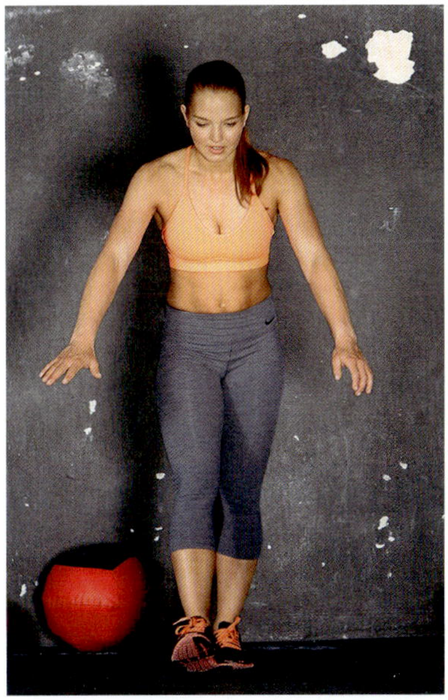

Geh in die Vorbeuge und setz beide Hände mit einer Handbreit Abstand zur Wand schulterbreit auf den Boden. Aus dieser Position schwingst du zunächst ein Bein an die Wand und ziehst das andere nach, oder du springst beidbeinig in den Handstand. Versuche die Arme gestreckt zu halten und dich aus den Schultern heraus Richtung Decke zu schieben. Spann Bauch und Gesäß fest an, während du dich nur mit den Fersen an die Wand anlehnst. Halte diese Position so lange, wie du stabil bleiben kannst, und schwing dann wieder zurück auf den Boden.
Sollte dir das Aufschwingen an die Wand noch nicht geheuer sein, kannst du es zunächst gerne ein paar Mal in den freien Raum hinein versuchen. Achte aber darauf, genügend Platz um dich herum zu haben.
Durch das leichte Aufschwingen kannst du deine Handgelenke und Schultern auf die Beanspruchung im Handstand vorbereiten. Gleichzeitig stimmst du dein Gleichgewichtsorgan auf die Lageänderung ein.

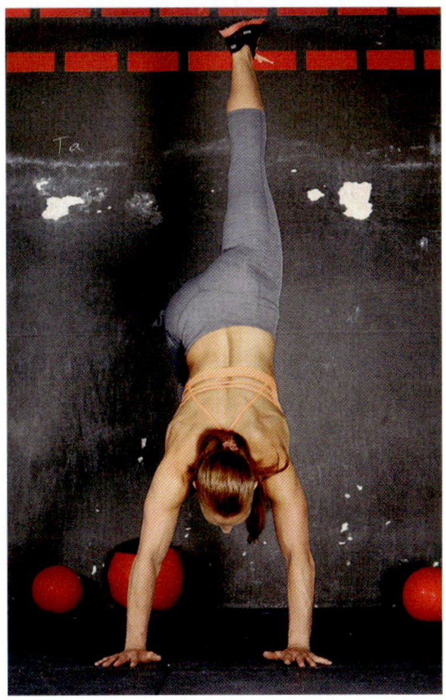

TIPP

**Der Handstand lehrt dich, auch unter Anspannung ruhig zu atmen, ohne dabei deine Rumpfspannung zu verlieren.
Mithilfe dieser Übung kannst du eine stabile Schulter und eine gute Rumpfspannung aufbauen.**

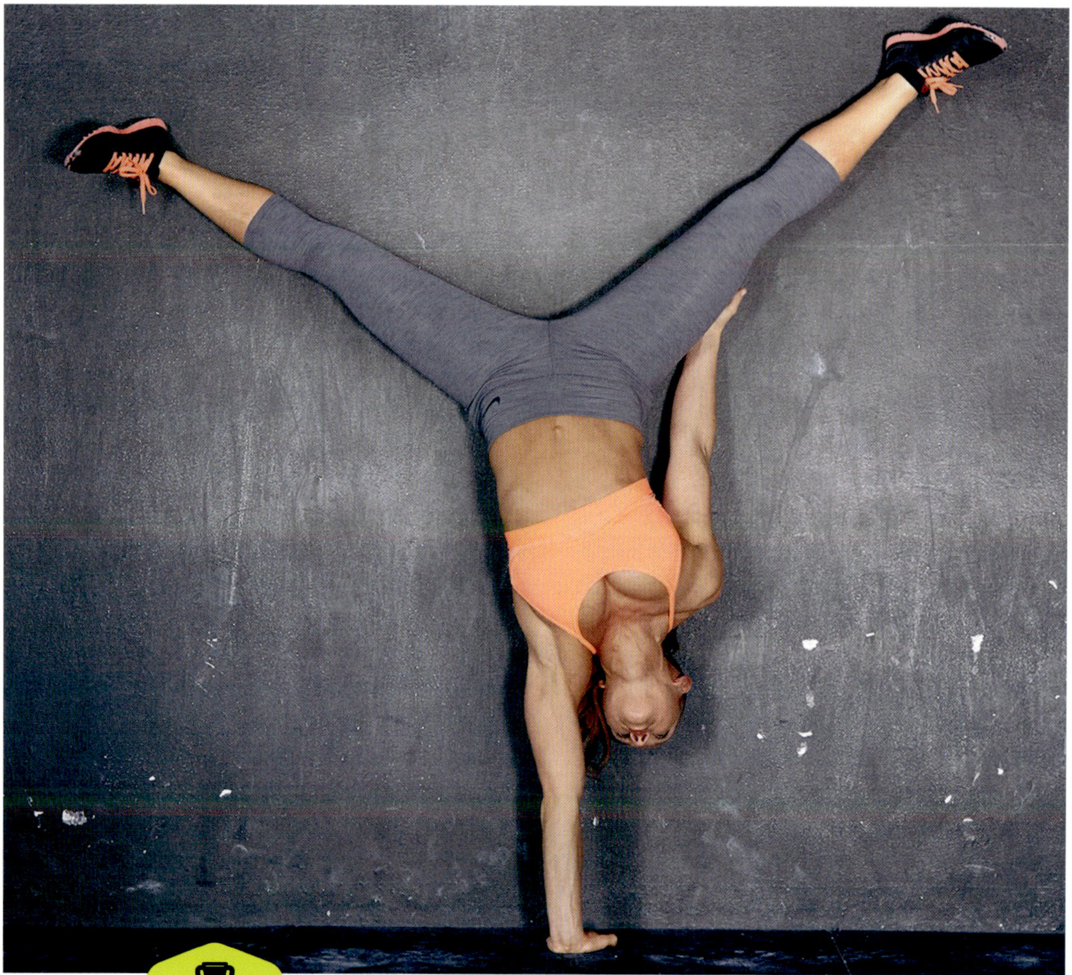

LEVEL 2

EINARMIGER HANDSTAND

Begib dich zunächst in den Handstand an der Wand. Sobald du stabil kopfüber an der Wand stehst, spreizt du die Beine nach links und rechts ab. Aus dieser Grätschposition verlagerst du dein Gewicht auf deine rechte Schulter, indem du dein Gesäß zur rechten Seite schiebst. Dein rechter Fuß fällt nun nach rechts unten ab, dein linker Fuß verlagert sich Richtung Körpermitte. Achte darauf, die Körperspannung zu halten, um das Gleichgewicht nicht zu verlieren. Wenn du das Gewicht weit genug verschoben hast, wird sich deine linke Hand automatisch vom Boden lösen. Streck sie nun im rechten Winkel an der Wand vom Körper weg – und schon stehst du im einarmigen Handstand! Vielleicht kannst du sie auch an deinen linken Oberschenkel legen? Nachdem du diese Position einige Zeit gehalten hast, verlagerst du dein Körpergewicht wieder zur Mitte und kommst auf beide Hände zurück.
Um beide Seiten gleichmäßig zu trainieren, machst du den einarmigen Handstand noch zur anderen Seite. Hat der Handstand auf der rechten Hand deine Kraft bereits stark gefordert, geh zunächst kurz aus dem Handstand raus und atme tief durch, bevor du dich an die linke Seite wagst.

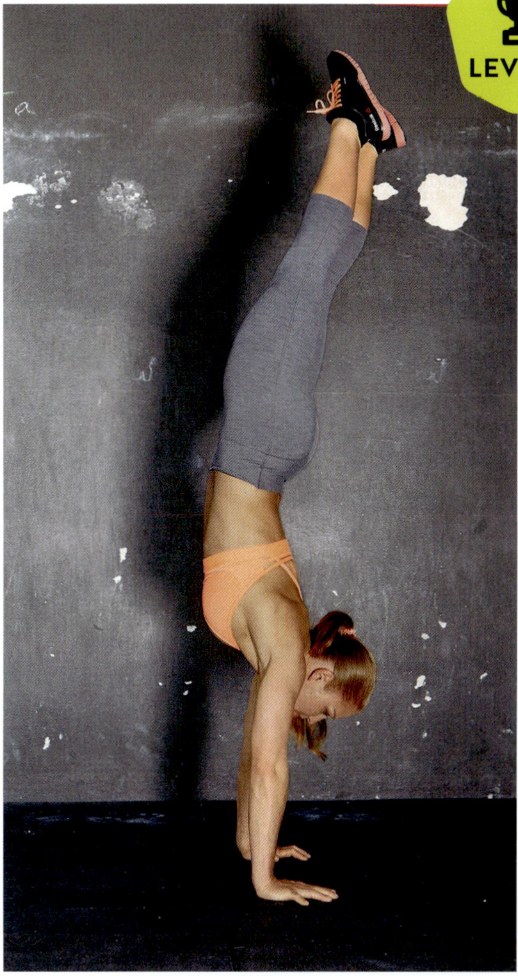

LEVEL 3

HANDSTAND PUR

Für einen »echten« Handstand suchst du dir eine freie Fläche. Achte darauf, dass du genug Platz hast, um auch mal nach rechts oder links, vorne oder hinten ausweichen zu können. Setz nun deine Hände wieder schulterbreit auf den Boden. Leg sie nicht ganz flach auf, sondern zieh die Fingerspitzen leicht an, damit du später im Handstand durch Druck über die Fingerspitzen oder den Ballen korrigieren kannst.

Schwing dich in den Handstand auf. Nimm aber nicht so viel Schwung wie beim Handstand an der Wand, denn jetzt gibt es keine Wand, die dich abbremst. In der Handstandposition müssen sich Fersen, Gesäß und Schultern nun in einer senkrechten Linie befinden, damit du im Gleichgewicht bleibst und den Handstand länger halten kannst. Spann dazu Bauch und Gesäß fest an, um genügend Rumpfspannung zu erzeugen. Streck deine Zehen zur Decke und press deine Füße zusammen, damit dein ganzer Körper unter Spannung ist.

Solltest du leicht über- oder wieder zurückkippen, kannst du die Balance durch Anspannen des unteren Rückens oder über deine Hände korrigieren. Kleinere Korrekturen schaffst du durch Druck über deine Fingerspitzen oder Ballen. Für größere Korrekturen musst du deinen unteren Rücken zu Hilfe nehmen, damit sich deine Fersen wieder über deinen Schultern einpendeln.

Wenn du die Position nicht mehr halten kannst, gehst du raus, indem du mit den Beinen in umgekehrter Richtung zurückschwingst, in der du dich aufgeschwungen hast. Sobald du auf beiden Fußsohlen gelandet bist, richtest du dich in den aufrechten Stand auf.

TIPP

Besonders für den Handstand gilt: Bereite dich und deine Trainingsumgebung stets gut auf das Workout und die Übungen vor. Lass dich durch nichts ablenken und bleib fokussiert auf deine Aufgabe!

WALL CLIMB

Der Wall Climb ist eine ausgezeichnete Übung zur Kräftigung des Schultergürtels und zur Stabilisierung der Rumpfmuskulatur. Um diese Übung sicher durchzuführen, brauchst du eine freie Wand, die stabil und breit genug ist. Räume gegebenenfalls alles, was im Weg steht, zur Seite.

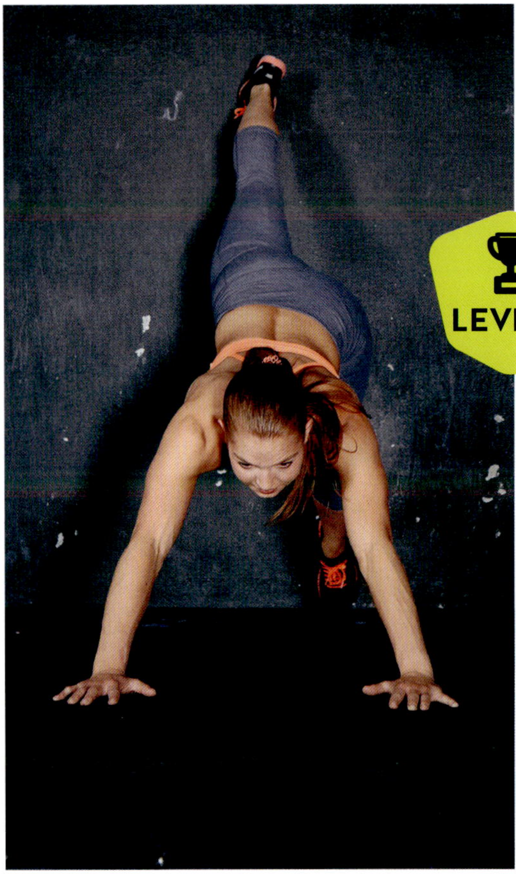

LEVEL 1 – WALL CLIMB

Zu Beginn der Wall-Climb-Übung legst du dich bäuchlings so vor die Wand, dass deine Füße an ihr anliegen. Deine Arme sind schulterbreit angestellt, und die Ellbogen befinden sich eng am Körper. Nun drückst du dich mit der entsprechenden Rumpfspannung in die obere Liegestützposition. Aus dieser Haltung heraus machst du mit deinem rechten Bein einen großen Schritt die Wand hinauf, stabilisierst dich in dieser Position und setzt dann das linke Bein direkt neben das rechte. Nimm dir zunächst ausreichend Zeit, um dich an diese Stellung und das Kopfüber zu gewöhnen. Denk außerdem daran, Gesäß und Bauch fest anzuspannen, um genügend Rumpfspannung aufzubauen und nicht durchzuhängen.

Anschließend näherst du dich in kleinen Schritten mit deinen Händen der Wand. Gleichzeitig schiebst du langsam die Füße nach oben. Mach dabei wirklich kleine Schritte, damit du die Rumpfspannung nicht verlierst. Außerdem müssen deine Arme und Schultern durchgehend stabil bleiben, das bedeutet, dass die Arme während der ganzen Bewegung gestreckt sind und du dich aus den Schultern heraus Richtung Decke hochschiebst.

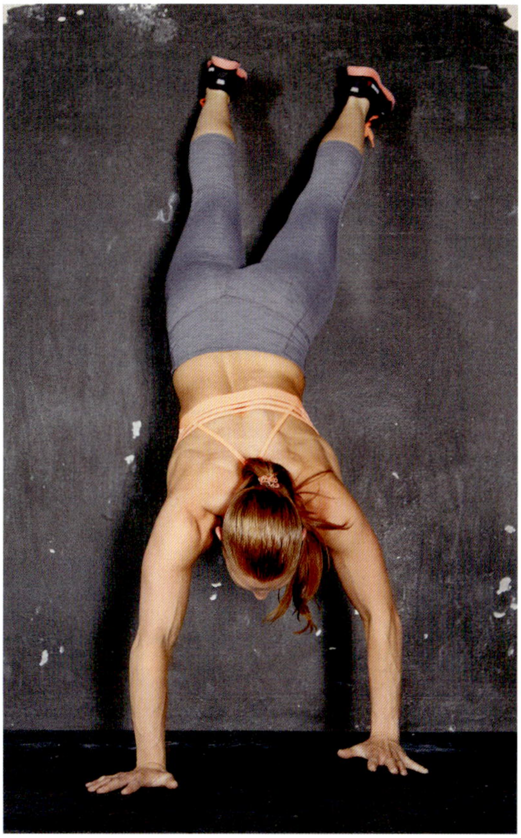

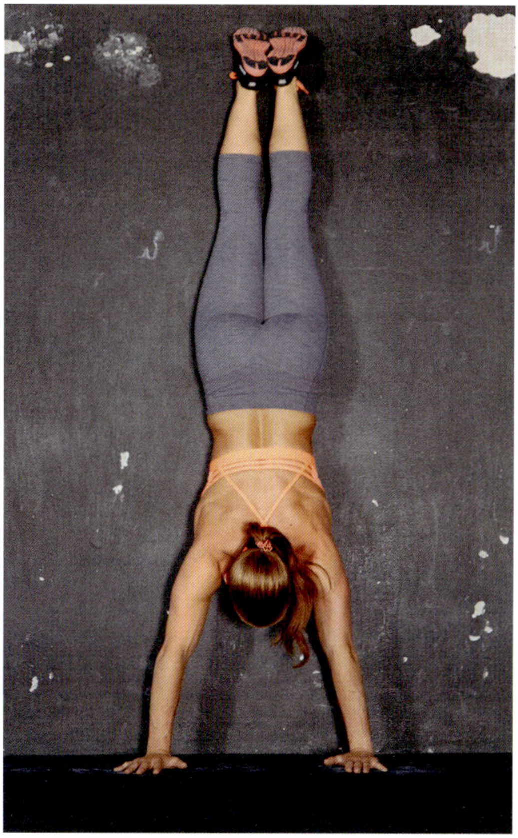

Du krabbelst so lange Richtung Wand, bis du nahezu senkrecht stehst und deine Brust die Wand berührt. Geh dabei vorsichtig vor, sodass du nicht nach hinten überkippst. Deine Füße behalten die ganze Zeit Kontakt mit der Wand.

Hier angekommen, krabbelst du auf die gleiche Art und Weise die Wand hinunter, wie du sie hinaufgeklettert bist – in umgekehrter Reihenfolge. Dazu setzt du die Hände schrittweise wieder weiter von der Wand weg und rutschst mit den Füßen nach, bis du die obere Liegestützposition erreicht hast. Aus dieser Position führst du einen sauberen Liegestütz aus und landest wieder in der Startposition.

Während des Wall Climb sollte dir stets bewusst sein, dass du den Weg, den du hochgeklettert bist, auch wieder runter musst. Es ist keine Option, oben die Spannung zu verlieren und die Bewegung abzubrechen. Daher solltest du dich langsam an den Wall Climb herantasten und immer nur so weit gehen, wie du die Kontrolle über die Bewegung behalten kannst.

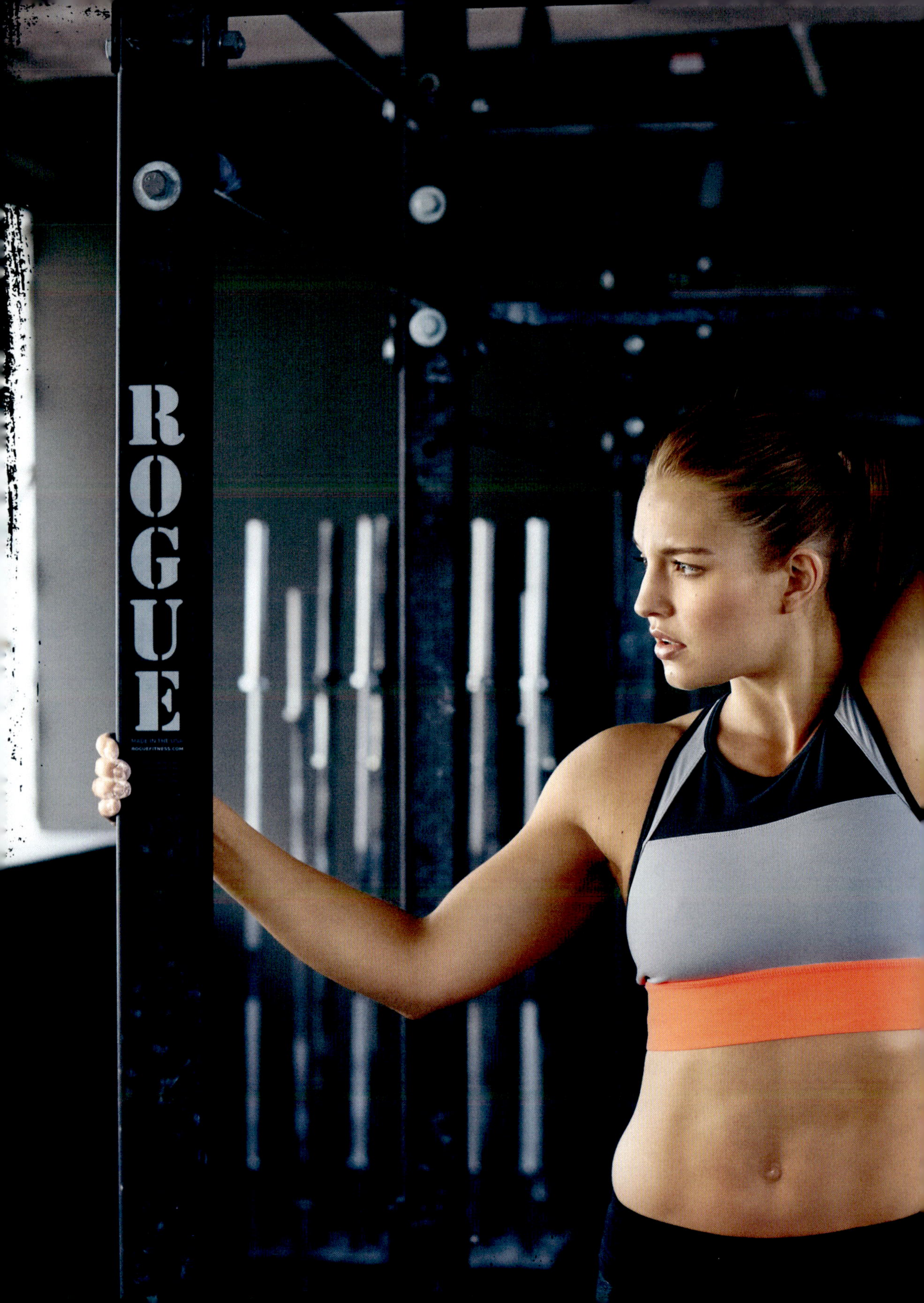
ROGUE
MADE IN THE USA
ROGUEFITNESS.COM

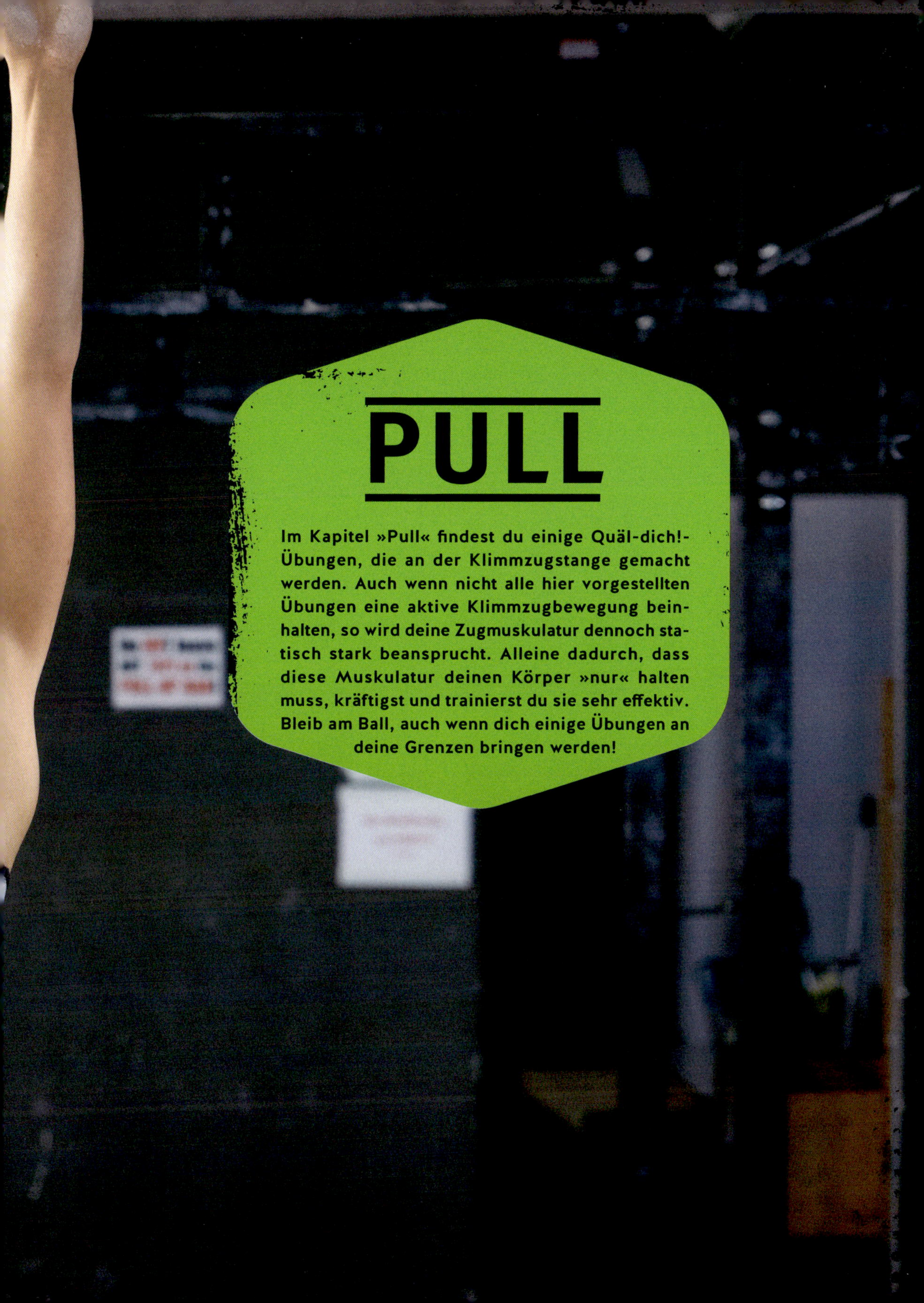

PULL

Im Kapitel »Pull« findest du einige Quäl-dich!-Übungen, die an der Klimmzugstange gemacht werden. Auch wenn nicht alle hier vorgestellten Übungen eine aktive Klimmzugbewegung beinhalten, so wird deine Zugmuskulatur dennoch statisch stark beansprucht. Alleine dadurch, dass diese Muskulatur deinen Körper »nur« halten muss, kräftigst und trainierst du sie sehr effektiv. Bleib am Ball, auch wenn dich einige Übungen an deine Grenzen bringen werden!

PULL-UP

Der Pull-up ist die Basisübung mit eigenem Körpergewicht. Klimmzüge lassen sich leicht in jedes Trainingsprogramm integrieren und sind hervorragend geeignet, um die Rücken- und Schultergürtelmuskulatur zu kräftigen. Häng dich mit einem Überhandgriff – die Hände etwa schulterbreit, die Handflächen zeigen nach vorne – an eine Klimmzugstange: Und los geht's!

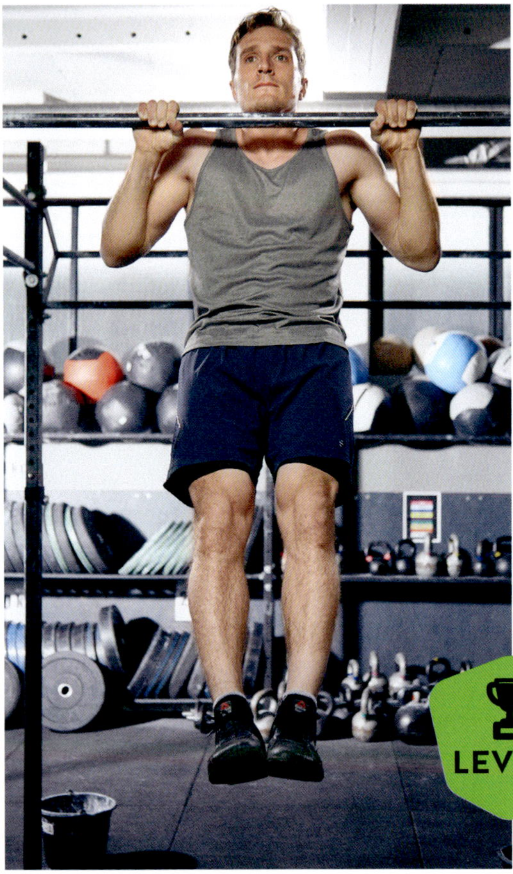

TIPP

Lass dich bei den Pull-ups von einem Deuserband oder einem Trainingspartner unterstützen, indem sie dir ein wenig von deinem Körpergewicht »abnehmen«. Oder mach negative Wiederholungen: Lass dich aus der oberen Position des Klimmzugs so langsam wie möglich herab. Wiederhole dies maximal zehn Mal, sonst wird der Muskelkater schlimm.

LEVEL 1 STRICT PULL-UP

Für den Strict Pull-up gehst du mit geschlossenen Füßen leicht in Vorhalte, das heißt in die **Hollow-Hold**-Position (*siehe Seite 87*). Dadurch aktivierst du deine Bauchmuskulatur. Indem du nun versuchst, deine Füße während der gesamten Bewegung in dieser Position zu halten, wird verhindert, dass du die Pulls mit Schwung aus der Hüfte ausführst. Zieh deine Schulterblätter zusammen und zieh dich anschließend mithilfe deiner Rücken-, Schulter- und Armmuskulatur an der Klimmzugstange hoch. Zieh dich so weit hoch, bis sich dein Kinn deutlich über der Stange befindet. Aus dieser Position heraus lässt du dich ganz langsam und kontrolliert wieder in die Ausgangsposition zurücksinken. Gib keinesfalls der Schwerkraft nach, indem du dich einfach nach unten fallen lässt! Sink so weit herab, bis du wieder mit vollständig gestreckten Armen an der Stange hängst. Auf diese Weise nutzt du den maximalen Bewegungsumfang.

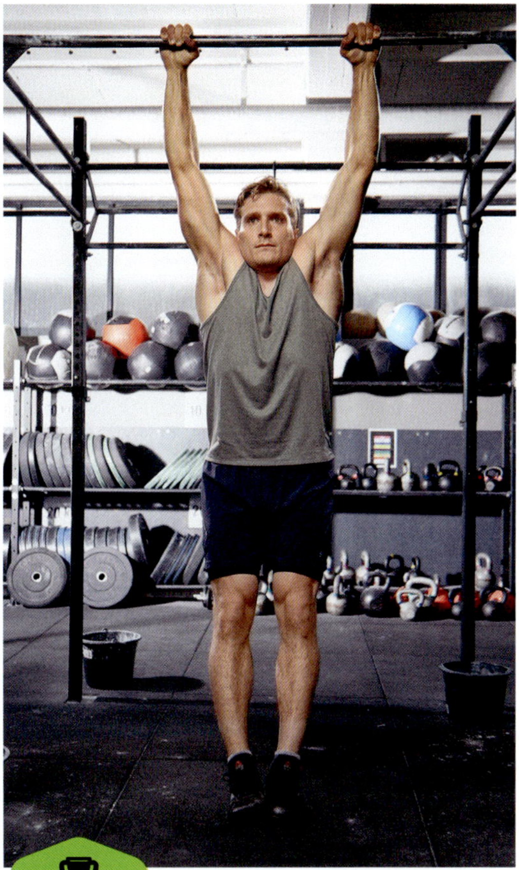

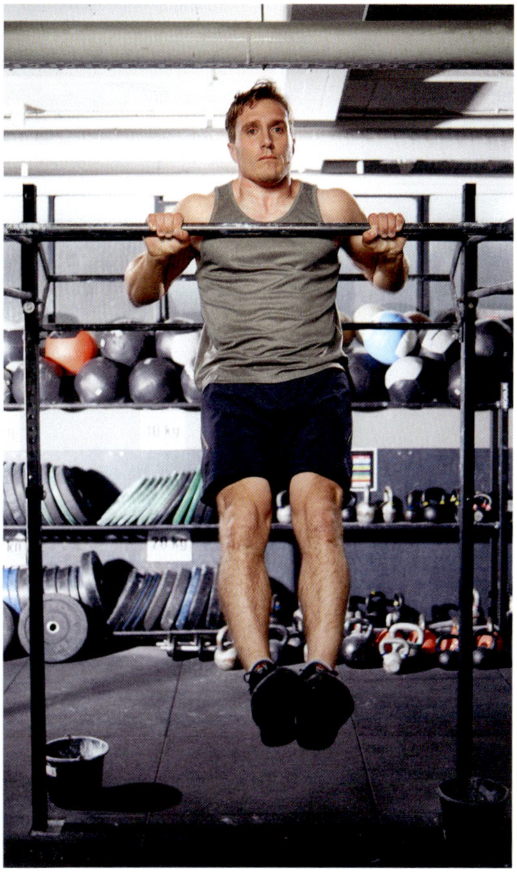

LEVEL 2

CHEST TO BAR PULL-UP

Sobald du die Strict Pull-ups flüssig auszuführen vermagst, kannst du einen Schritt weiter gehen. Die Grundidee bleibt die gleiche wie bei normalen Pull-ups, allerdings musst du jetzt einen längeren Weg zurücklegen. Ziel ist es, mit der Brust die Klimmzugstange zu berühren. Das bedeutet, dass du nicht nur das Kinn über die Stange bringst, sondern dich noch ein deutliches Stück höher ziehen musst. Die Schwierigkeit bei dieser Übung besteht nicht darin, mehr Höhe zu gewinnen, sondern die Stange zu berühren. Versuche unterhalb des Schlüsselbeins Kontakt mit der Klimmzugstange herzustellen. Dazu schiebst du deine Brust nach vorne und ziehst deine Schulterblätter hinten aktiv zusammen. Deine Ellbogen müssen leicht nach hinten oben zeigen, damit du richtig an die Stange kommst.

BAR MUSCLE-UP

LEVEL 3

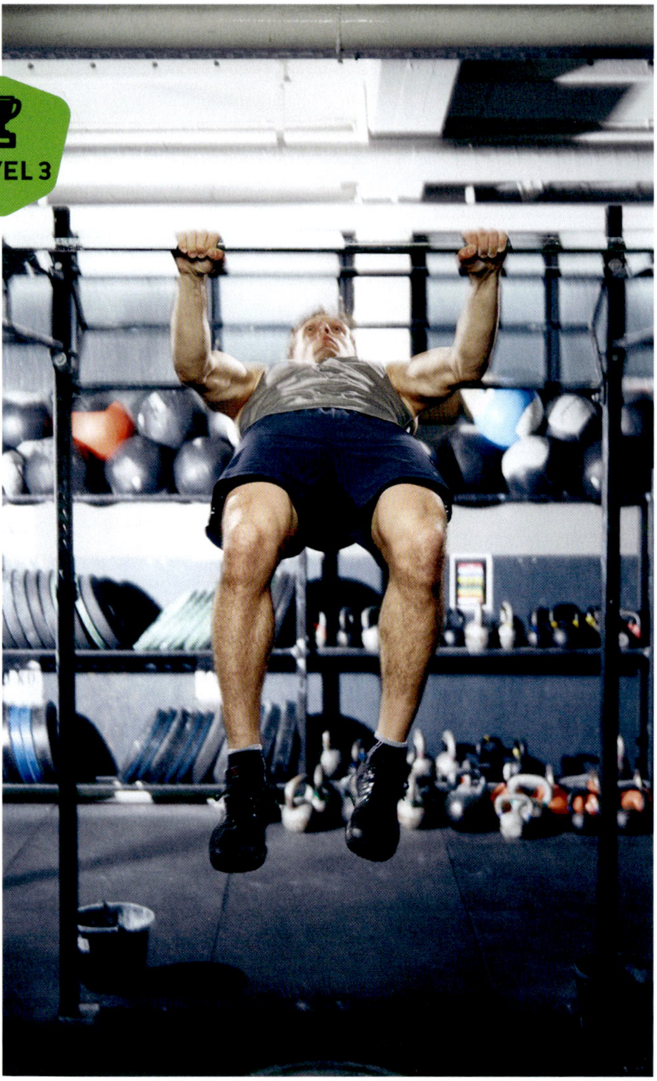

Für diese Qäul-dich!-Übung solltest du genügend Kraft besitzen und die Chest to Bar Pull-ups verstanden haben und umsetzen können.
Du beginnst wieder mit schulterbreitem Griff an der Klimmzugstange hängend. Nun schiebst du deinen Kopf durch die Schultern nach vorne und gehst in die **Superman**-Position (*siehe Seite 86*). Das bedeutet, dass du deine Schultern öffnest und die Hüfte dieser Bewegung folgt, indem du sie leicht nach vorne führst.
Vorne angekommen, leitest du im gleichen Moment die Umkehrbewegung ein, schiebst Kopf und Brust nach hinten und schließt deine Schultern ein wenig. Stell dir einfach vor, du willst die Stange mit gestreckten Armen in Richtung deiner Hüften schieben. Du versuchst aus der Bogenspannung nun mit der Hüfte die Stange zu berühren. Deine Arme müssen dabei komplett gestreckt sein, und es fühlt sich an, als ob du die Stange zur Hüfte herunterdrückst. Achtung: Beugst du in dieser Phase die Arme, wird es nur eine Chest to Bar-Bewegung. Du liegst jetzt für einen kurzen Moment waagerecht in der Luft. Deine Arme sind gestreckt, und deine Hüfte befindet sich auf Höhe der Stange. Achte darauf, dass deine Füße jetzt nicht über die Stange gehen, sondern eine Linie mit deiner Hüfte bilden.
Sobald deine Hüfte die Stange berührt, kippst du den Oberkörper so schnell wie möglich nach vorne – so, als ob du den schnellsten Sit-up aller Zeiten oder einen Kopfball machen wolltest. Die Bewegung sollte mit beiden Ellbogen gleichzeitig ausgeführt werden. Das bedeutet, dass die rechte und linke Schulter gleichzeitig nach vorne über die Stange kommen!
War die Bewegung schnell genug, liegst du jetzt mit der Hüfte auf der Stange und musst dich nur noch in den Stütz hochdrücken.

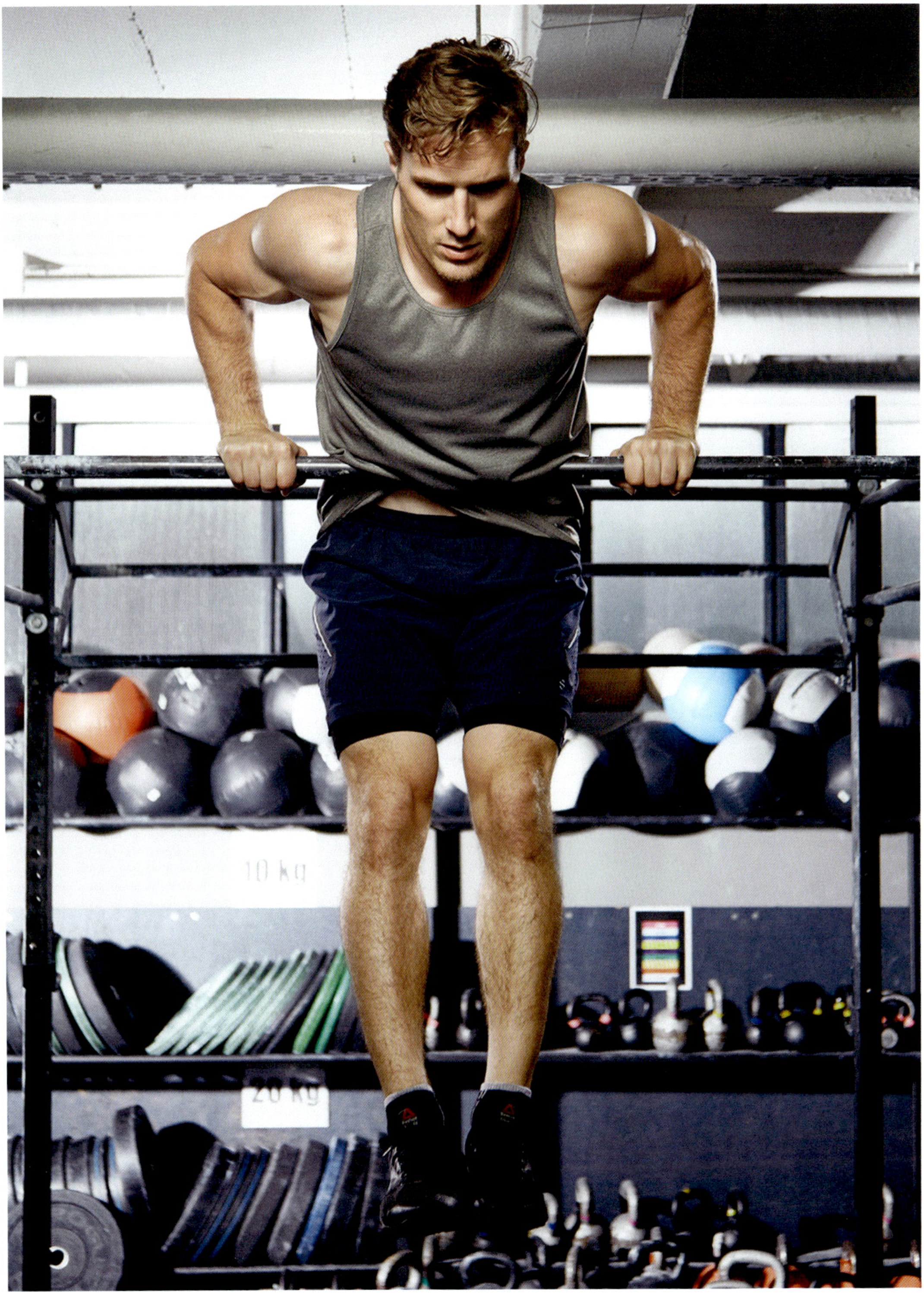
10 kg
20 kg

BURPEE PULL-UP

Burpee Pull-ups sind eine herausfordernde Kombination aus Burpees und Klimmzügen. Wieder stehen dir drei Level zur Wahl, und alle fordern dein Herz-Kreislauf-System aufs Äußerste. Burpee Pull-ups sind ein Kraftausdauertraining, das dich an deine Grenzen bringen kann!

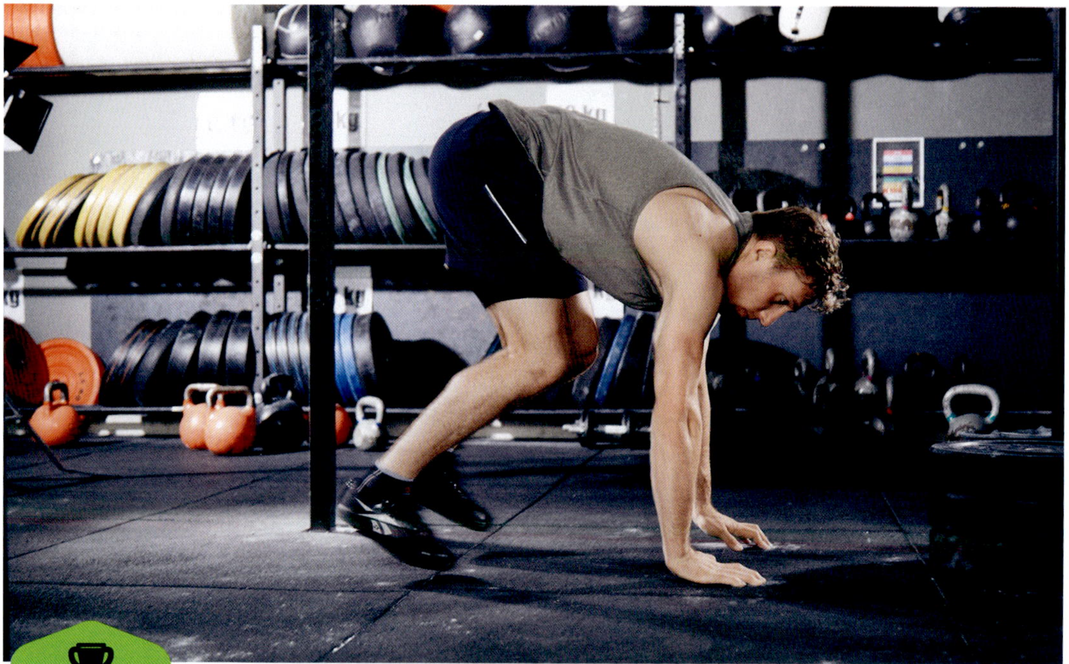

LEVEL 1 – BURPEE JUMPING PULL-UP

Für die einfachste Variante suchst du dir eine Stange, an die du dich bequem hinstellen kannst. Für die leichtere Version wählst du eine Klimmzugstange, die nur knapp über deinem Kopf hängt. Du führst nun einen **Burpee** *(siehe Seite 48)* direkt unter dieser Stange aus.

Leg dazu Hüfte und Brust komplett auf dem Boden ab und spring wieder auf deine Füße. Anstatt jedoch in die Luft hochzuspringen, greifst du die Stange. Achte beim Sprung darauf, dass deine Arme gestreckt und deine Knie leicht gebeugt sind, bevor deine Füße den Boden verlassen. Je kraftvoller du abspringst und je niedriger die Stange hängt, desto leichter werden dir die Burpee Jumping Pull-ups fallen. In der Endposition hängst du wie beim Klimmzug mit dem Kinn über der Stange, bevor du herunterkommst und die nächste Runde einleitest.

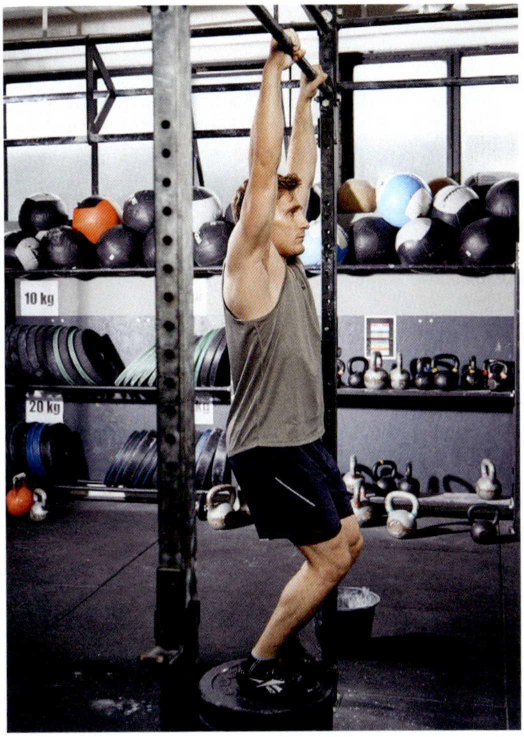

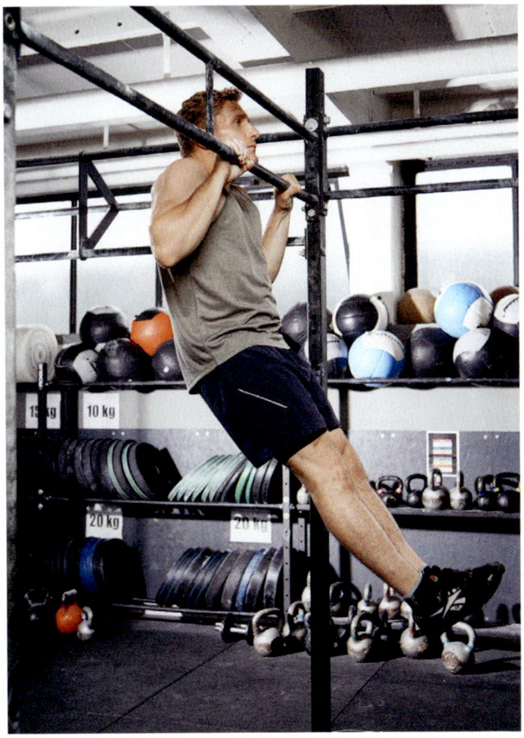

TIPP

Für Level 1 musst du keinen Klimmzug beherrschen. Du kannst allein mit der Kraft deiner Beine arbeiten. Wer sich allerdings an Level 2 und 3 wagt, muss den Klimmzug beherrschen. Im Idealfall hängt die Stange dann 30 Zentimeter über deiner Reichhöhe. Je höher die Stange, desto höher musst du abspringen und desto anstrengender und anspruchsvoller wird die Übung.

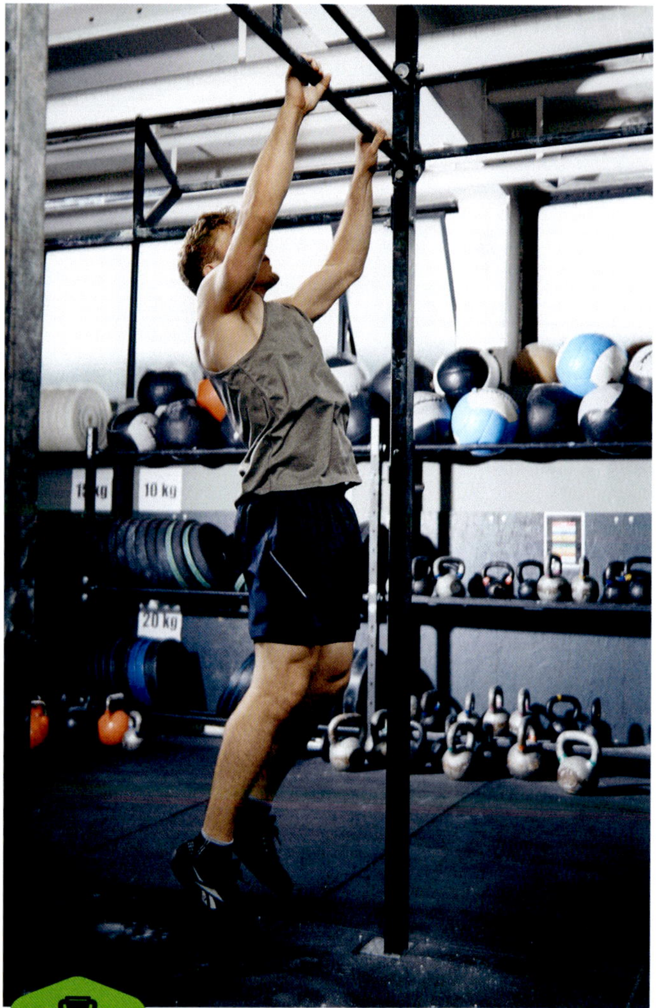

TIPP

Übe den Sprung an die Stange, bevor du den Burpee Pull-up trainierst. Je höher die Stange hängt, desto höher ist der Anspruch an deine Koordination. Immerhin musst du die Stange mit beiden Händen fest und souverän greifen können!

LEVEL 2

BURPEE PULL-UP

Für normale Burpee Pull-ups wählst du eine Klimmzugstange, die du nicht mehr aus dem Stand berühren kannst. Sie soll so hoch hängen, dass du springen musst, um sie zu ergreifen. Du führst zunächst einen Burpee aus, doch anstatt zum Klatschen hochzuspringen, streckst du deine Arme und greifst die Stange über dir mit beiden Händen. Jetzt kannst du einen Pull-up ausführen. Auch hier gilt: Je höher du springst, desto weniger musst du ziehen, wenn du es schaffst, den Schwung mitzunehmen. Achte auf eine stabile Landung, wenn du von der Klimmzugstange abspringst und den nächsten Burpee einleitest.

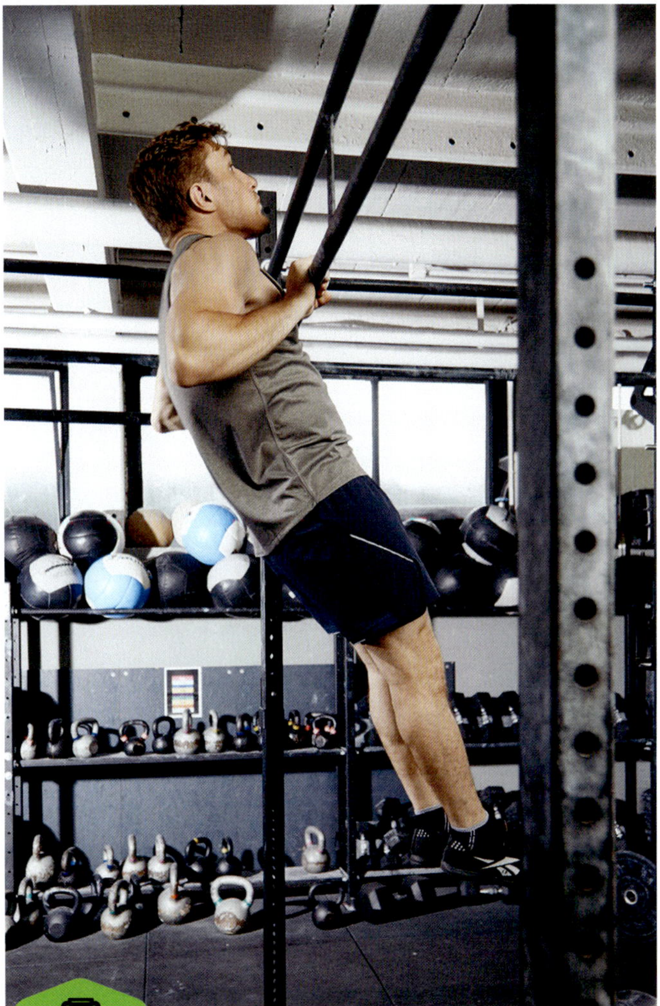

ACHTUNG

Alle drei Übungsvarianten bestehen jeweils aus der Kombination von einem Burpee mit einem daran anschließenden Pull-up. Du kannst also nicht zuerst fünf Burpees und dann fünf Pull-ups ausführen.

LEVEL 3

BURPEE CHEST TO BAR PULL-UP

Wenn du die totale Herausforderung suchst, kannst du dich an die Burpee Chest to Bar Pull-ups wagen. Dabei kommst du nicht nur mit dem Kinn über die Stange, sondern musst dich so weit hochziehen, bis deine Brust die Stange berührt. Es reicht aber nicht, dich nur in die Höhe zu ziehen: Ziel ist es, die Klimmzugstange mit der Brust zu touchieren.

TOES TO BAR

Die folgenden Bauchübungen werden durchgehend an einer Klimmzugstange hängend ausgeführt. Ziel ist es, die Stange auf die unterschiedlichsten Weisen mit den Zehen zu berühren. Wichtig ist, dass du diese Quäl-dich!-Übungen jederzeit kontrolliert ausführst, also nicht mit Schwung!

Greife die Stange schulterbreit. Ziel ist es, mit beiden Füßen gleichzeitig die Stange zu berühren.
Um da hinzukommen, lehnst du an der Stange hängend deinen Oberkörper leicht zurück und ziehst – durch Aktivierung deiner Bauchmuskulatur – deine Knie Richtung Ellbogen. Dort angekommen, streckst du deine Füße nach oben zur Stange.
Je enger du die Knie am Körper lässt, desto kleiner ist der Hebel. Fällt dir das leicht, dann trainiere die Übung mit komplett gestreckten Beinen.
Eine Variante dieser Übung ist etwa Knees to Elbows. Dabei werden, statt die Zehen zur Klimmzugstange, die Knie zu den Ellbogen gebracht. Das setzt weniger Beweglichkeit in der Oberschenkelrückseite voraus, dafür viel Kraft im unteren Bauch. Beherrschst du beide Varianten, hast du bereits eine gut trainierte Bauchmuskulatur. Bravo!

TIPP

Die Klimmzugstange sollte so hoch angebracht sein, dass du an ihr hängen kannst, ohne dass deine Füße den Boden berühren.

TOES TO BAR

LEVEL 1

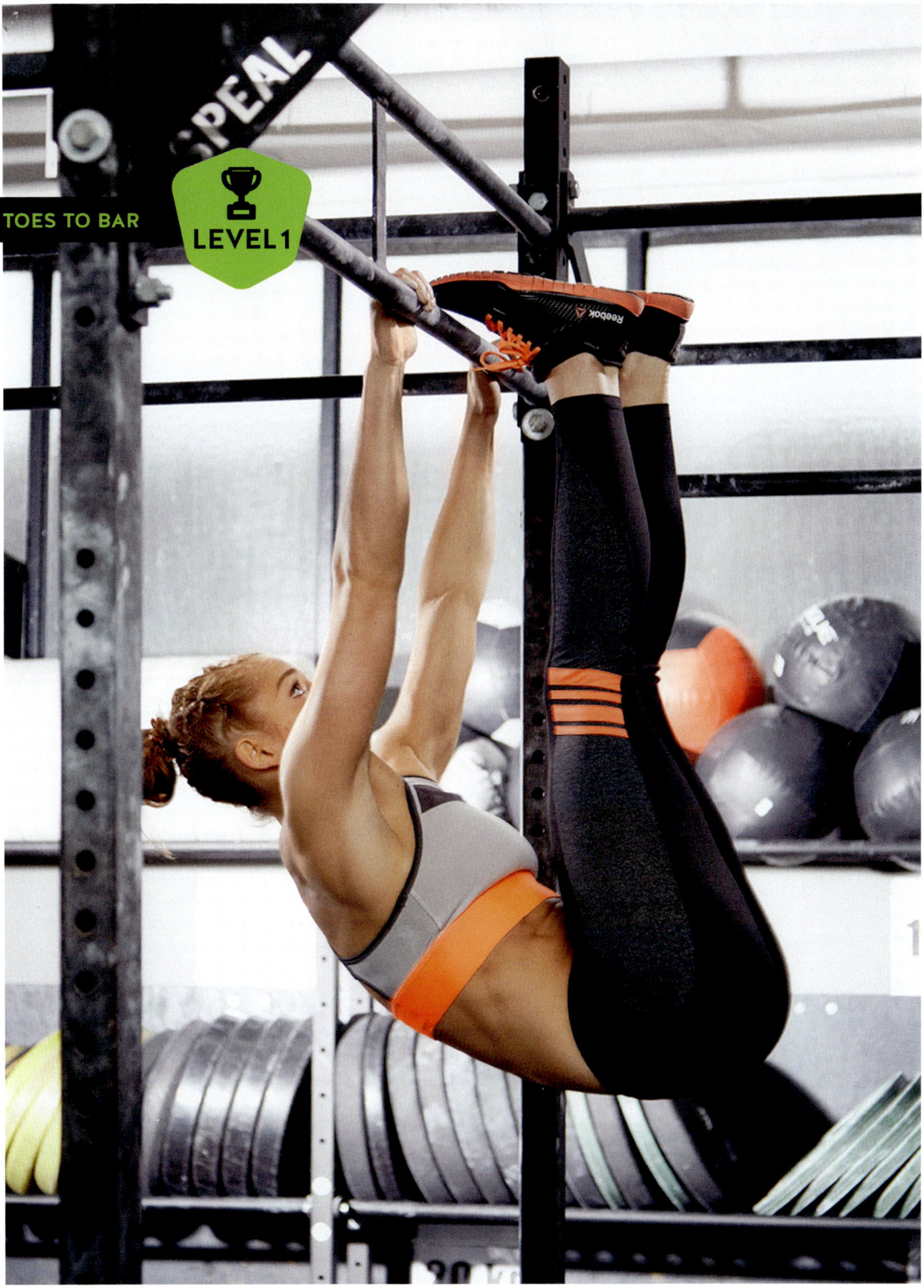

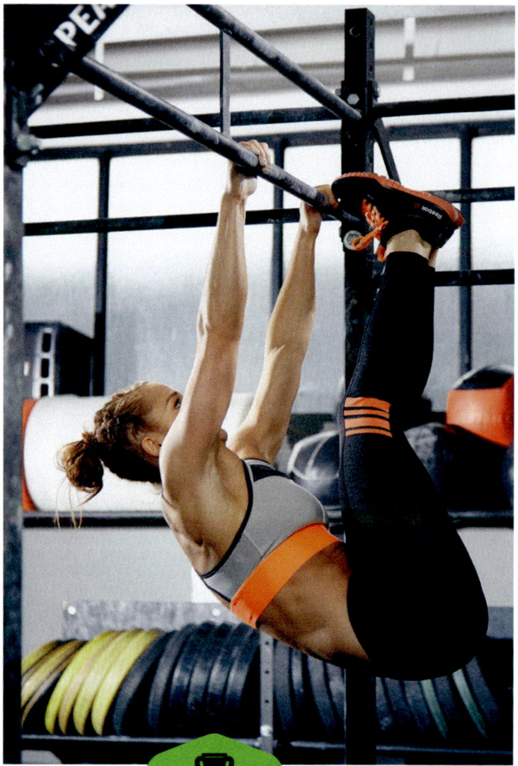

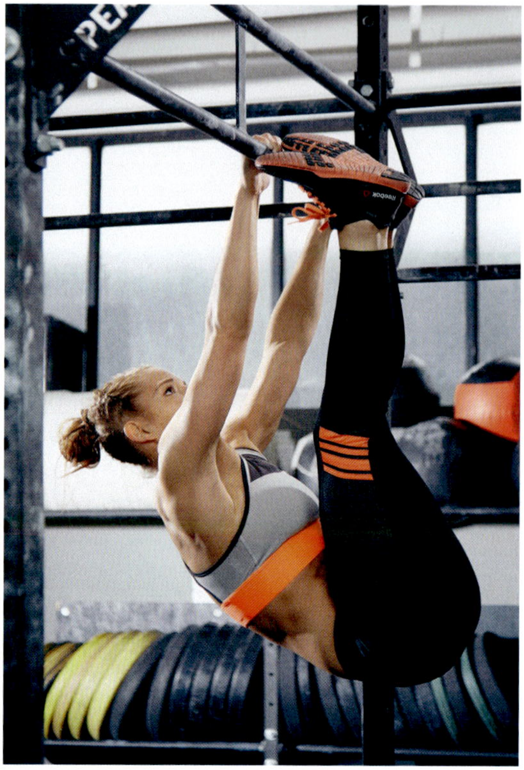

LEVEL 2

SCHEIBENWISCHER

Greife die Stange schulterbreit und bring beide Füße mit einem Toes to Bar zwischen deinen Händen in Richtung der Stange. Durch das Hochbringen der Beine und die spätere Rotation bildest du eine starke gerade und seitliche Bauchmuskulatur aus.

Nun lässt du die Füße auf dieser Höhe und verschiebst sie zur rechten Seite. Du verschiebst sie so weit, bis du außerhalb deiner rechten Hände die Klimmzugstange mit beiden Zehenspitzen gleichzeitig berühren kannst.

Wiederhole die Übung so oft wie möglich und lass deine Beine dann kontrolliert absinken, bevor du von der Stange abgehst.

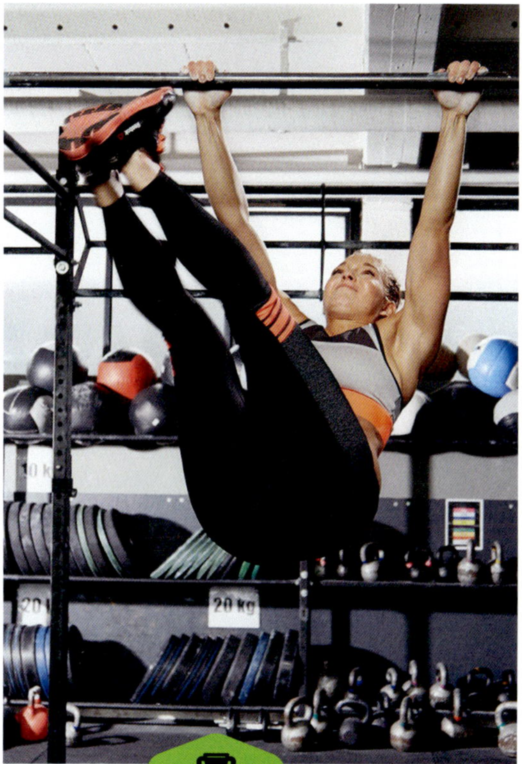

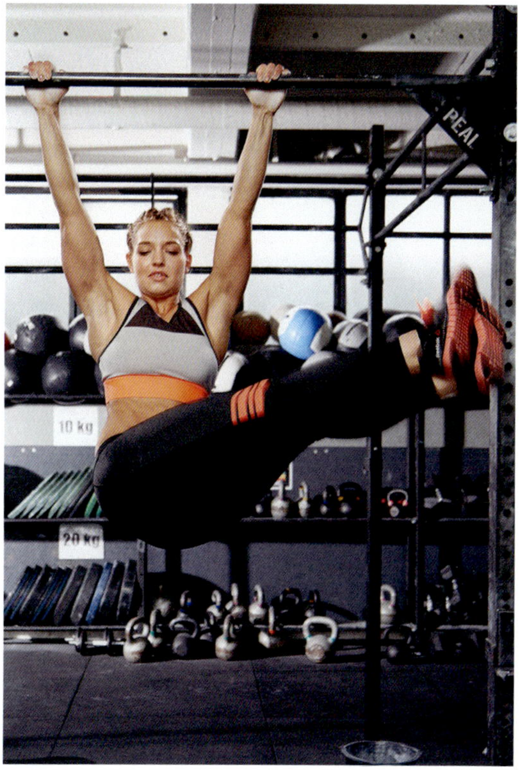

LEVEL 3

AROUND THE WORLD

Der Name Around the world nimmt Bezug auf den Kreis, den deine Beine bei dieser Übung an der Klimmzugstange beschreiben. Greife die Stange schulterbreit. Ziel ist es, mit den Füßen einen großen Kreis in die Luft zu »malen«. Du ziehst die Beine möglichst gestreckt an der rechten Seite hoch, bis sich deine Zehenspitzen neben deiner rechten Hand auf Höhe der Stange befinden. Jetzt führst du deine gestreckten Beine über die Mitte weiter zur linken Seite, bis sich deine Zehenspitzen neben deiner linken Hand auf Höhe der Stange befinden. Anschließend führst du deine Beine auf der linken Seite kontrolliert nach unten.

Führe die Around-the-World-Bewegung langsam und kontrolliert aus. Nur so wird deine Muskulatur optimal gefordert. »Male« den Kreis dabei möglichst rund und fließend. Um ganzheitlich zu trainieren, führe die Übung einmal rechts herum und einmal links herum aus.

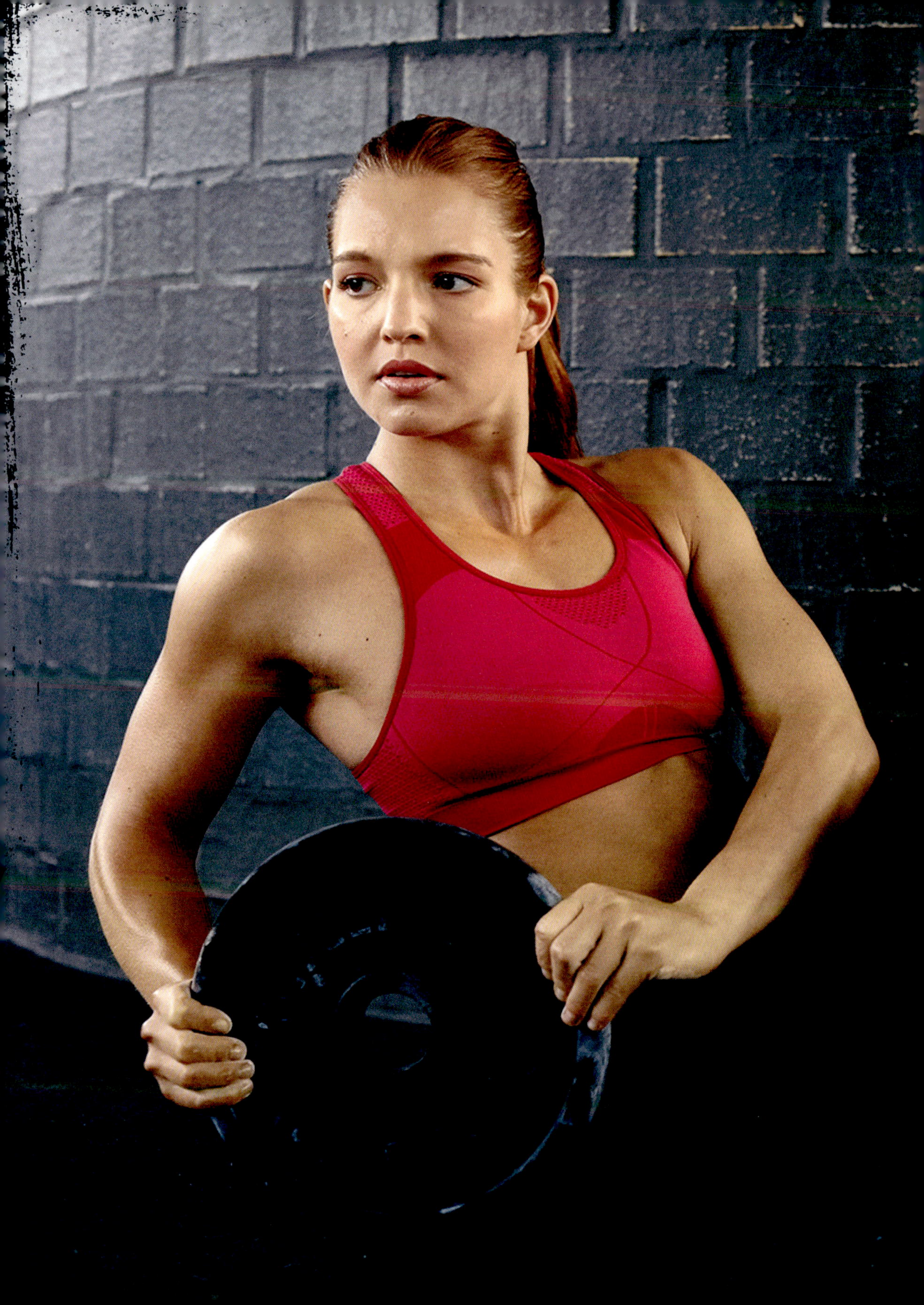

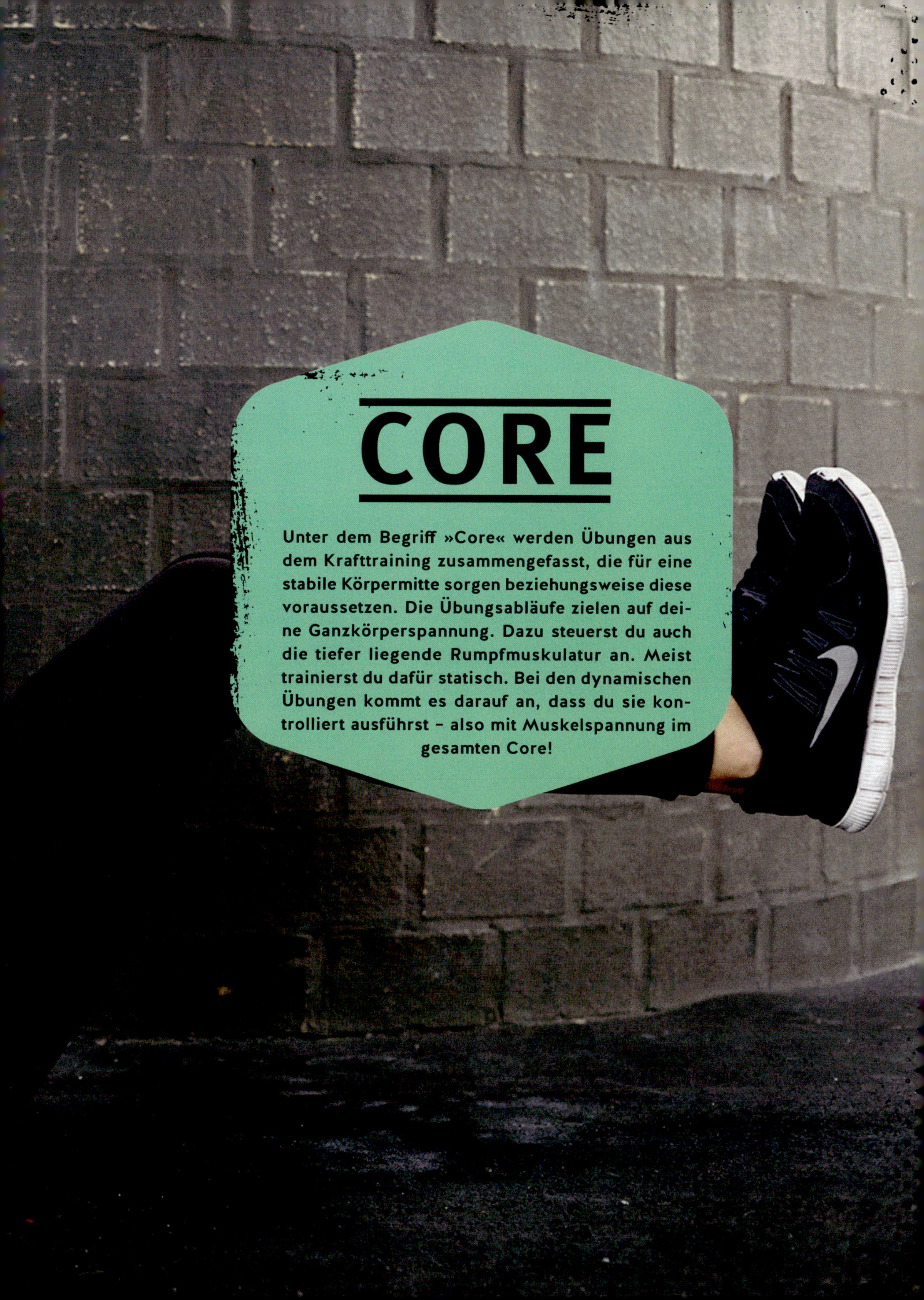

CORE

Unter dem Begriff »Core« werden Übungen aus dem Krafttraining zusammengefasst, die für eine stabile Körpermitte sorgen beziehungsweise diese voraussetzen. Die Übungsabläufe zielen auf deine Ganzkörperspannung. Dazu steuerst du auch die tiefer liegende Rumpfmuskulatur an. Meist trainierst du dafür statisch. Bei den dynamischen Übungen kommt es darauf an, dass du sie kontrolliert ausführst – also mit Muskelspannung im gesamten Core!

FORWARD LEAN REST

FLR ist die Abkürzung für Forward Lean Rest, was so viel heißt wie: Lehn dich nach vorn und verweile. Es gibt kaum eine Übung für die Rumpfstabilität, die einfacher und gleichzeitig effektiver ist. Sie entspricht in etwa der oberen Liegestützposition.

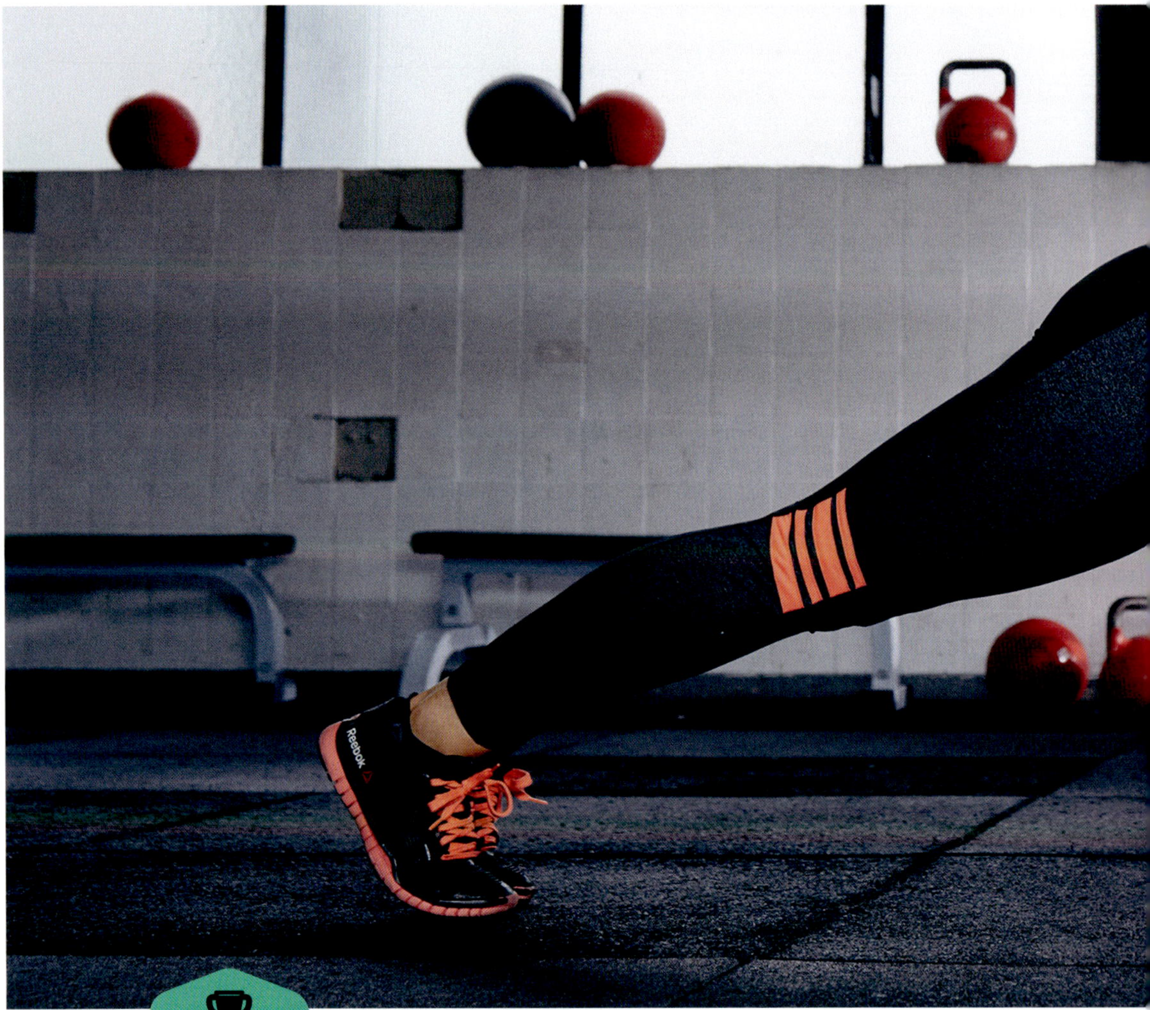

LEVEL 1 – FORWARD LEAN REST

In Bauchlage stützt du dich mit deinen schulterbreit geöffneten Händen vom Boden ab. Gleichzeitig stellst du die hüftbreit geöffneten Füße auf deine Zehenspitzen. Hebe nun mittels Ganzkörperspannung dein Gesäß in die Höhe, um in die stabile *Brett*-Position zu kommen.

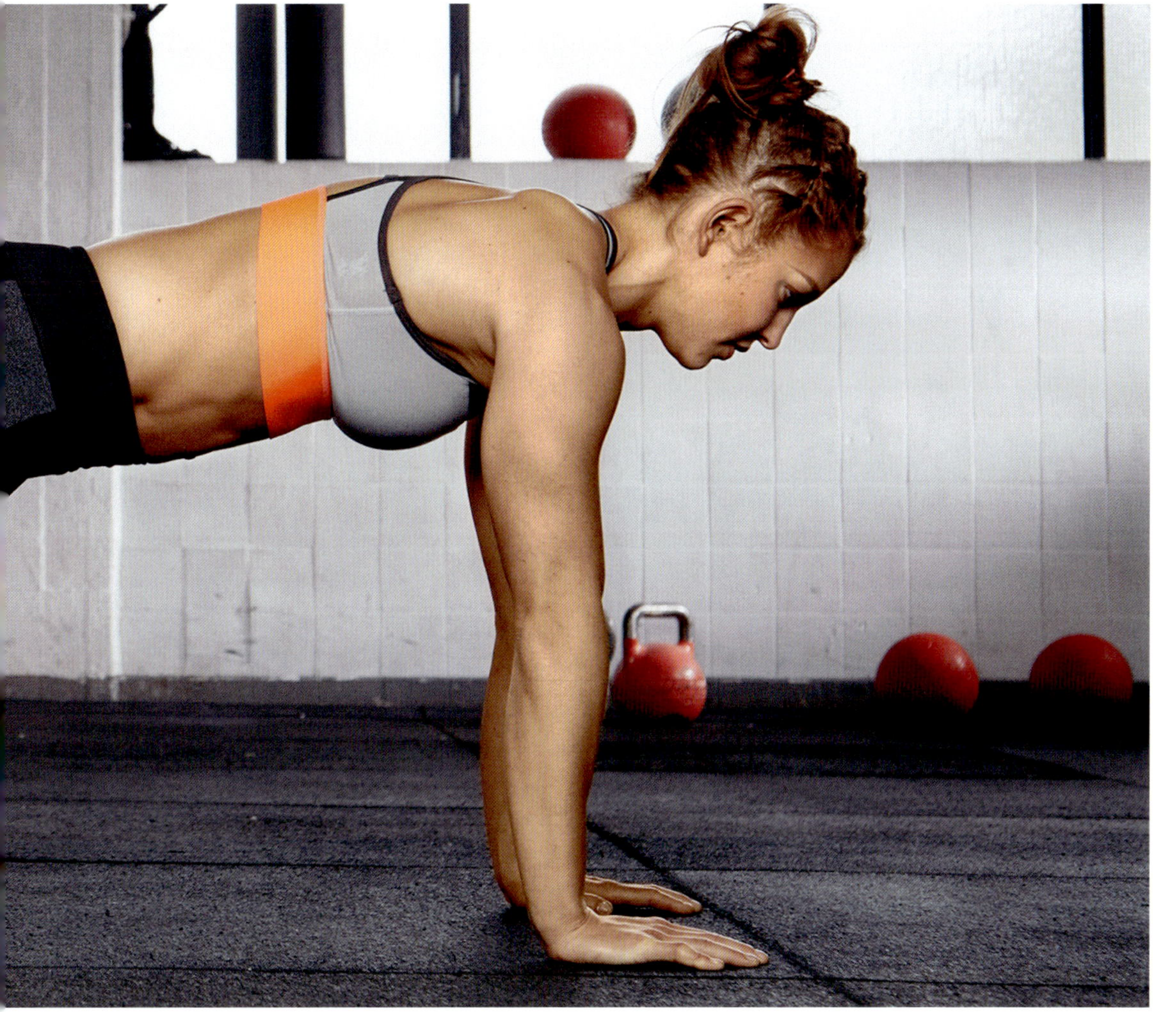

Deine Schultern befinden sich über deinen Händen, während du versuchst, deine Fersen nach hinten zu strecken. Schieb deine Schulterblätter nach oben zur Decke. Stell dir dabei vor, dass jemand seine Hände auf deine Schulterblätter legt und du sie wegdrücken möchtest. Achte darauf, dass dein Gesäß nicht durchhängt oder sich oberhalb deiner Schulterlinie befindet. Halte diese Position so lange es dir möglich ist – und noch ein bisschen länger!

EISBÄR

Die unter dem Namen Eisbären-Übung (sie erinnert ein wenig an ein Eisbären-Baby, das versucht, sich von der Bauch- in die Rückenlage zu drehen) bekannte Übungsabfolge dient dazu, die Spannung sowohl auf der Körpervorder- als auch der Körperrückseite und während der Rotation des Körpers halten zu können.

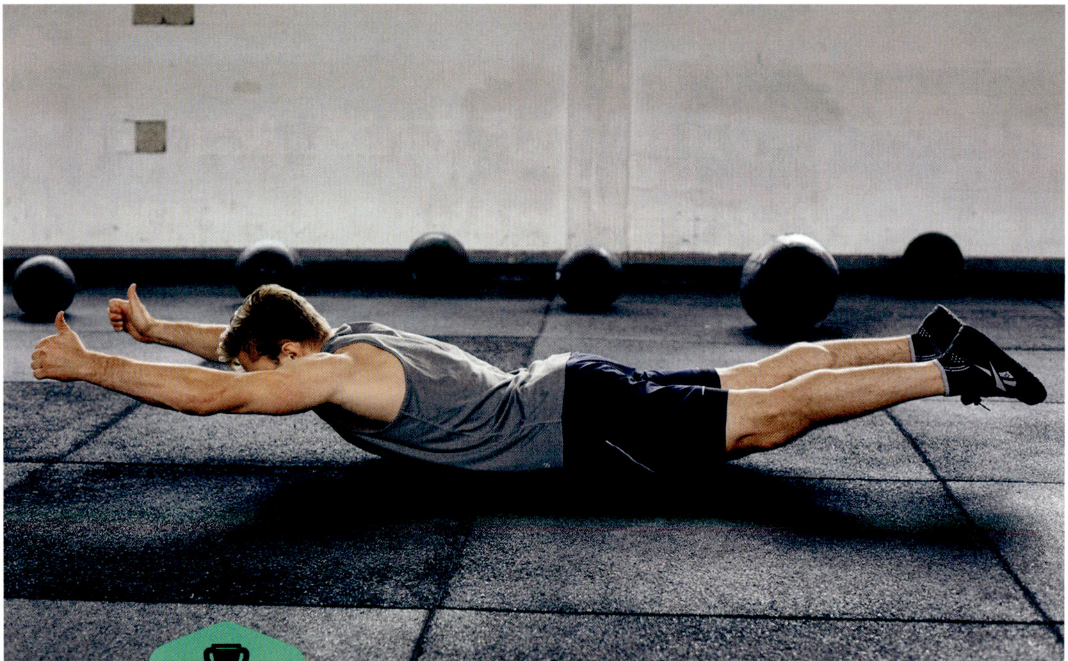

LEVEL 1 SUPERMAN HOLD

Die Superman-Position ist eine Vorübung für den **Eisbären** *(siehe Seite 88–89)* und dient der Kräftigung deiner Rückenmuskulatur. Leg dich auf den Bauch und streck deine Arme gerade nach vorne. Die Handgelenke stehen höher als deine Schultern, und deine Daumen zeigen zur Decke. Dein Kopf befindet sich in Verlängerung der Wirbelsäule zwischen deinen Armen. Schließe nun die Beine und hebe sie ebenfalls an. Löse dazu deine Oberschenkel so weit wie möglich vom Boden ab. Ziel ist es, diese Position 30 Sekunden lang zu halten.

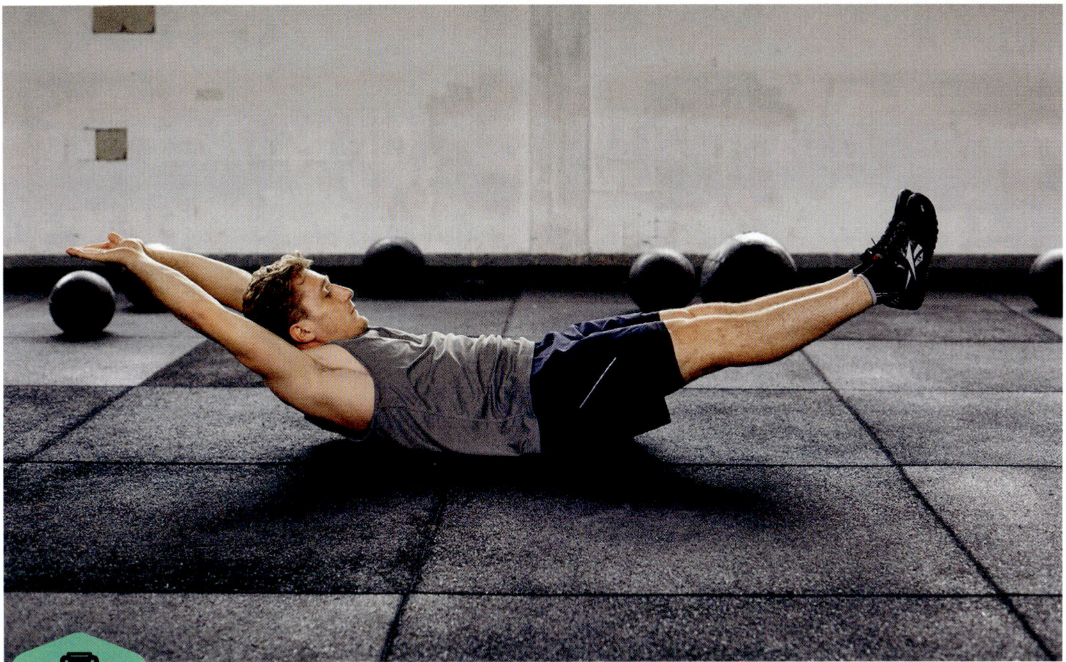

LEVEL 2

HOLLOW HOLD

Die zweite Vorübung für den **Eisbären** ist der Hollow Hold. Dazu hebst du in Rückenlage die Schultern und Beine vom Boden ab und streckst sie in die Luft, während du gleichzeitig Bauch und Gesäß so fest wie möglich anspannst. Es ist ganz wichtig, dass der untere Rücken in dieser Halteposition Bodenkontakt hat und du nicht ins Hohlkreuz fällst. Die Arme und Beine sind gestreckt, und der Kopf befindet sich in Verlängerung der Wirbelsäule zwischen den Armen. Ziel ist es, diese Position gut 20 Sekunden lang zu halten.

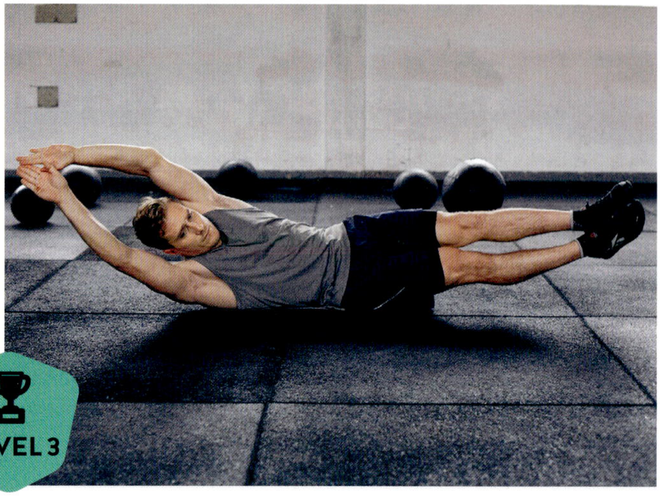

EISBÄR LEVEL 3

Der Eisbär beginnt in Rückenlage im **Hollow Hold** *(siehe Seite 87)*. Von hier aus versuchst du dich durch Verlagerung des Körperschwerpunkts langsam über die Seite auf den Bauch zu drehen. Während der Drehung bleiben Arme und Beine in der Luft – nur dein Rumpf hat Bodenkontakt.

Angenommen, du drehst dich über deine rechte Seite in die Bauchlage, dann beginnt die Bewegung, indem du das linke Bein nach oben über das rechte Bein bewegst bzw. das rechte Bein unter dem linken hindurchschiebst. Gleichzeitig rollst du dich über die rechte Schulter und streckst, je weiter du dich rollst, den rechten Arm nach hinten oben. Diese Überkreuzbewegung behältst du bei, bis du in Bauchlage – in der Superman-Position – angekommen bist. Verweile einige Sekunden im Superman! Anschließend drehst du dich über die gleiche Seite wieder auf den Rücken. Leite die Drehung durch Anspannen der Bauch- und Rückenmuskulatur und mithilfe der Überkreuzbewegung ein – drücke dich NICHT mit den Armen ab. Dazu nimmst du mit der linken Ferse Schwung Richtung Decke und schiebst gleichzeitig den rechten Arm unter deinem Körper durch, um über die rechte Schulter wieder in Rückenlage zu kommen.

Hast du den Hollow Hold beziehungsweise die Rückenlage wieder erreicht, stabilisierst du diese Position für einige Sekunden und stellst sicher, dass der untere Rücken vollen Kontakt zum Boden hat. Halte die Luft nicht an, sondern atme ruhig und gleichmäßig weiter.

Anschließend drehst du dich über deine linke Seite in Bauchlage, hältst die **Superman**-Position und drehst wie soeben beschrieben wieder zurück in den **Hollow Hold.**

TIPP

Je länger die einzelnen Positionen gehalten werden, umso anspruchsvoller wird die ganze Übung, denn du musst während des gesamten Übungsablaufs Spannung in deinem Körper generieren.

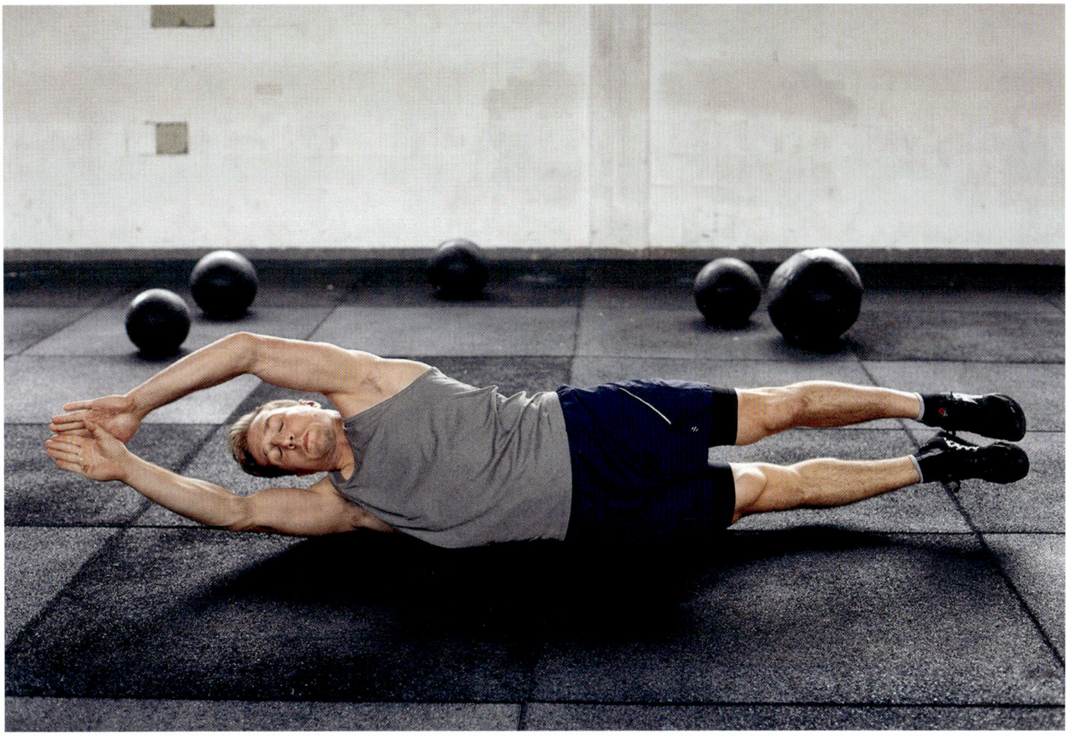

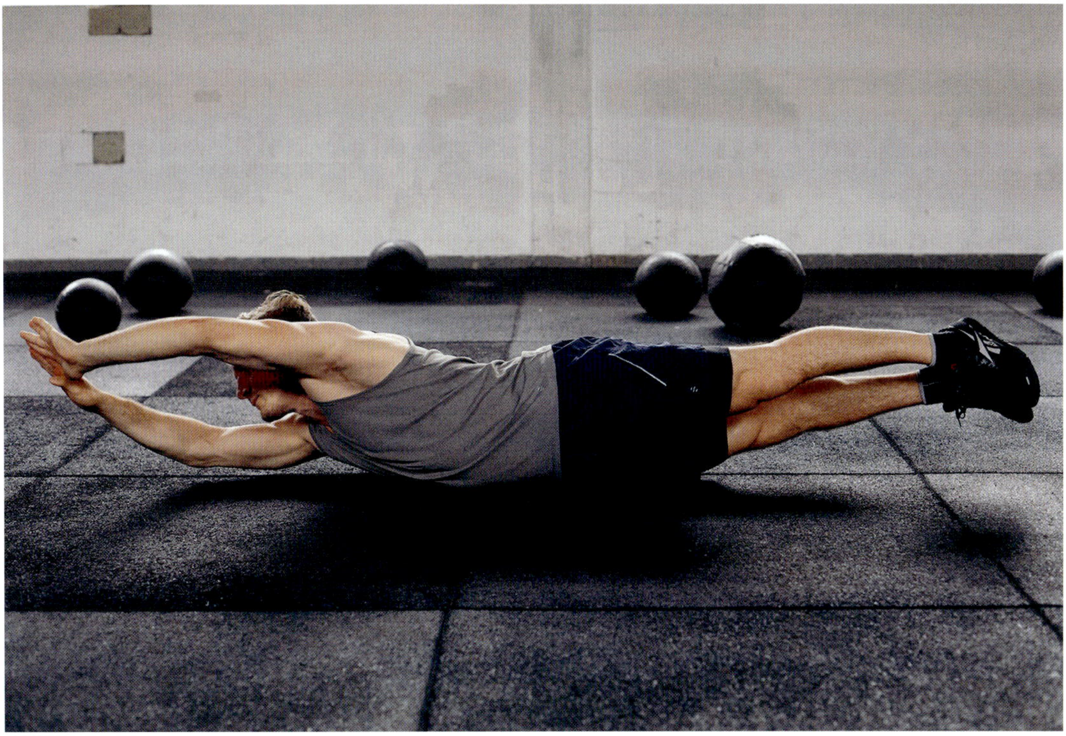

RUSSIAN TWIST

Beim Russian Twist geht es um die Aktivierung der schrägen Bauchmuskulatur und die Rotation des Rumpfes. Die Bewegung beginnt am Boden, ist fließend und lebt von einer möglichst schnellen Rotation. Deshalb: Sobald du den Bewegungsablauf verinnerlicht hast, führe die Übung so schnell und dabei so kontrolliert wie möglich aus.

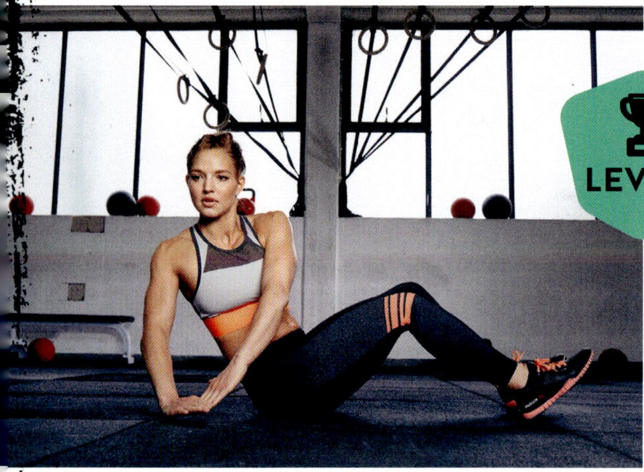

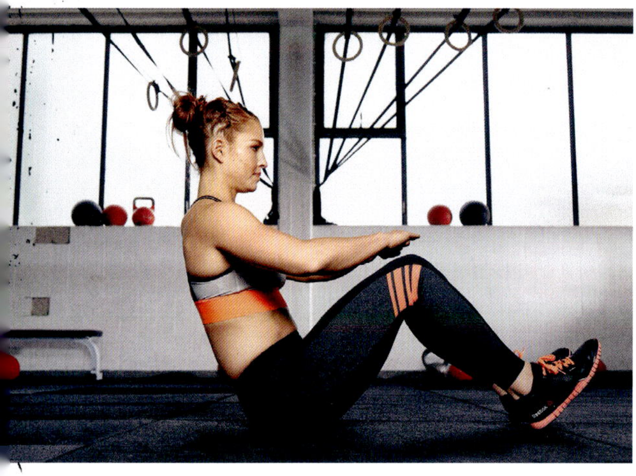

LEVEL 1 – BODYWEIGHT

Stell deine Füße an und setz dich möglichst aufrecht hin. Deine Brust ist aufgerichtet. Stell dir dazu vor, dass an deinem Brustbein ein Faden angebracht ist, der dich zur Decke zieht. Nun nimmst du die Arme in Vorhalte und legst die Hände übereinander. Jetzt rotierst du zur rechten Seite und berührst den Boden neben deinem rechten Gesäß mit den Fingerspitzen. Halte den Oberkörper dabei so aufrecht wie möglich. Hast du den Boden auf deiner rechten Seite berührt, rotierst du direkt weiter zur linken Seite und berührst da den Boden. Ziel ist es, möglichst aufrecht zu bleiben und den Oberkörper zügig und flüssig nach rechts und links zu rotieren.

FÜSSE LÖSEN

LEVEL 2

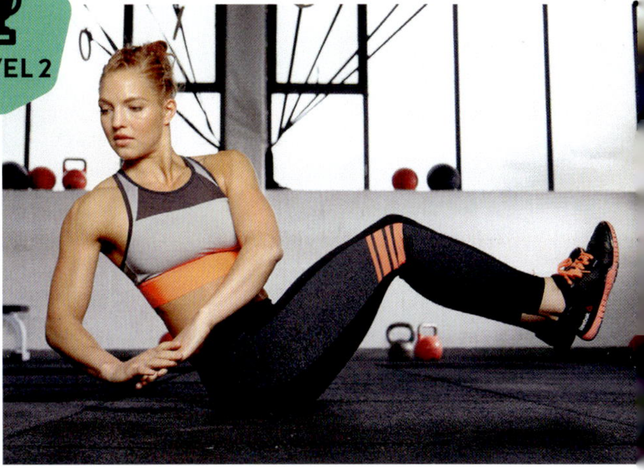

Ewas schwieriger wird's, wenn du deine Füße vom Boden löst. Rotiere mit dem Rumpf und den Händen genauso, wie beim **Bodyweight** beschrieben. Halte den Oberkörper dabei so aufrecht wie möglich und versuche, nicht die Position deiner Füße zu ändern. Es rotiert nur der Oberkörper, dein Unterkörper bleibt die ganze Zeit stabil.

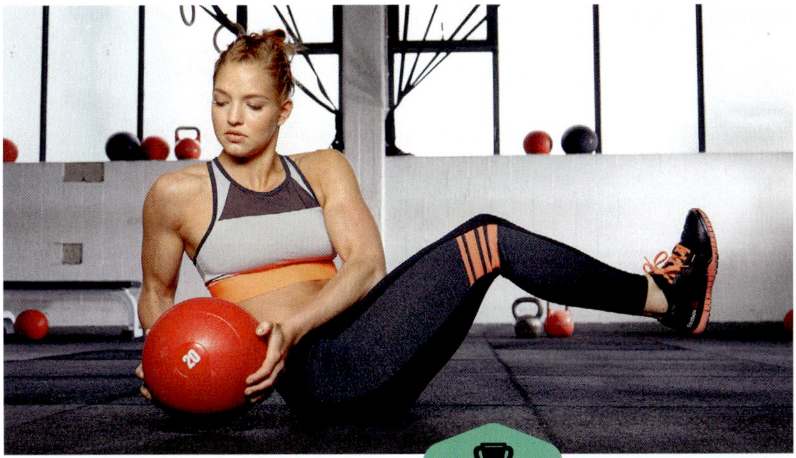

FÜSSE LÖSEN MIT ZUSATZGEWICHT

LEVEL 3

Halte nun einen Medizinball mit beiden Händen vor deiner Brust, dessen Gewicht dir ausreichend erscheint. Löse wie bei Level 2 die Füße vom Boden und rotiere wieder zur rechten Seite und berühre dort den Boden kurz mit dem Ball. Dann drehst du dich über die Mitte zur linken Seite und berührst ebenfalls den Boden. Wiederhole diese Drehbewegung so oft wie möglich.

TIPP

Führe die Russian Twists nur mit einem leichten Zusatzgewicht aus, da die Bewegung von der schnellen Rotation lebt. Diese soll nicht durch ein zu schweres Gewicht beeinträchtigt werden.

ABMAT-SIT-UP

Wir empfehlen für jede Art von Sit-up eine AbMat zu benutzen. Dieses kleine Hartschaum-Pad stellt sicher, dass du im unteren Rücken nicht ins Hohlkreuz fällst. Außerdem sorgt die AbMat dafür, dass der Bewegungsradius des Rumpfes vergrößert wird, wodurch du eine bessere Vorspannung der Bauchmuskulatur erreichst.

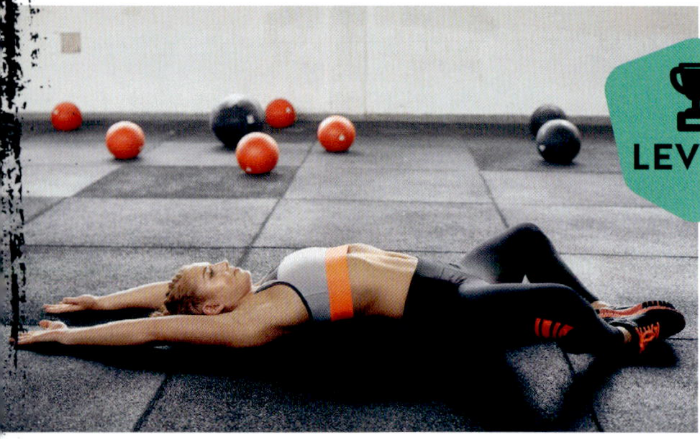

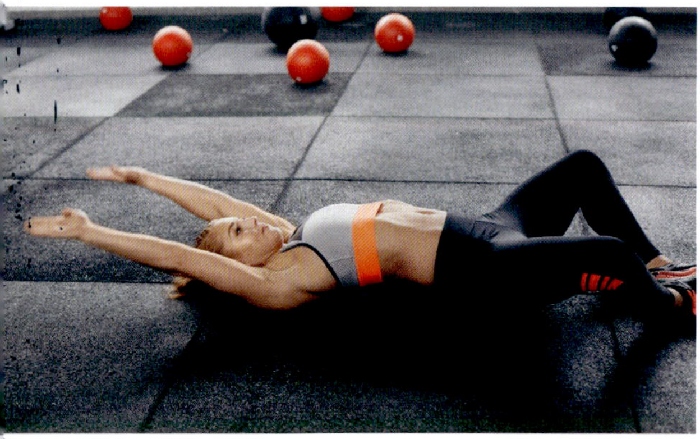

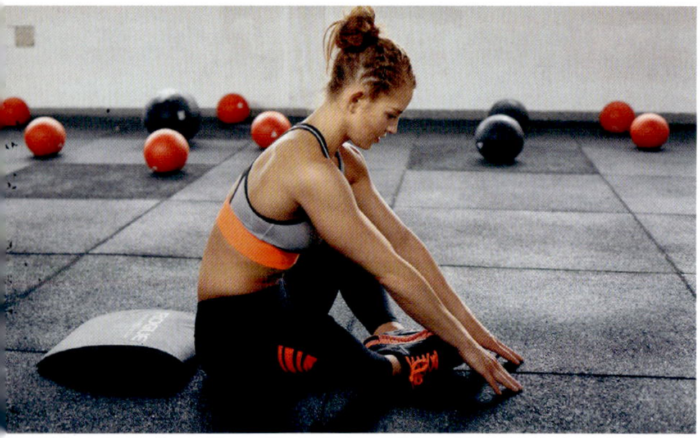

LEVEL 1 – ABMAT-SIT-UP

Setz dich auf den Boden vor die AbMat und leg deine Fußsohlen aneinander. Lass deine Knie nach außen fallen und zieh deine Füße so weit wie möglich Richtung Gesäß. Komm nun mit deinem Rücken auf der AbMat zum Liegen. Deine Schultern berühren den Boden, und deine Handrücken berühren den Boden hinter deinem Kopf.

Bei Level 1 darfst du mit deinen Armen Schwung zum Aufsitzen generieren. Wirf sie dazu so schnell wie möglich nach vorne und arbeite dich über diesen Schwung und deine Bauchmuskulatur in den Sitz zurück. Dein Gesäß bleibt während der kompletten Übung fest auf dem Boden verankert – wie festgenagelt!

Sobald du oben angekommen bist, berühren beide Hände den Boden vor deinen Zehen.

STRICT ABMAT-SIT-UP

LEVEL 2

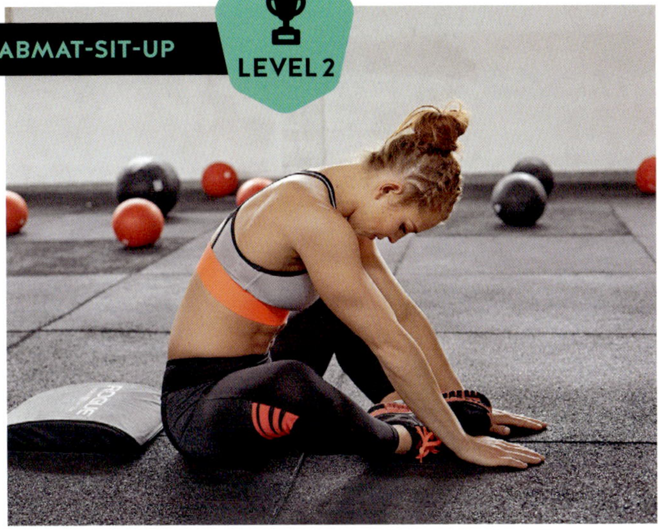

Du beginnst ebenso wie bei der Level-1-Variante, jedoch führst du die Bewegung nun langsamer und kontrollierter und ohne Schwung der Arme aus. Leg dich so langsam wie möglich ab und komm so langsam wie möglich wieder hoch. Führe die Übung ganz kontrolliert aus, sodass du die Bewegung an jedem beliebigen Punkt sofort stoppen könntest.

WEIGHTED ABMAT-SIT-UP

LEVEL 3

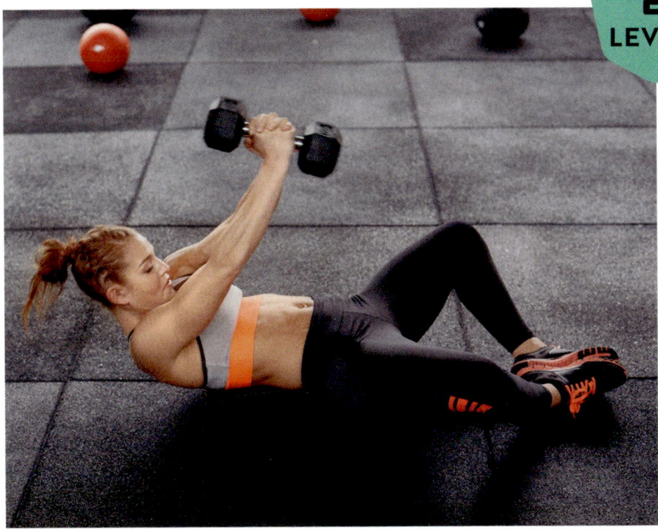

Bei dieser Sit-up-Übung steigerst du den Schwierigkeitsgrad durch ein zusätzliches Gewicht. Du hältst dazu eine Kurzhantel mit beiden Händen und ausgestreckten Armen vor deiner Brust und legst dich mit dieser, wie unter Level 1 beschrieben, nach hinten ab, sodass die Hantel hinter deinem Kopf schließlich den Boden berührt. Danach richtest du dich wieder in den Sitz auf. Diese Übung kannst du mit oder ohne Schwung ausführen – je nachdem, wie viel Kraft du hast.

L-SIT

CrossFit Gründer Glassman sagt: »Wenn man den L-Sit drei Minuten halten kann, ist jede andere Bauchübung lächerlich.« Ganz egal, welche Version dieser Quäl-dich!-Übung du wählst, mit dem L-Sit kannst du dir eine extrem starke Bauchmuskulatur erarbeiten. Sixpack garantiert!

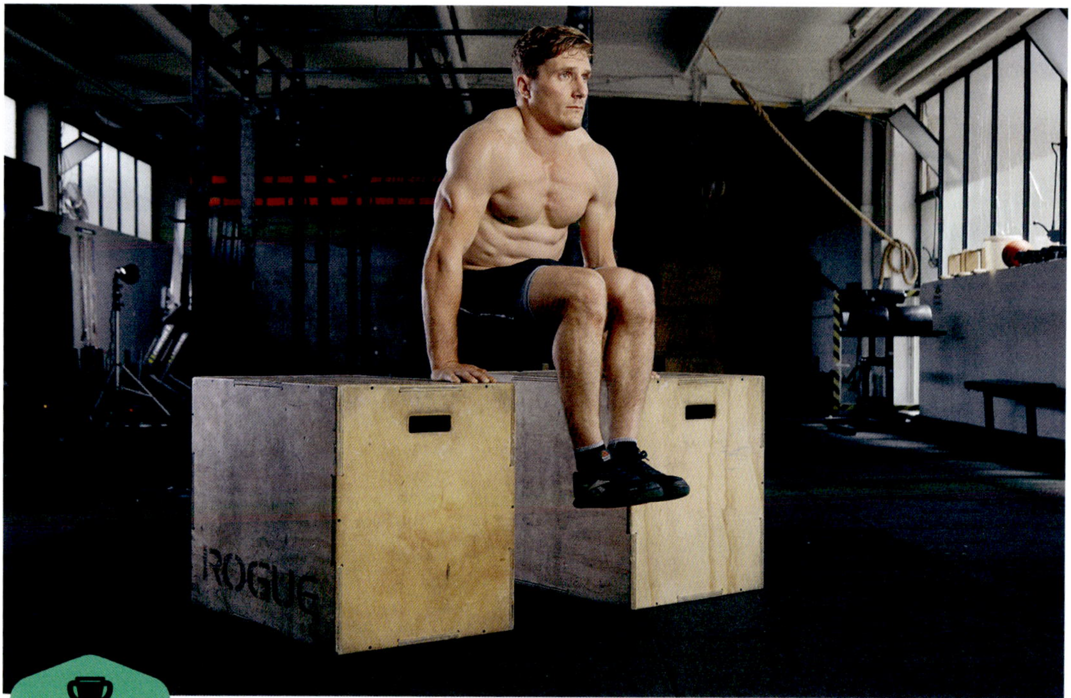

LEVEL 1

L-SIT MIT GEBEUGTEN BEINEN

Wenn du zwei Boxen oder zwei stabile Stühle hast, kannst du sie für diese Übung nutzen. Stell sie etwa eine Schulterbreite voneinander entfernt auf und sorge dafür, dass sie nicht nach rechts oder links wegrutschen können. Nun stellst du dich zwischen die Boxen, legst deine Hände auf und drückst dich in den Stütz hoch. Deine Arme sollten voll gestreckt sein, während du dich aus den Schultern heraus Richtung Decke drückst. Zieh deine Schulterblätter dabei zusammen. So vermeidest du, dass deine Schultern nach vorne rotieren. Aus dieser Position löst du nun deine Füße langsam vom Boden. Zieh deine Knie hoch und lass die Beine angewinkelt. Um diesen Hebel auszugleichen, musst du das Gewicht deines Oberkörpers leicht nach hinten verlagern. Achte darauf, dass deine Knie sich oberhalb deiner Hüften befinden und nicht abfallen. Sobald die Knie unterhalb deiner Hüften absinken, machst du eine Pause und setzt die Füße wieder auf den Boden. Steigere deine Haltezeit im L-Sit nach und nach jeweils um 5 Sekunden, bis du 30 Sekunden halten kannst. Wage dich dann erst an das höhere Level.

LEVEL 2

L-SIT MIT GESTRECKTEN BEINEN

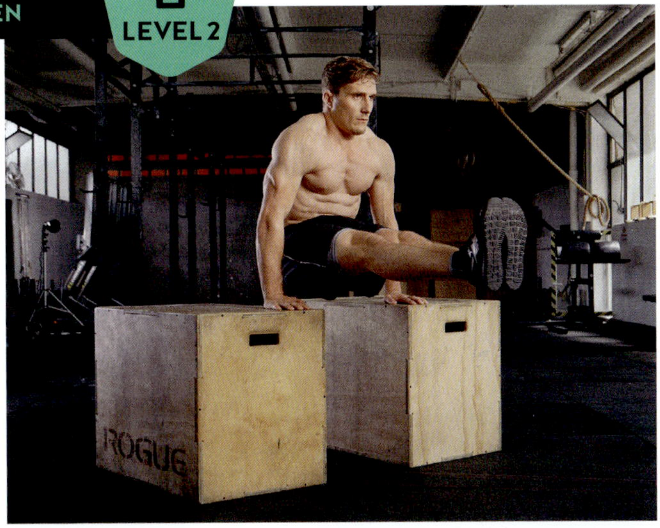

Jetzt winkelst du deine Beine nicht an, sondern streckst sie gerade nach vorne. Die Beine sollten komplett gestreckt sein, und deine Fersen sollten sich wieder oberhalb deiner Hüften befinden. Kannst du diese Position nicht mehr halten, machst du eine kurze Pause, bevor du einen neuen Versuch startest.

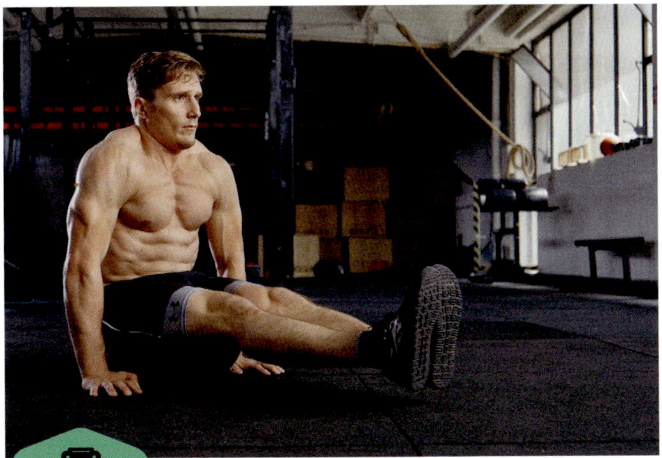

LEVEL 3

L-SIT AM BODEN

Nun zur schwierigsten L-Sit-Variante, dem L-Sit am Boden. Setz dich mit nach vorne gestreckten Beinen auf den Boden und platziere deine Hände rechts und links neben dir auf dem Boden. Aus dieser Stellung verlagerst du dein Gewicht leicht nach hinten und streckst die Arme durch. Jetzt versuchst du die Fersen vom Boden zu lösen und diese Position zu halten.

ACHTUNG

Es ist wichtig, dass du deine Hüftbeuger nach den L-Sits dehnst. Sehr gut geeignet ist der Couch-Stretch: Knie dich vor eine Wand, stell das rechte Bein angewinkelt auf, lehne den linken Unterschenkel an die Wand und beuge deinen Oberkörper vor. Jetzt spürst du die Dehnung bereits. Um die Dehnung zu verstärken, kannst du deinen Oberkörper vorsichtig aufrichten. Dann die Beine wechseln.

DRAGON FLY

Dragon Fly ist eine sehr anspruchsvolle Übung, mit deren Hilfe du eine solide und stabile Ganzkörperspannung aufbauen kannst. Mit ihr trainierst du deine gesamte Rumpfmuskulatur – auch die tiefe – und ganz besonders die untere Rücken- und Bauchmuskulatur.

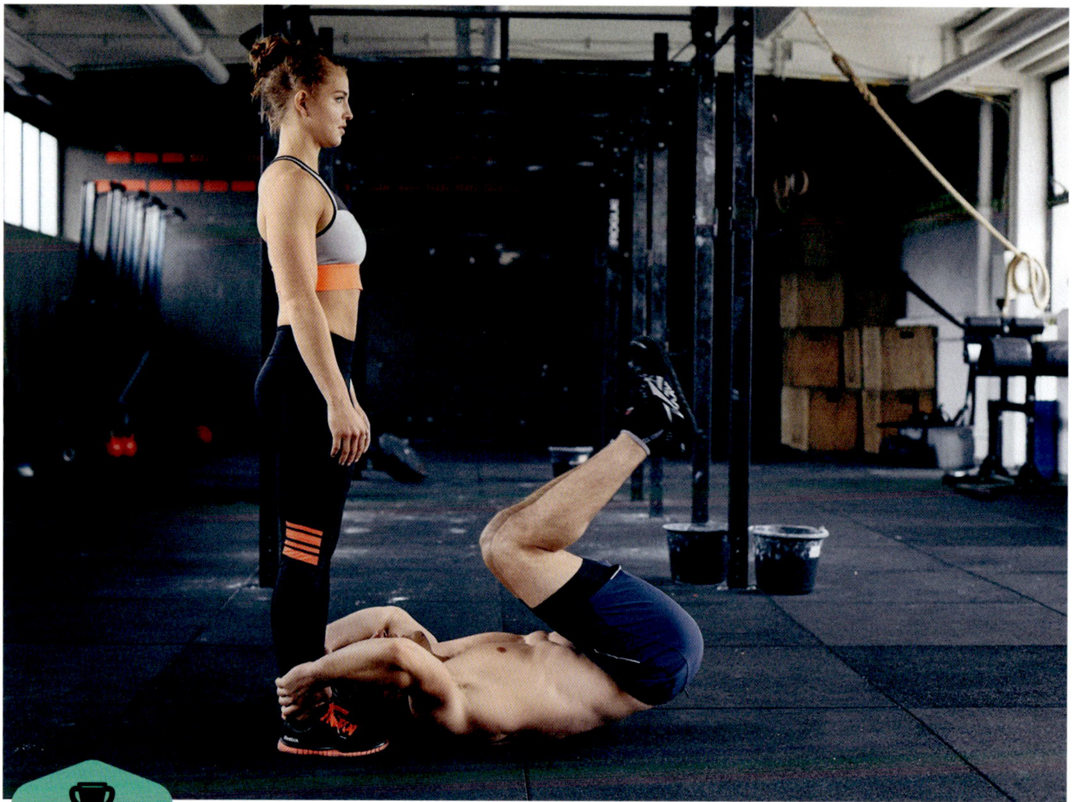

LEVEL 1 KERZE

Die Übung beginnt in Rückenlage auf dem Boden. Halte dich hinter deinem Kopf gut mit beiden Händen fest – an einem Pfosten, einem Baum, einem schweren Tischbein oder einem Trainingspartner. Rolle nun deinen Körper von den Beinen her auf, bis du nur noch mit deinen Schultern Kontakt zum Boden hast und in der Kerze bist.

Spann ganz bewusst jeden einzelnen Muskel deines Körpers an und bleib in dieser Position. Versuche dich so lange wie möglich zur Decke zu strecken. Vor allem Bauch und Po sind maximal angespannt, die Beine gestreckt. Sobald du bemerkst, dass du keine Muskelkontrolle mehr hast, kommst du langsam in die Rückenlage zurück.

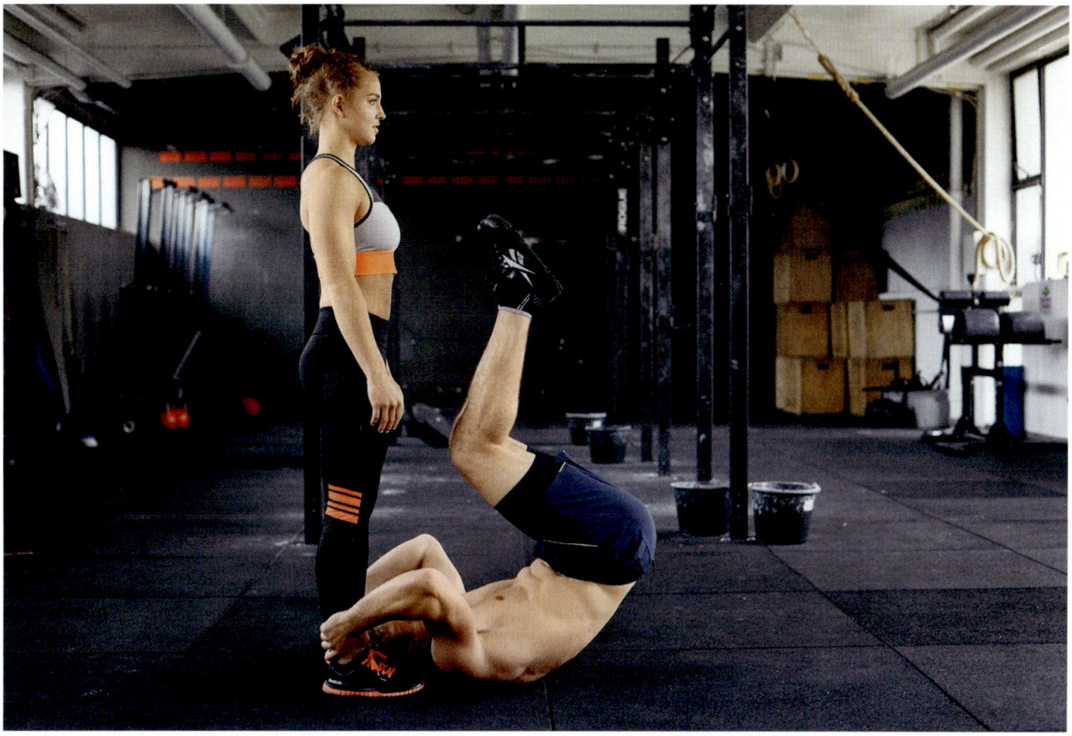

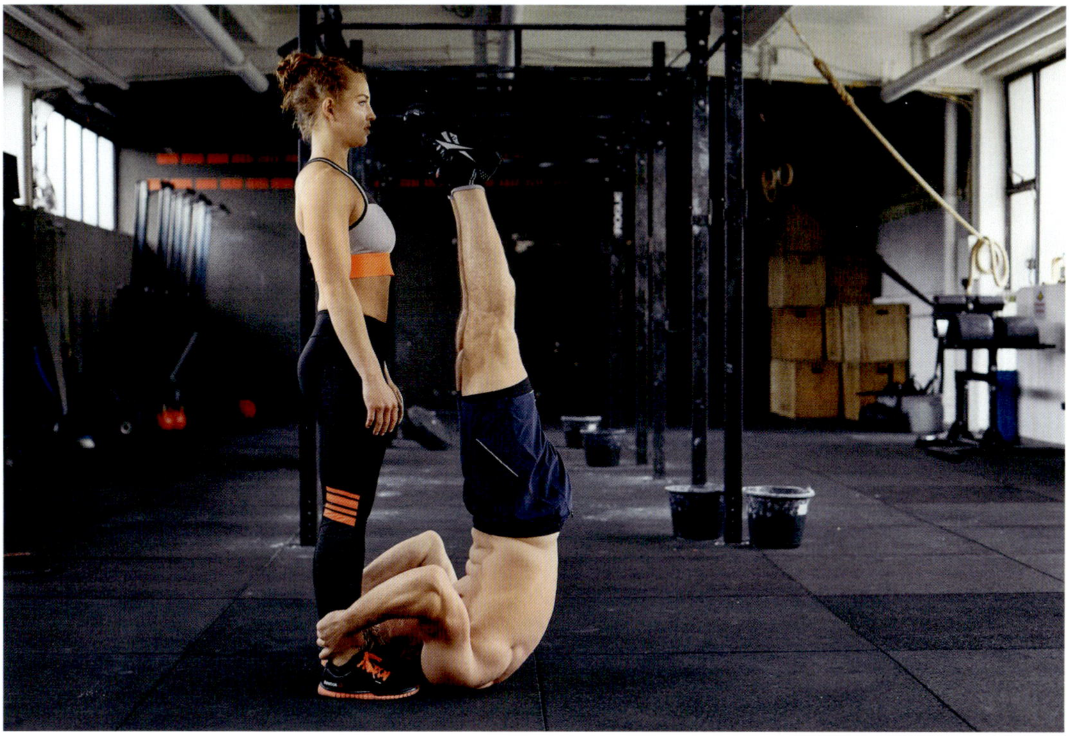

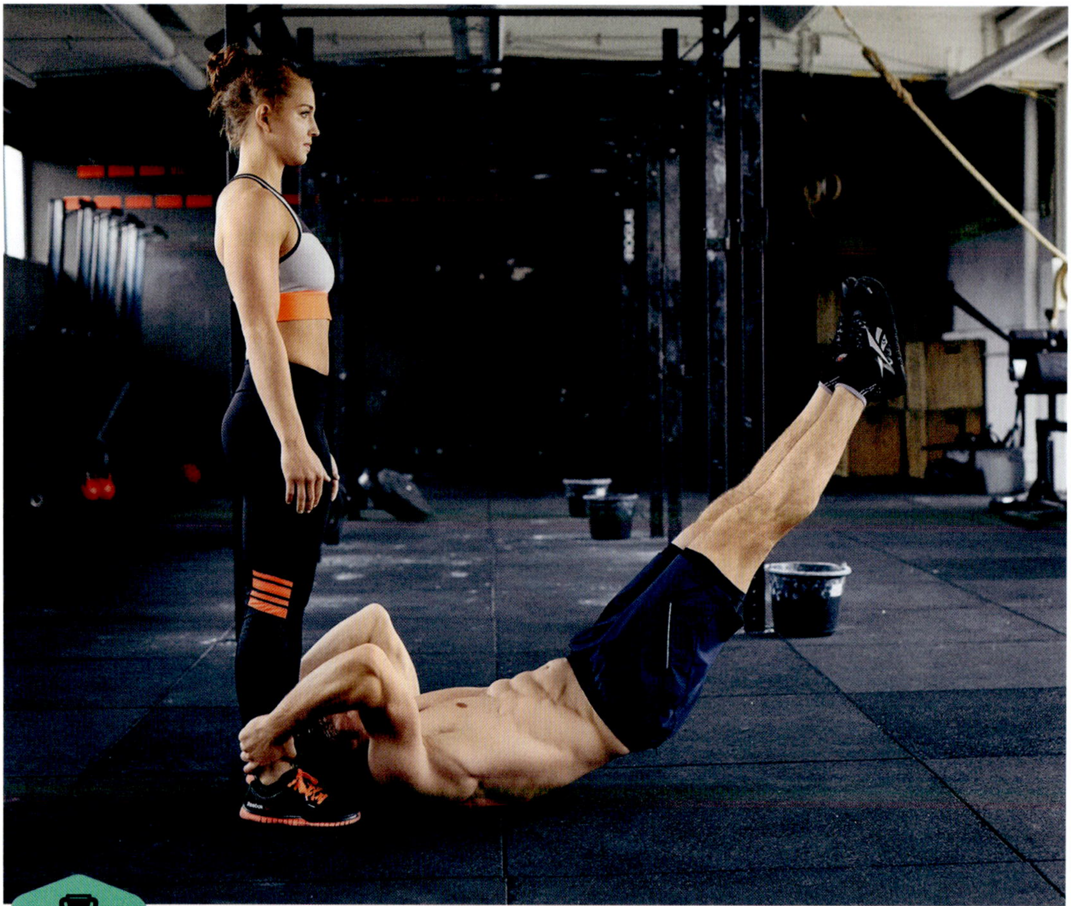

LEVEL2

ABSENKEN ZUM BODEN

Komm in die Kerze. Spann deine Rumpfmuskulatur maximal an – Rücken, Becken und Beine beschreiben eine Linie – und lass dich mit voller Rumpfspannung nun so langsam wie möglich Richtung Boden ab. Dein Körper bleibt dabei gerade wie ein Brett. Je größer du bist, desto mehr Kraft musst du aufwenden! Ziel der Übung ist es, langsam und kontrolliert von der Kerze mit komplett gestrecktem Körper auf dem Boden zum Liegen zu kommen.

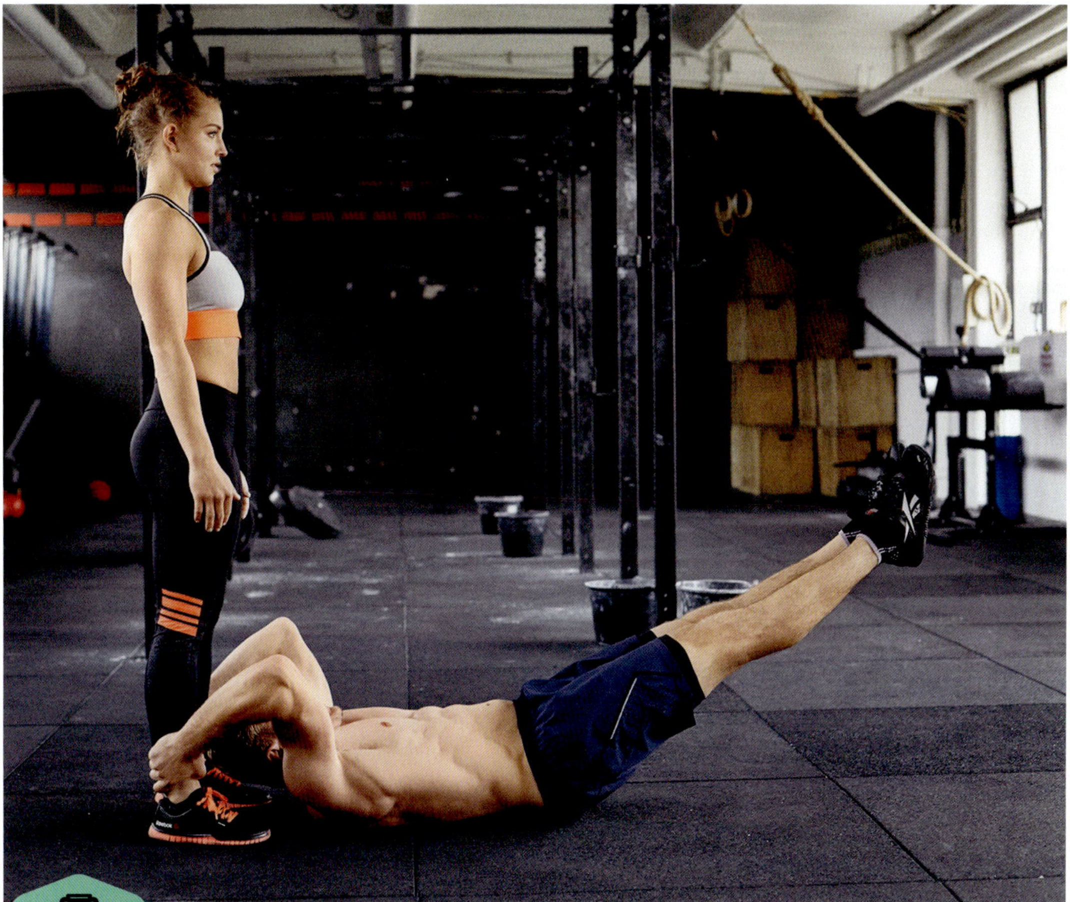

LEVEL 3

DRAGON FLY

Bei dieser schwierigsten Variante versuchst du im Anschluss an das Absenken zum Boden wieder zurück in die Kerze zu kommen. Dazu musst du, auf dem Boden angekommen, die Ganzkörperspannung durchgehend halten. Tust du das nicht, ist es mit dieser überaus anspruchsvollen Übung vorbei!

ÜBRIGENS

Die Dragon Fly ist auch für Fortgeschrittene eine sehr anspruchsvolle Übung. Wundere dich also nicht, wenn du das langsame und kontrollierte Absenken zum Boden lange trainieren musst, bevor du die Kraft für die Dragon Fly aufbringst.

JUMP THROUGHS

Für diese Übung benötigst du zwei gleich große Kettlebells (jeweils mindestens 24 kg). Je höher die Griffe der Kettlebells sind, umso leichter werden dir die Jump Throughs fallen. Mit dieser Übung kräftigst du deine Rumpfmuskulatur und förderst die Stabilität deiner Schultern.

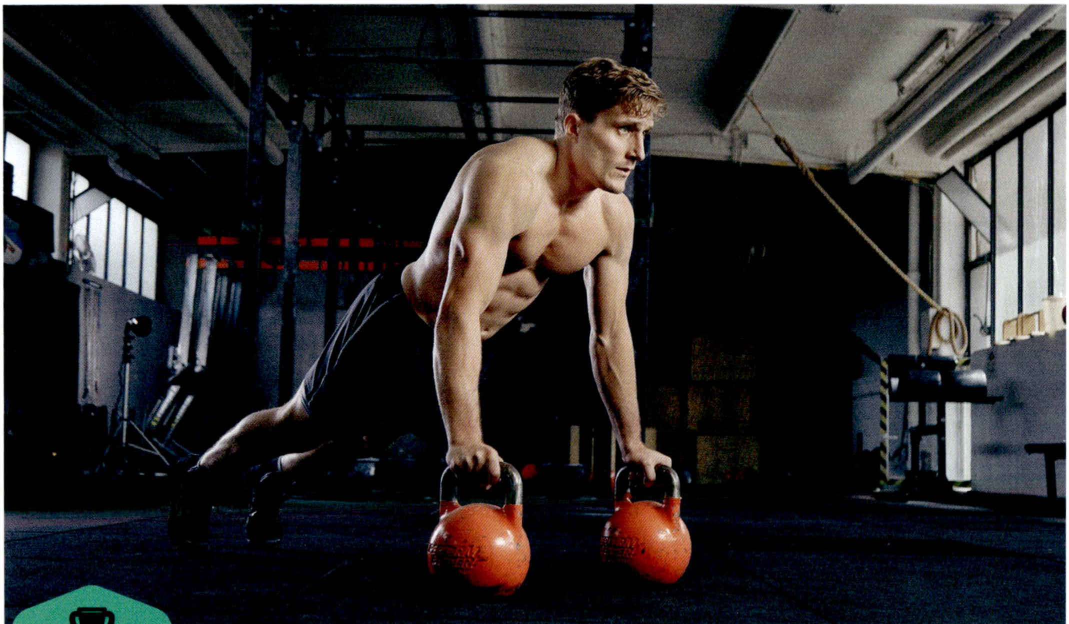

LEVEL 1 – JUMP THROUGHS

Zwischen beiden Kettlebells ist etwa eine Schulterbreite Platz. Umfasse die Griffe der Kettlebells mit deinen Händen und begib dich mit gestreckten Armen in den Liegestütz. Spann deinen gesamten Körper an. Hals, Wirbelsäule und Beine bilden eine gerade Linie.
Drück dich nun mit beiden Füßen gleichzeitig vom Boden ab und versuche, beide Beine gleichzeitig nach vorne zu bringen. Deine Arme bleiben dabei gestreckt, sodass dein Körpergewicht von oben auf die Kettlebells drückt. Auf diese Weise können die Kettlebells nicht nach außen kippen.
Beim Vorspringen ziehst du deine Füße Richtung Bauch. Achte darauf, deinen Oberkörper trotzdem möglichst aufrecht zu halten. Damit du mit den Füßen dabei nach vorne kommst, musst du dein Körpergewicht leicht nach hinten verlagern. Sind die Füße an deiner Körpermitte vorbei, streckst du sie so schnell wie möglich weit nach vorne. Achte darauf, dass du deine Körperspannung bei der Landung hältst, und stabilisiere diese Position.

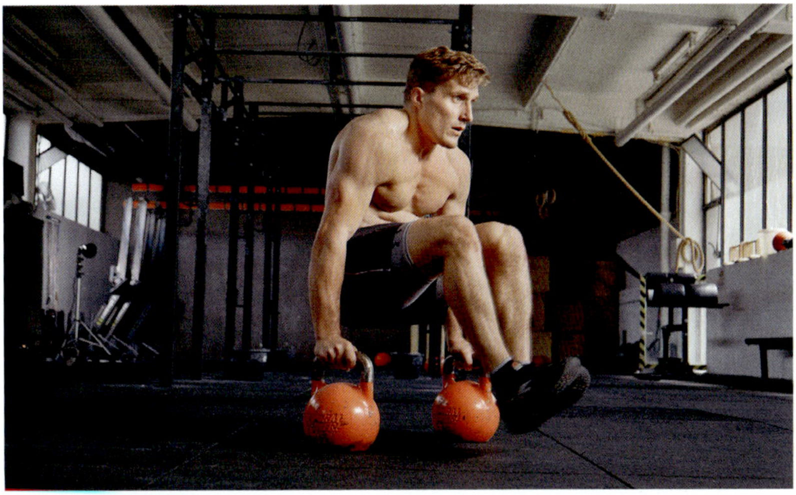

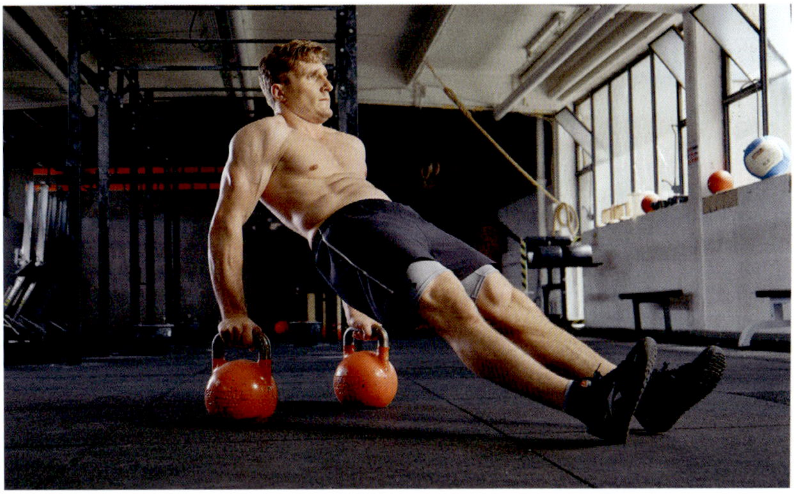

Jetzt erst kommt der schwierige Teil der Übung: das Zurückführen der Beine. Dazu lehnst du deinen Oberkörper leicht zurück und ziehst die Beine schwungvoll an. Hast du die Körpermitte passiert, musst du deinen Oberkörper wieder nach vorne verlagern, um die Beine schnell nach hinten strecken und in der Liegestützposition landen zu können. Achte darauf, dass dein gestreckter Körper bei der Landung eine Gerade bildet. Das verhinderst du, indem du dein Gesäß nicht nach unten absinken lässt.

TIPP

Achte darauf, dass die Kettlebells schwer genug sind und einen festen Stand haben! Nur so kannst du diese effektive Übung sicher ausführen.

FLOOR WIPERS

Floor Wipers kannst du mit Lang- oder Kurzhanteln – oder zu Hause ganz einfach mit einem Besenstiel – trainieren. Diese Quäl-dich!-Übung dient sowohl zur Kräftigung der geraden als auch der seitlichen Bauchmuskulatur und verbessert die Mobilität im Lendenwirbelbereich.

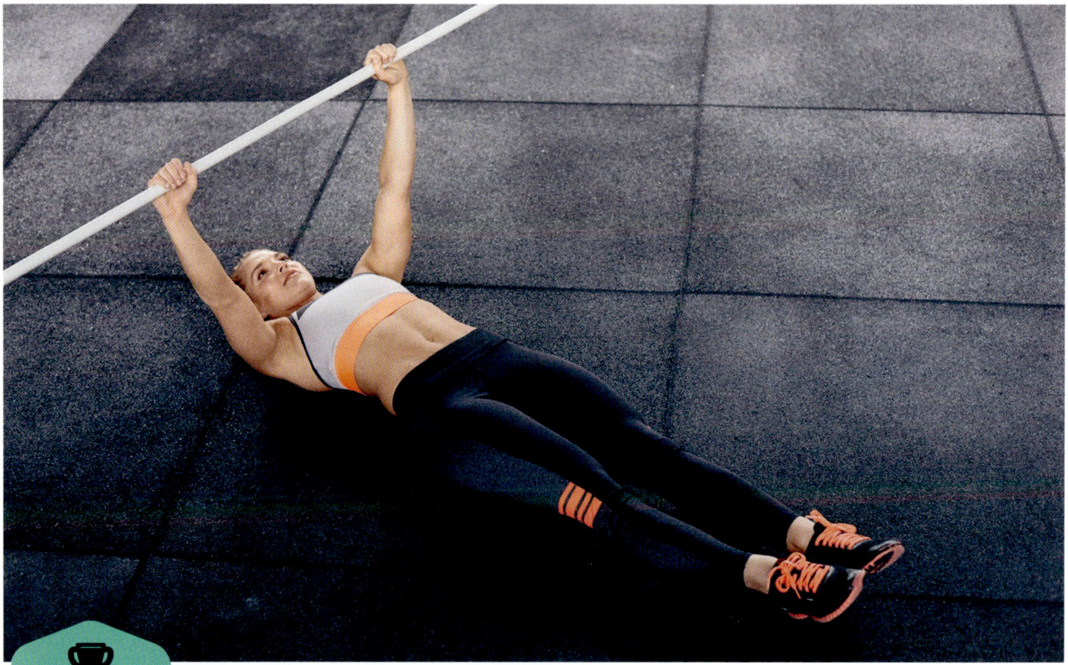

LEVEL 1

FLOOR WIPERS MIT BESENSTIEL

Du liegst mit lang ausgestreckten Beinen auf dem Rücken. Den Besenstiel hältst du mit ausgestreckten Armen über deinen Schultern in die Höhe. Du greifst den Besenstil dabei schulterbreit. Anschließend hebst du beide Füße gleichzeitig vom Boden und streckst sie mit geraden Beinen über dein Gesäß.
Neige deine fest geschlossenen Beine nun zur rechten Seite deines Körpers und versuche mit beiden Füßen den Besenstiel außerhalb deiner Hände zu berühren. Die Arme bleiben die ganze Zeit über gestreckt, und auch die Position deines Oberkörpers veränderst du nicht. Lediglich deine Beine bewegen sich durch Rotation des Rumpfes zur rechten Seite!
Hast du die rechte Seite geschafft, berührst du mit den Fersen kurz den Boden – ohne deine Bauchspannung zu verlieren – und bewegst deine geschlossenen, gestreckten Beine zur linken Seite. Wechsle nun wie ein Scheibenwischer zwischen der rechten und linken Seite hin und her.

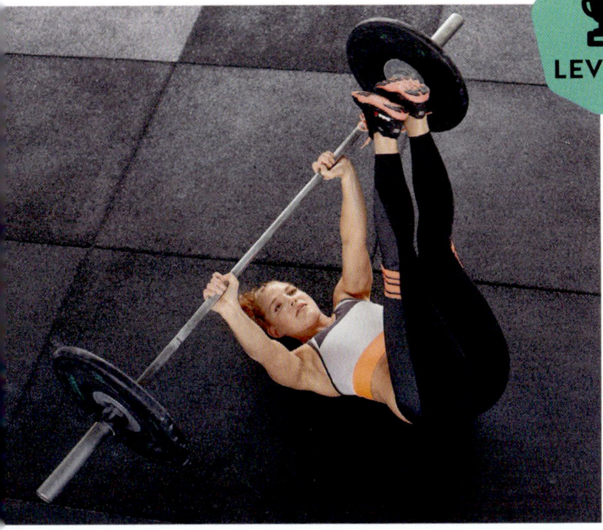

LEVEL 2 FLOOR WIPERS MIT LANGHANTEL

Um die Übung zu intensivieren, kannst du nun statt eines Besenstiels eine Langhantel verwenden. Je mehr Gewicht du wählst, desto anspruchsvoller werden die Floor Wipers.

Solltest du sehr schweres Gewicht verwenden, bitte einen Trainingspartner dir die Langhantel anzureichen und wieder abzunehmen, wenn du mit der Übung fertig bist. Auf diese Weise minimierst du die Verletzungsgefahr.

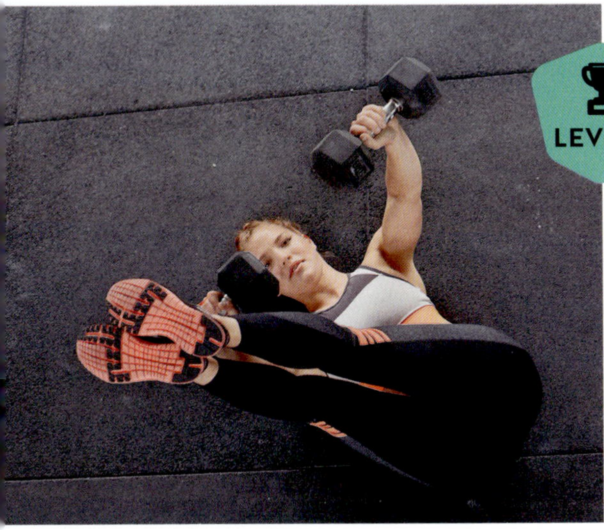

LEVEL 3 FLOOR WIPERS MIT FREIHANTELN

Für die anspruchsvollste Variante wählst du zwei Kurzhanteln oder zwei Kettlebells statt der Langhantel. Auch bei den Floor Wipers mit Freihanteln berührst du die Gewichte jeweils am höchsten Punkt mit den Füßen. Bei dieser Variante musst du besonders darauf achten, beide Hände gleichmäßig stabil zu halten.

DOUBLE UNDERS

Bei Double Unders muss das Seil nicht einmal, sondern zweimal unter deinen Füßen durch, solange du in der Luft bist. Dafür brauchst du ein leichtes Springseil. Außerdem sollten mehrere einfache Seilsprünge am Stück ohne Zwischenhüpfer keine allzu große Herausforderung für dich sind.

Um dich auf die Double Unders vorzubereiten, versuchst du bei einfachen Seilsprüngen möglichst hoch zu springen und das Seil dabei möglichst langsam zu schwingen. Du bewegst das Seil dazu aus dem Handgelenk, keinesfalls ruderst du dabei mit deinen Armen. Spring hoch in die Luft, ohne deine Fersen zum Gesäß zu ziehen. Stell dir stattdessen vor, dass du in die **Hollow-Hold**-Position (*siehe Seite 87*) springst – mit Spannung in Bauch und Po. Atme während des Springens ruhig und gleichmäßig.
Für die Double Unders änderst du jetzt lediglich die Geschwindigkeit, mit der das Seil unter deinen Füßen hindurchrauscht, aber nicht die Sprungfrequenz. Behalte die Sprunghöhe bei und beschleunige das Seil durch einen schnellen Impuls aus dem Handgelenk. Steigere die Geschwindigkeit, kurz bevor du für den ersten Double Under hochspringst.
Hast du den ersten Double Under geschafft, gibt es zwei Möglichkeiten: Entweder du baust einen **Single**, also einen einfachen Seilsprung dazwischen, oder du versuchst gleich mehrere Double Unders am Stück zu springen.
Sieh zu, dass du die Geschwindigkeit des Seils beibehältst und nicht von Double Under zu Double Under schneller wirst. Andernfalls kommst du mit den Sprüngen nicht mehr hinterher und bleibst früher oder später hängen.
Du solltest auch nicht versuchen, deine Füße anzuziehen, sobald du müde wirst. Diese Hocksprünge kosten zu viel Kraft und machen die Bewegung ineffektiv. Der Schlüssel zum Erfolg ist eine kurze Bodenkontaktzeit und eine flüssige Bewegung.

TIPP

Halte bei den Double Unders nicht die Luft an, sonst wirst du sehr schnell eine Pause brauchen. Atme ruhig und kontrolliert, lass dich durch die Sprungfrequenz nicht zu einer Schnappatmung verleiten! Das Seil wird allein durch einzelne Beschleunigungsschläge aus dem Handgelenk angetrieben.

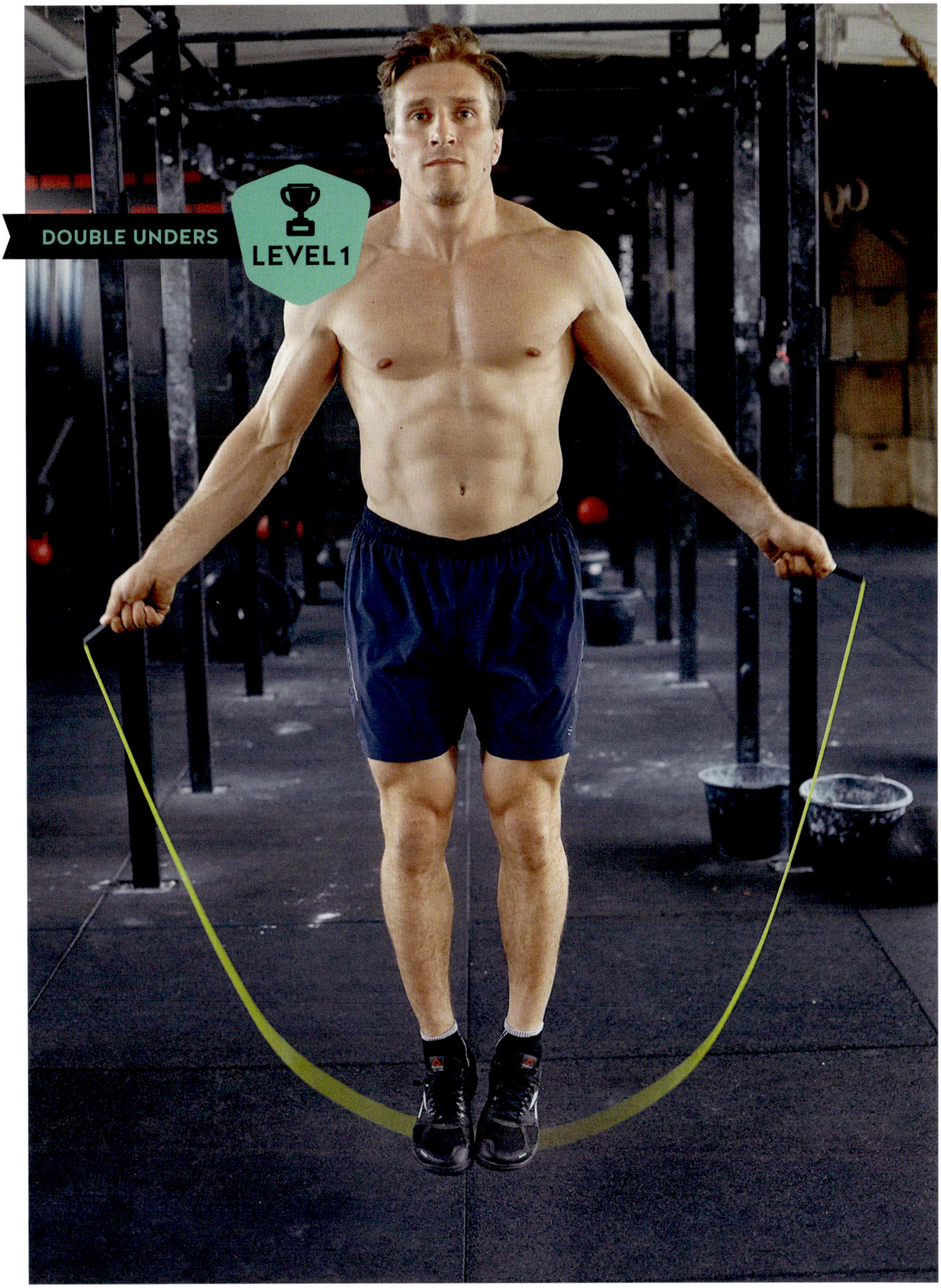
DOUBLE UNDERS
LEVEL 1

INVERTED BURPEE

Diese Übung setzt sich aus einem Deck Squat und einem Handstand zusammen, enthält also keinen klassischen Burpee, wie der Name eigentlich vermuten lässt. Alles was du für den Inverted Burpee brauchst, ist eine nackte Wand und entsprechend viel Platz davor.

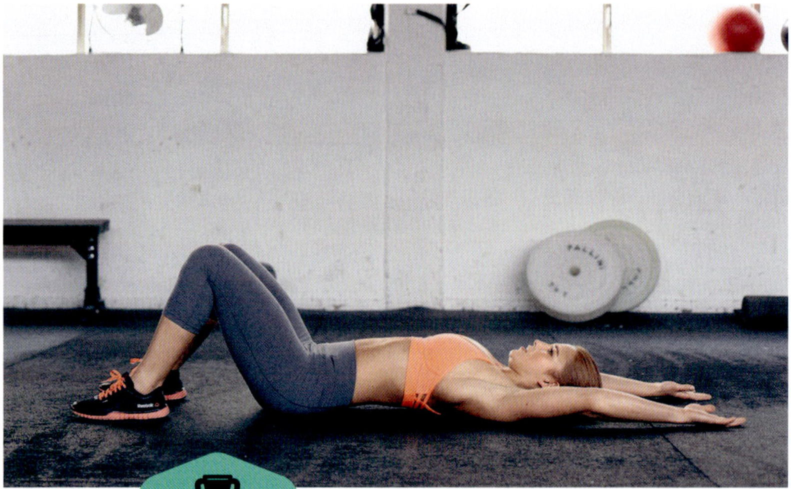

INVERTED BURPEE LEVEL 1

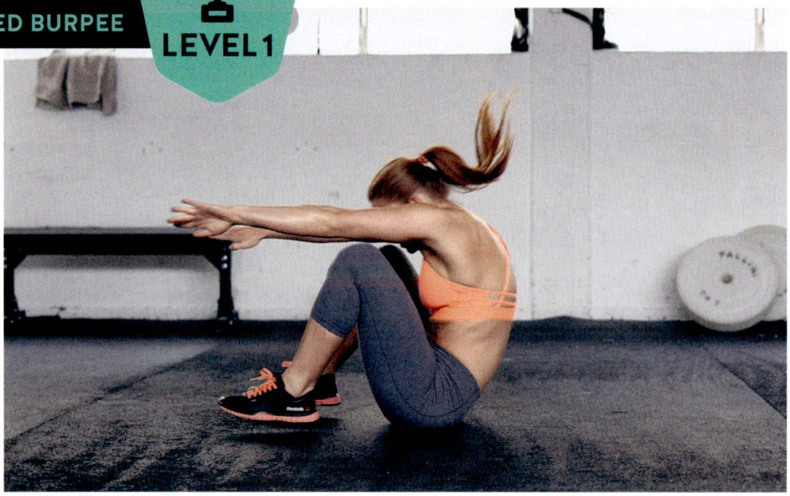

Leg dich in Rückenlage vor die Wand, sodass die Füße Richtung Wand zeigen. Der Abstand zur Wand ist – je nach Beweglichkeit und Körpergröße – ganz individuell. Wenn du die Übung zwei- oder dreimal probiert hast, wirst du den für dich optimalen Abstand kennen. Stell deine Füße etwa hüft- bis schulterbreit an dein Gesäß. Deine Arme befinden sich gestreckt über dem Kopf. Nun rollst du dich, wie bei den **Deck Squats** *(siehe Seite 32–33)*, auf die Füße.

Anders als beim Deck Squat wirst du dich jetzt aber nicht komplett aufrichten, sondern gleich in den Handstand übergehen. Perfekt, wenn du dich beidbeinig in den Handstand aufschwingen kannst. Du springst also mit beiden Füßen gleichzeitig ab und bringst sie zur Wand. Achte unbedingt darauf, dass deine Arme gestreckt und deine Schultern über den Händen bleiben – andernfalls geht es unfreiwillig schnell mit dem Kopf Richtung Boden. Beim Absprung musst du deinen Schwerpunkt – also dein Gesäß – zunächst auf gleiche Linie mit den Schultern bringen, dann erst kannst du deine Beine und Füße nach oben strecken, andernfalls fällst du einfach wieder von der Wand weg.

Solltest du noch etwas unsicher sein, kannst du dich auch zuerst mit einem Bein in den Handstand aufschwingen. Dann wartest du, bis das Schwungbein die Wand berührt hat, bevor du das andere Bein nachziehst.

In beiden Fällen solltest du jetzt in einer kompletten Streckung an der Wand stehen: Deine Hände sind schulterbreit auf dem Boden verankert, deine Fersen berühren die Wand, und dein ganzer Körper bildet eine Gerade.

Nachdem du die Handstand-Position kurz gehalten hast, kannst du sie in umgekehrter Abfolge wieder verlassen: Entweder schwingst du zuerst mit einem Bein runter, oder du kommst gleichzeitig mit beiden Beinen zum Boden. Wenn deine Füße den Boden berühren, rolle dich zurück und starte den nächsten Versuch.

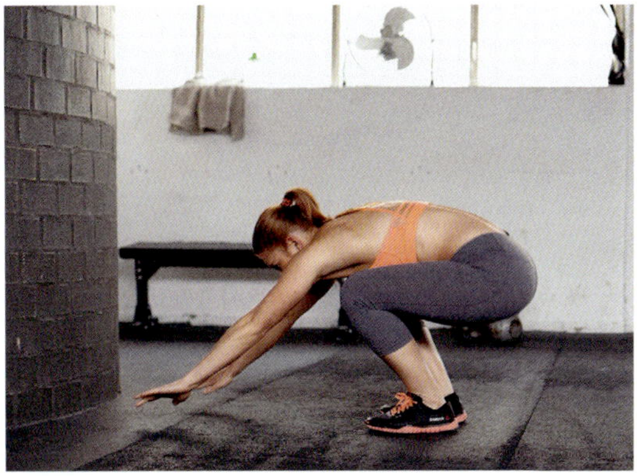

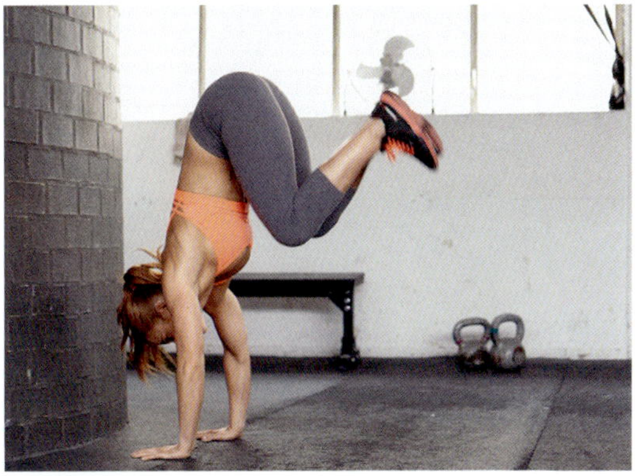

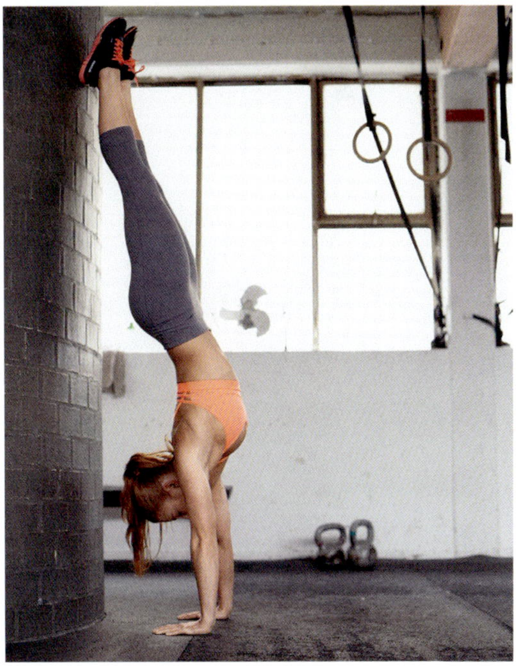

KETTLEBELL SWING

Mit dieser Übung trainierst du deinen Hüftstrecker und stärkst deinen unteren Rücken. Anfänger führen die Armbewegung zunächst nur bis auf Schulterhöhe aus. Erst wenn das ausreichend trainiert wurde, bist du bereit, die Kettlebell über den Kopf zu schwingen. Der Schwung wird übrigens durch die Hüftstreckung erzeugt – nicht mit Kraft aus den Schultern!

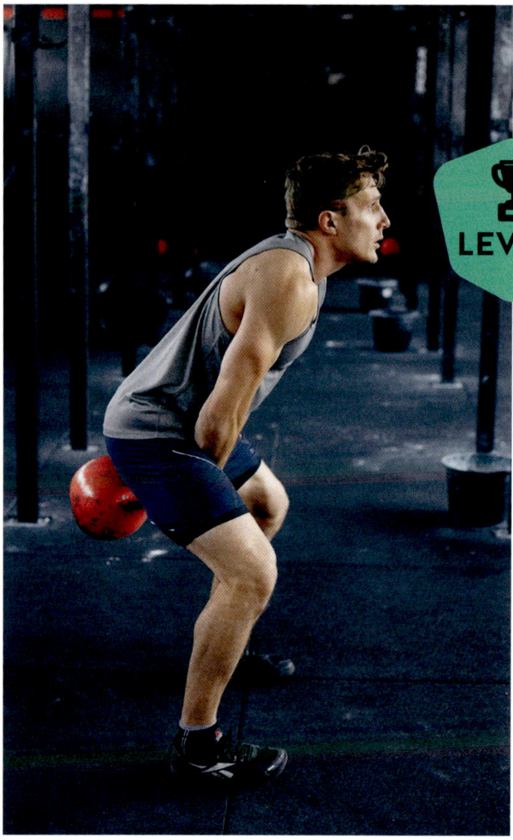

LEVEL 1 RUSSIAN SWING

Hebe die Kettlebell beidhändig vom Boden ab. Dein Rücken bleibt dabei gerade, deine Füße sind schulterbreit geöffnet, dein Gewicht ist gleichmäßig auf beiden Füßen verteilt. Starte den Kettlebell Swing, indem du dein Gesäß bei leicht gebeugten Knien nach hinten schiebst.

Du initiierst die Bewegung, indem du die Hüfte explosiv nach vorne bewegst und dabei die Knie durchstreckst. Die Kettlebell folgt dieser Bewegung und schwingt nach oben. Lass deine Arme gestreckt und zieh die Kettlebell nicht mit der Kraft deiner Schultern hoch. Die Kettlebell soll durch die Hüftbewegung ausreichend in Schwung geraten. Lass die Kettlebell so weit schwingen, bis sie Schulterhöhe erreicht hat. Halte den Griff der Kettlebell locker, sodass die Kugel nach vorne und nicht nach unten zeigt. Zieh die ganze Zeit deine Schulterblätter im Rücken zusammen, sodass deine Schultern nicht nach vorne rotieren können.

Hat die Kettlebell ihren höchsten Punkt über Schulterhöhe erreicht, bremst du sie aktiv ab und lässt sie dann, der Schwerkraft folgend, wieder nach unten schwingen. Halte dagegen, indem du deine Brust nach oben schiebst und den Oberkörper nicht zu weit nach unten neigst. Die Kugel der Kettlebell soll sich zwischen deinen Knien befinden, wenn sie zurückschwingt. Schieb dein Gesäß wieder mit leicht gebeugten Knien zurück und warte, bis du mit den Unterarmen deine Oberschenkelinnenseite berührst, bevor du deine Hüften wieder streckst. Das Ganze sollte eine flüssige Bewegung ohne Pause werden.

AMERICAN SWING

LEVEL 2

Wähle für den American Swing eine leichtere Kettlebell als für den **Russian Swing**. Der Bewegungsablauf ändert sich nicht. Die Bewegung der Kettlebell endet jetzt allerdings nicht auf Höhe der Schultern, sondern geht bis über deinen Kopf weiter. Schieb in der Überkopfposition deine Schultern Richtung Decke, um die Bewegung zu stoppen. Deine Arme sind Richtung Decke gestreckt, und deine Bauchmuskulatur ist fest angespannt, die Kettlebell zeigt ganz leicht nach vorne. Mach hier deine Handgelenke steif, damit die Kettlebell am höchsten Punkt nicht überkippen kann. Halte diese Position nicht lange, sondern schwing gleich wieder nach unten.

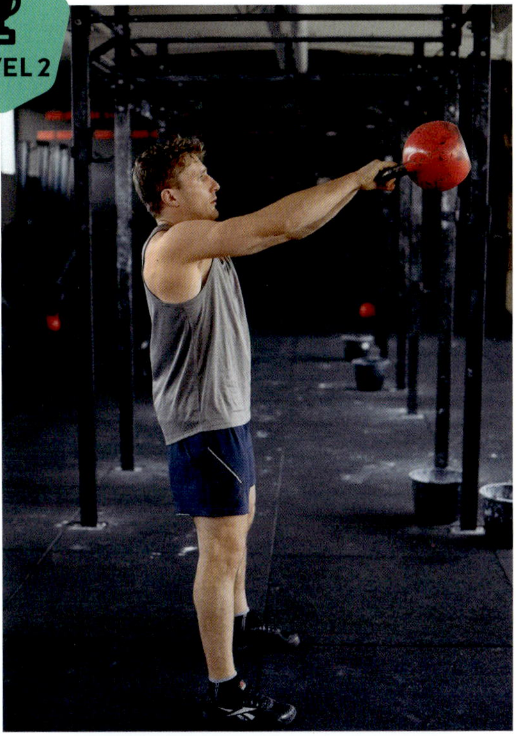

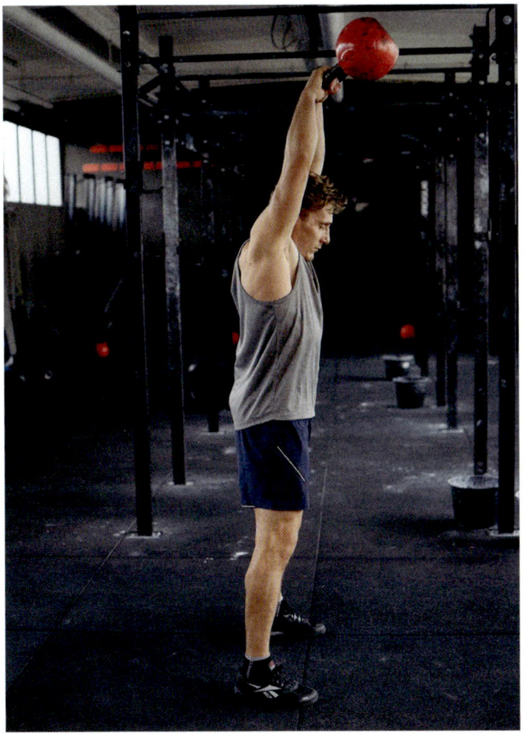

VORSICHT

Achte während des gesamten Bewegungsablaufs auf einen geraden Rücken! Dies gilt sowohl für die Beschleunigungsphase der Kettlebell nach oben als auch, ganz besonders, für die Abwärtsbewegung der Kettlebell! Denn hierbei musst du die Kugelhantel durch deine Muskelspannung abbremsen.

ROLLE VORWÄRTS

Die meisten Menschen haben in ihrer Kindheit mit Begeisterung Purzelbäume geschlagen. Irgendwann tollt man dann aber nicht mehr so herum, und plötzlich stellt eine Rolle vorwärts für viele eine große Herausforderung dar. Im Erwachsenenalter ist die Überkopfbewegung meist ungewohnt, außerdem hat die Wirbelsäule an Beweglichkeit eingebüßt.

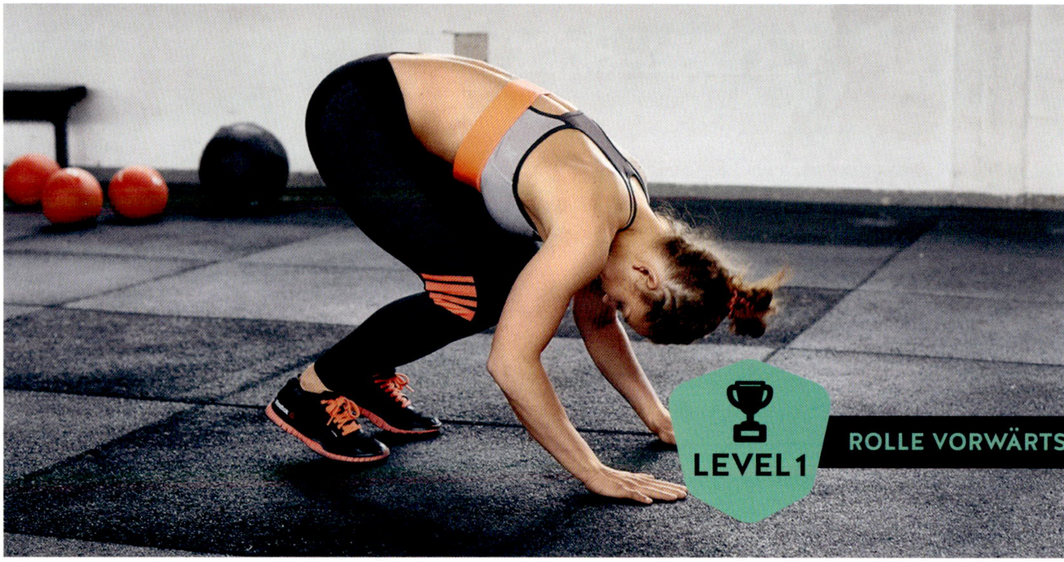

ZIEL

Wenn du nach der Rolle vorwärts auf deinen Füßen aufkommst, ohne deine Hände zu Hilfe zu nehmen, kannst du mit Recht stolz auf dich sein!

Du beginnst in der tiefen Hocke und setzt beide Hände Schulterbreit vor deinem Körper auf den Boden auf. Deine Handflächen liegen flach auf, deine Finger zeigen nach vorne.
Senke dein Kinn auf deine Brust und mach dich insgesamt klein und rund. Verlagere nun dein Körpergewicht nach vorne über deine Hände und leite dadurch die Rollbewegung ein. Mit eingezogenem Kopf rollst du dich dazu über Nacken und Schultern ab. Deine Schulterblätter sollten dabei den Boden zwischen deinen Händen berühren. Auf gar keinen Fall beginnst du die Rolle vorwärts mit dem Kopf!
Rolle über deine gewölbte Wirbelsäule und dein Gesäß anschließend weiter auf deine Fußsohlen. Wenn du deinen Rücken zu gerade hälst wird die Bewegung »unrund«. Etwas leichter fällt dir die Rolle vorwärts, wenn du dich mit beiden Armen ein wenig abstützt. Versuche auf den Fußsohlen zu landen. Setzte deine Füße dabei hüftbreit auf und komme anschließend in der kompletten Streckung zum Stehen.

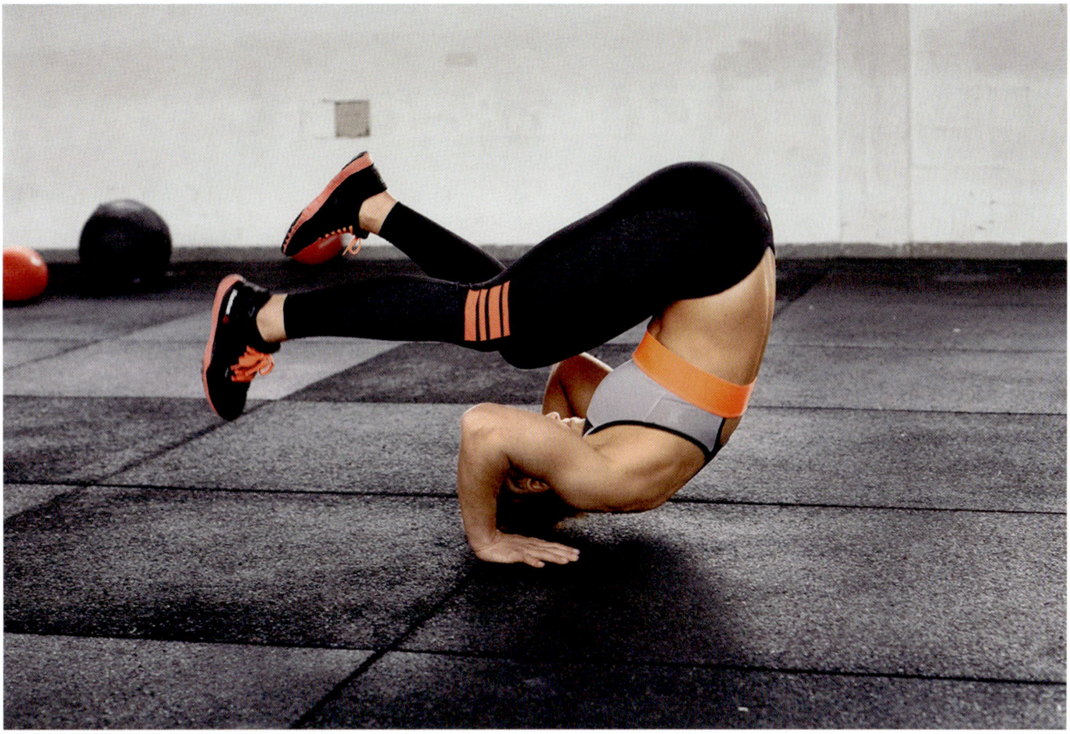

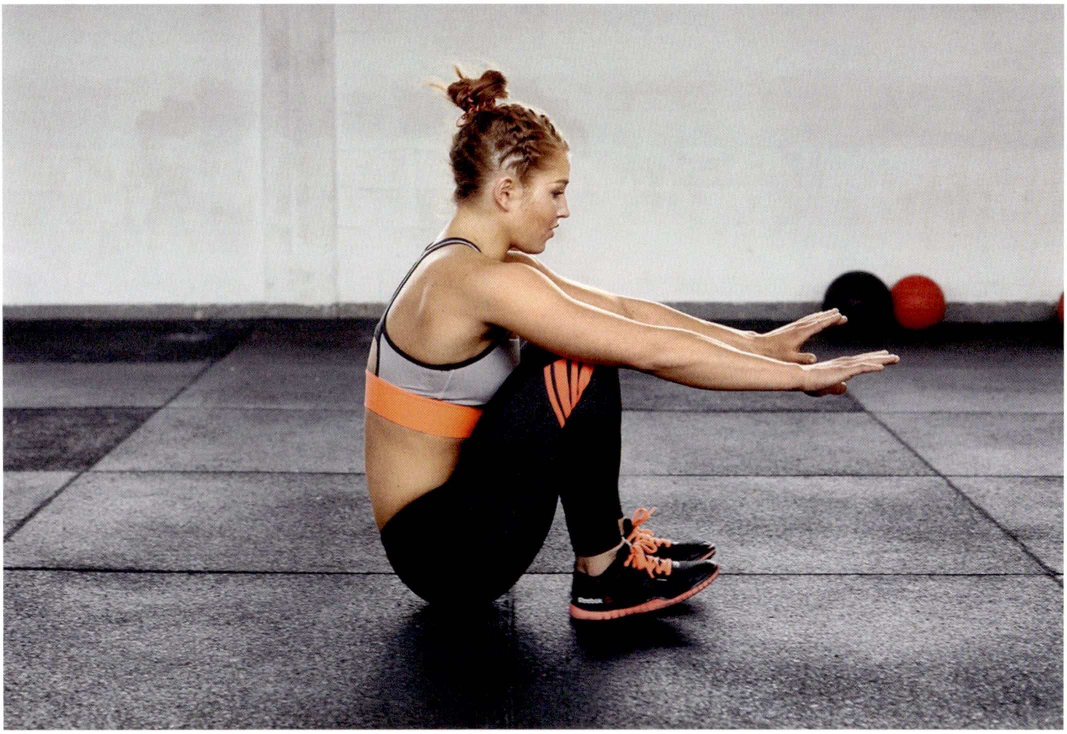
Reebok

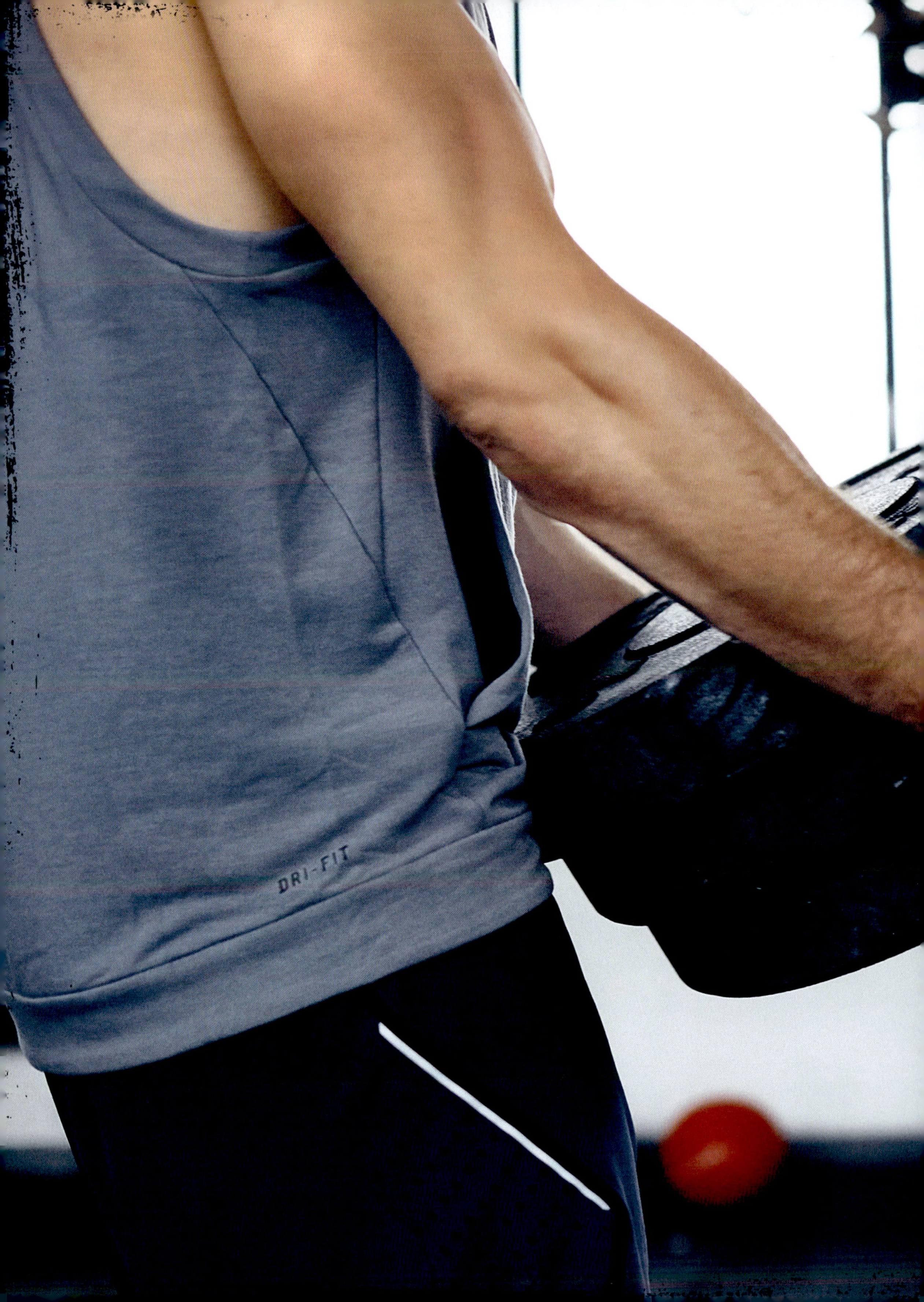
DRI-FIT

WORKOUTS & MINDSETTING

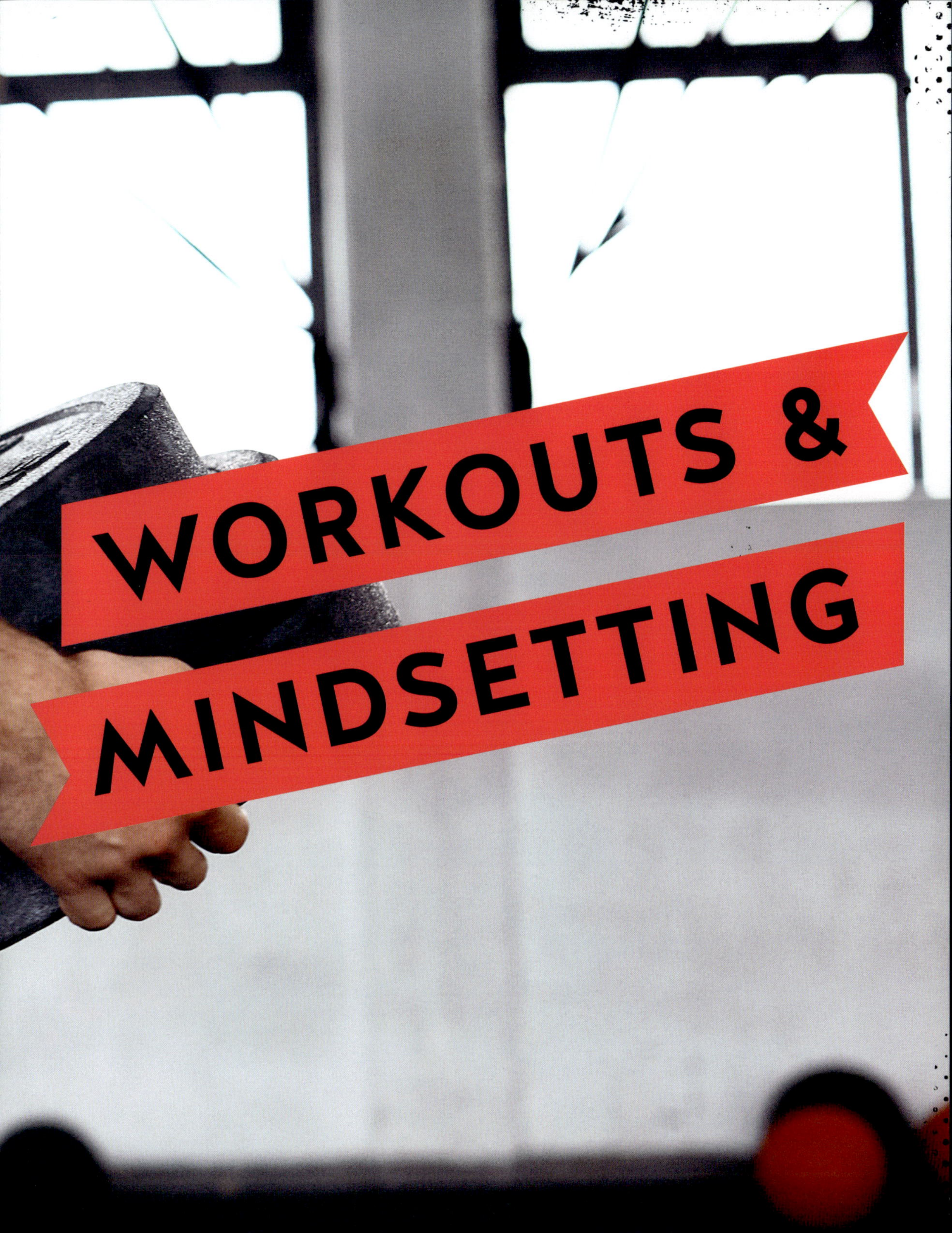

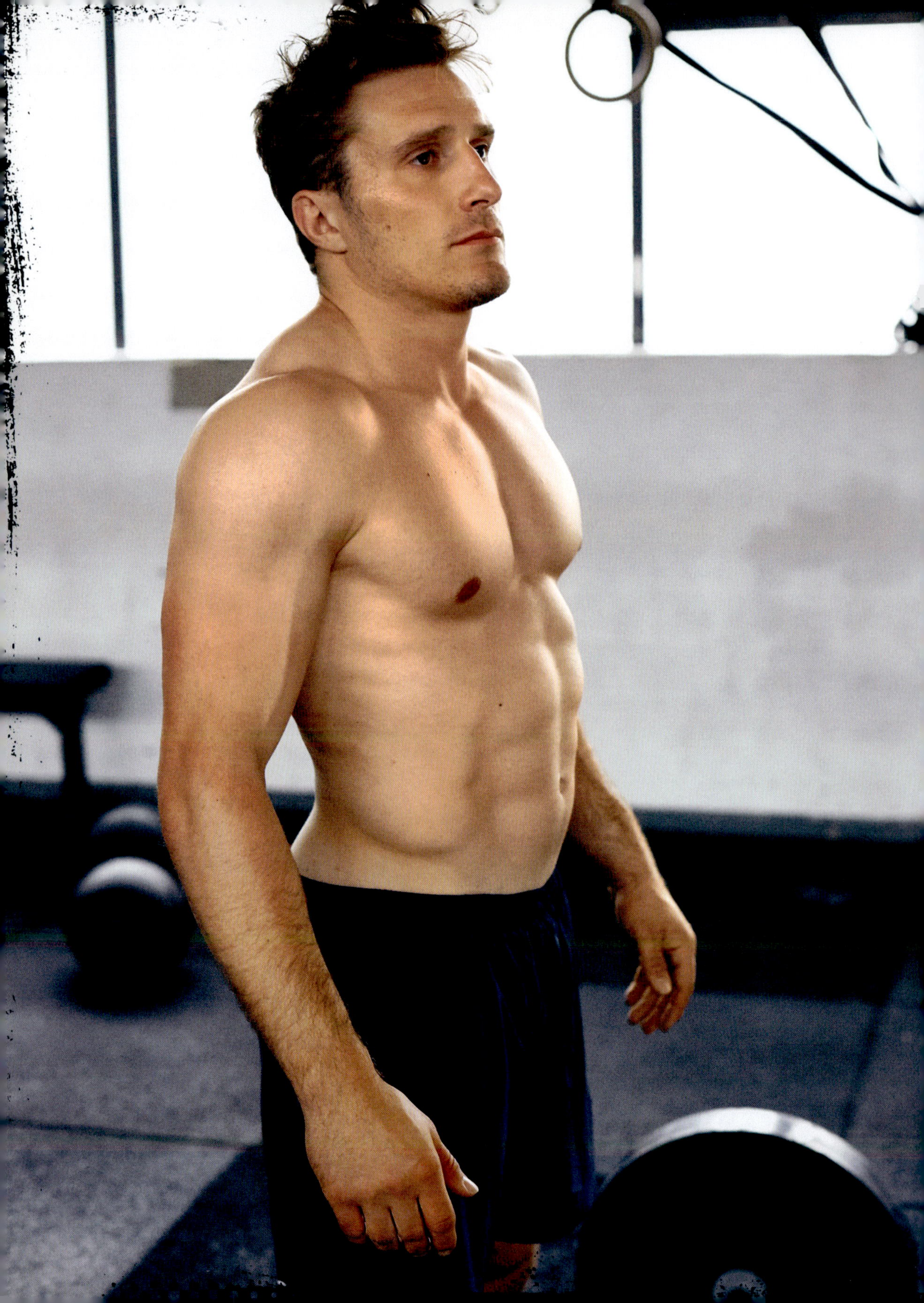

TRAININGSSCHEMATA

Jedes Trainingsschema hat seine Vorzüge. Je nachdem, welche Ziele du erreichen möchtest, wählst du ein bestimmtes Schema aus. Gleichzeitig kannst du mit ihnen dein Training abwechslungsreicher gestalten und deine Motivation hoch halten.

Das Schema »Auf Zeit« *(siehe Seite 116–117)* ist deshalb so wertvoll, weil es dir erlaubt, deine Leistungen zu vergleichen. Wiederholst du ein ganz bestimmtes Workout nach ein paar Monaten und bist mit diesem Workout dann schneller fertig, hast du den eindeutigen Beweis dafür, dass du fitter geworden bist. Denn du hast dasselbe Volumen an Übungen in einer kürzen Zeit geschafft und damit deine Leistungsfähigkeit nachweislich erhöht.

Das AMRAP-Schema *(siehe Seite 118–119)* ist ideal, wenn es darum geht, so viele Runden wie möglich in einer vorgegebenen Zeit zu absolvieren. Es hat zwei Vorteile: Zum einen ist die Vergleichbarkeit deiner Leistungen gegeben – schaffst du mehr Runden als zuletzt, ist bewiesen, dass du fitter geworden bist –, zum anderen weißt du bereits im Voraus ganz genau, wie lange dein Workout dauern wird, weil der Zeitrahmen genau vorgegeben ist. Dies hilft dir, deine Trainingseinheiten exakt zu planen.

Die EMOM-Schemata *(siehe Seite 120)* eignen sich hervorragend dazu, Bewegungsabläufe von komplexen Übungen und Techniken zu festigen. Gleichzeitig wird verhindert, dass du deine Pausen in die Länge ziehst oder deine Einsätze verpasst, weil die EMOMs exakt festlegen, wann du mit dem nächsten Durchgang beginnen musst. Dadurch hast du außerdem den Kopf frei und kannst dich ganz und gar auf die Bewegungsabläufe, deine Koordination und so weiter konzentrieren! Neben dem EMOM-Schema selbst gehören das Tabata-Schema *(siehe Seite 121)* und das Death-by-Schema *(siehe Seite 122)* zu den EMOM-Schemata.

Die Schemata »Leiter rauf! Leiter runter!« *(siehe Seite 123)* und »Atemleiter« *(siehe Seite 124)* zeichnen sich durch zwei Besonderheiten aus. Bei beiden Schemata machst du sehr viele Wiederholungen ein und derselben Übung, jedoch auf eine Art und Weise, dass es sich ganz und gar nicht ermüdend oder langweilig anfühlt. Was aber meiner Meinung nach noch ein viel größerer Vorteil dieser Schemata ist: Du lernst, dich und deine Leistungs- und Erholungsfähigkeit selbst einzuschätzen. Denn im Gegensatz zu einem EMOM bleibt dir hier immer selbst überlassen zu entscheiden, wann du mit dem jeweils nächsten Satz beginnst.

Das Quäl-dich!-Schema »Can't or Won't« *(siehe Seite 125)* steht für die pure Willenskraft! Wann gibst du auf? Wenn es das erste Mal zwickt? Wenn deine Muskeln anfangen zu brennen? Oder schaffst du es, mental so stark zu bleiben, dass es tatsächlich dein Körper ist, der aufgibt? Wähle deine Lieblingsübung, quäl dich und finde es heraus!

ERHALTE DEINE MOTIVATION DURCH VARIATION

Gerade Athleten, die viel trainieren, sollten ihr Training variieren – indem sie immer neue Übungen ins Programm aufnehmen oder bekannte Übungen in verschiedenen Schemata einsetzen. Deshalb stellen wir dir auf den folgenden Seiten unterschiedliche Trainingsschemata vor, mit denen du dein Training abwechslungsreicher gestalten kannst.

Denn nur wenn dir das Training Spaß macht und dich immer wieder neu fordert, wirst du am Ball bleiben und dich auch über längere Zeit motivieren können. Und Motivation beim Sport ist notwendig, um Gas geben zu können und Trainingserfolge einzufahren!

AUF ZEIT

Das Schema »Auf Zeit« wird bei Freeletics und CrossFit häufig eingesetzt. Du wählst eine Übungsabfolge oder gewisse Runden von Übungsabfolgen und absolvierst sie so schnell wie möglich. Dieses Schema nutzt also die Aufgabenorientierung: Die Aufgabe ist bekannt, doch wie lange die Durchführung dauern wird, weißt du nicht und hängt von deiner Fitness ab.

Allerdings ist dieses Schema auch mit einer gewissen Vorsicht zu genießen, denn es verführt leicht dazu, zu taktieren sowie schlampig zu trainieren. Zu gerne nämlich opfern Sportler beim »Auf Zeit«-Workout ihre Technik zugunsten der Schnelligkeit. Das ist aber ein absolutes »No Go«! Du musst beim Workout – ja generell beim Sport – jede Übung beziehungsweise jede Bewegung immer mit deiner besten, saubersten Technik ausführen! Und zwar aus zwei Gründen: um Verletzungen zu vermeiden und um Vergleichbarkeit zu erreichen.

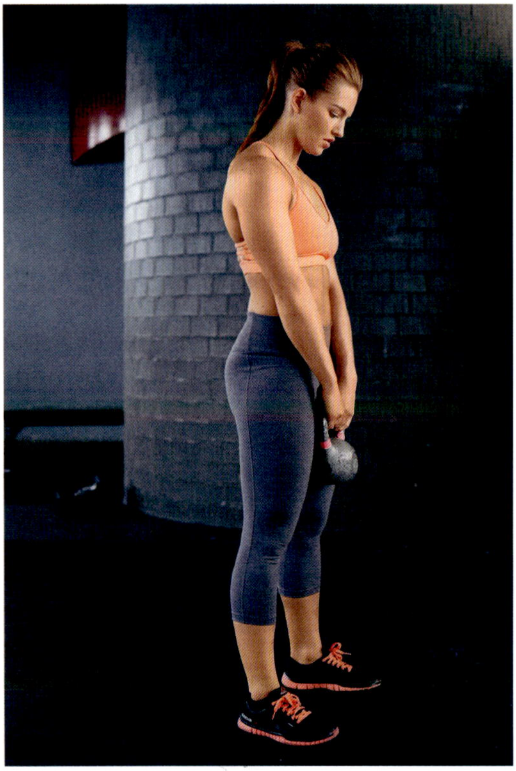

VERLETZUNGEN VERMEIDEN

Je besser die Technik ist, desto geringer das Verletzungsrisiko. Das ist Fakt! Um jederzeit technisch sauber »arbeiten« zu können, musst du deine Kraftausdauer trainieren. Nur wer über Kraftausdauer verfügt, gewährleistet, dass er die Technik selbst unter Vorermüdung nicht vernachlässigt. Dies erfordert einen starken Willen, Selbstkontrolle und Selbstbeherrschung. Denn du musst dich während eines Workouts zwingen, an deine Technik zu denken – das erfordert Selbstkontrolle – und nicht an deine Schnelligkeit – das erfordert Selbstbeherrschung! Problematisch wird es häufig, wenn mehrere Sportler gleichzeitig trainieren und jeder Erster, aber keiner Letzter sein will. Das ist verständlich, schadet aber dem langfristigen Trainingserfolg. Lass dich also nicht aus falschem Ehrgeiz auf einen Wettkampf in einer Disziplin ein, wenn du diese technisch noch nicht perfekt draufhast.

Denn erst wenn sich deine Technik durch stetes und gut durchdachtes Üben, auch unter Belastung, gefestigt hat, kannst du dich ganz auf eine schnelle Ausführung bei vielen Wiederholungen konzentrieren. Erst wenn es so weit ist, musst du dir über die Technik keine Gedanken mehr machen. Dies erfordert mitunter allerdings jahrelange Übung! Daran führt kein Weg vorbei – und es gibt auch keine Abkürzung! Hier sind Geduld und mentale Stärke gefragt. Wende das Schema »Auf Zeit« also nur auf Übungen an, die du technisch perfekt beherrschst. Ein Coach, der dich gut kennt, ist hier eine große Hilfe, denn er kann dir genau sagen, welche Übungen das sind.

VERGLEICHBARKEIT ERREICHEN

Wenn du die Technik im Workout schleifen lässt und Wiederholungen nur irgendwie ausführst, bringst du dich um die Möglichkeit, dich mit deinen vorangegangenen eigenen Leistungen zu messen, sobald du das Workout wiederholst. Nur technisch saubere, standardisierte Wiederholungen erlauben eine objektive Vergleichbarkeit.

PACEN

Wer ergebnisorientiert denkt, dem bieten sich zwei Möglichkeiten, mit dem Workout möglichst schnell fertig zu werden. Entweder gibt man von Anfang an 100 Prozent und versucht, diese 100 Prozent möglichst lange zu halten und sich durchzukämpfen, oder man taktiert.
Das Taktieren während eines Workouts nennt man Pacen. Gerade bei längeren Workouts lässt sich mit einer individuell angepassten Strategie einiges gewinnen. Sie kann dich etwa vor einer zu schnellen Übersäuerung der Muskulatur und dem damit verbundenen Leistungsabfall bewahren. Mehr dazu erfährst du im Abschnitt *Mindset einer Athletin (siehe Seite 133–139)*. Die Gefahr, zu sehr zu pacen *(siehe Seite 118)*, ist immer gegeben. Solltest du nach deinem Workout nicht geschafft sein, hast du dich wahrscheinlich zu sehr gebremst. Gib dann das nächste Mal einfach mehr Gas! Probiere verschiedene Strategien aus und finde heraus, welche für dich persönlich die beste ist.

TIPP

Ich empfehle, Übungen für unterschiedliche Körperregionen immer abzuwechseln! Damit vermeidest du eine zu schnelle muskuläre Ermüdung und kannst länger Gas geben und die Intensität hoch halten!

EMPFEHLUNGEN FÜR DEIN TRAINING

Du kannst so ziemlich alles auf Zeit machen. Stell dir eigene Workouts mit Quäl-dich!-Übungen zusammen und ergänze sie um Übungen, die du schon machst. Wähle drei bis fünf Übungen, mache Wiederholungszahlen, die dich herausfordern, und trainiere diese dann über drei bis fünf Runden so schnell du kannst.

WORKOUT-BEISPIEL

Das Workout »100 Burpees auf Zeit« ist ein sehr gutes Beispiel für dieses Schema. Der Name klingt schon schlimm, nicht nur wegen der offensichtlichen körperlichen Belastung, sondern auch wegen der mentalen Herausforderung, ganze 100 Wiederholungen durchstehen zu müssen. Eine Strategie könnte sein, eine konstante Geschwindigkeit anzuschlagen, die du über alle 100 Wiederholungen durchhalten kannst. Eine weitere Möglichkeit wäre es, Pausen einzuplanen, also etwa nach 25 Wiederholungen jeweils eine Pause einzulegen. Oder du folgst dem EMOM-Schema *(siehe Seite 120)* und nimmst dir vor, pro Minute zehn Burpees zu machen und den Rest der Zeit zu pausieren. Wie du siehst, gibt es viele Wege, mit einem Workout umzugehen. Je mehr verschiedene Strategien du testest, desto besser wird dein Gefühl dafür werden, wie du ein Workout angehen kannst. Mein Rat: Probiere viele verschiedene Strategien aus! Jeder Athlet ist anders, und jeder muss für sich persönlich den Weg finden, der ihn zum Erfolg führt. Dabei hilft nur ausprobieren, auch wenn es mal danebengehen kann. Übrigens: Gerade auch aus Rückschlägen lässt sich viel lernen!

AMRAP

AMRAP steht für »As many rounds as possible«. Das bedeutet, dass du bei diesem Schema in einer vorgegebenen Zeit so viele Wiederholungen einer bestimmten Übung oder Übungsabfolge absolvierst wie nur irgend möglich.

Dem Trainierenden ist also bekannt, wie lange das Workout dauern wird, aber er weiß nicht, wie viel »Arbeit« er in dieser Zeit verrichten muss. So verhält es sich beispielsweise bei dem berühmten CrossFit-Workout Cindy, bei dem die Teilnehmer so viele Runden wie möglich in 20 Minuten absolvieren müssen: Es besteht aus drei Grundübungen: 5 Pull-ups, 10 Push-ups und 15 Airsquats. So ein Workout kann sich ganz schön in die Länge ziehen!

PACEN VERMEIDEN

Und damit wären wir schon beim Problem des AMRAP-Schemas: Es verleitet zum Pacen *(siehe Seite 117)*. In unserem Beispiel etwa könnte man sofort denken: »Okay, ich mache jede Minute eine Runde!« Das ist natürlich eine legitime Strategie, denn wie bereits erwähnt sollte jeder für sich seine perfekte Strategie finden. Aber nach meiner Erfahrung pacen die Athleten bei AMRAP-Workouts viel zu viel, statt die Intensität hoch zu halten. Es ist aber die Intensität, die die Ergebnisse und auch die Erfolge bringt – eine durchgehend stabile Technik vorausgesetzt! Die Technik darf unter keinen Umständen der Intensität geopfert werden.

EMPFEHLUNGEN FÜR DEIN TRAINING

Wenn du ein paar kurze, knackige AMRAPs gemacht hast, versuche die Zeiträume etwas zu verlängern und die gleiche Intensität und Bewegungsgeschwindigkeit zu halten! Mit der Zeit wirst du so deine Fitness enorm steigern können!

DAUER EINES AMRAP

Ein AMRAP-Workout kann 20 Sekunden, mehrere Minuten oder 1 Stunde dauern. Deiner Fantasie sind da keine Grenzen gesetzt. Selbstverständlich unterscheidet sich ein 90-Sekunden- von einem 60-Minuten-AMRAP-Workout hinsichtlich Intention, Intensität und Ausrichtung, was der Effektivität aber keinen Abbruch tut. Mit einem langen AMRAP-Workout trainiert man die Grundlagenausdauer. Der Sportler bewegt sich dabei 50 Minuten lang mit konstanter Geschwindigkeit ohne größere Pausen, etwa wie bei einem 10-Kilometer-Lauf.

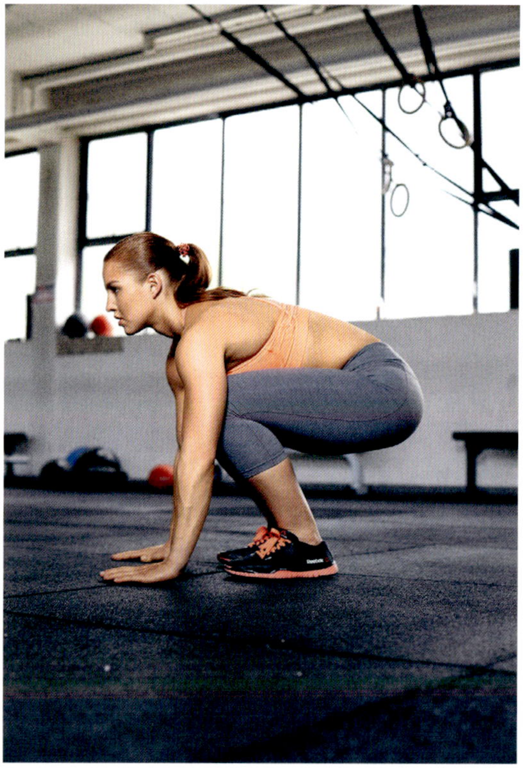

Hier ein hartes AMRAP, das wir häufig über mehrere Runden einsetzen: 4 Runden von 90 Sekunden AMRAP aus 3 Burpees und 5 American Kettlebell Swings mit 30 Sekunden Pause zwischen den Runden. Probiere das aus und schau, wie viele Runden du schaffst! Männer trainieren mit 24-Kilo-Kettlebells, Frauen mit 16 Kilo. Du bist gut trainiert, wenn du in jedem 90-Sekunden-Intervall 4 volle Runden schaffst! Gerade in der letzten Runde musst du deine ganze Motivation aufbringen, um dich schnell durch die Übungsabfolge zu quälen. Aber es lohnt sich! Erstens wird deine Ausdauer besser, zweitens deine mentale Einstellung stärker!

Noch zwei Ansatzpunkte für AMRAPs, wenn du das Gefühl hast zu stagnieren: Wenn wir bei obigem Beispiel bleiben, gibt es eine physikalische Obergrenze, die etwa bei 4 Runden plus 3 Burpees und eventuell noch 1–2 Kettlebell-Swings liegt. Eine schnellere Durchführung ist mit technisch sauberer Übungsausführung nicht möglich. Solltest du das immer schaffen, kannst du entweder das Gewicht der Kettlebell erhöhen oder die Pausenzeit verkürzen, um dich neu zu fordern!

Bei einem AMRAP ist es schwierig, die Anzahl der Runden oder die Intensität richtig einzuschätzen. Man möchte nicht so schnell anfangen, dass man das Workout nicht mehr beenden kann, will aber auch nicht so langsam sein, dass man am Schluss noch Reserven hat, weil die Intensität zu niedrig war. Dabei ist es ein Unterschied, ob man es mit einem kurzen oder einem längeren AMRAP zu tun hat. Ein intensives AMRAP über eine sehr kurze Zeit, etwa 3 Minuten, geht man idealerweise mit maximaler Geschwindigkeit an und versucht, sein Tempo zu halten und nicht langsamer zu werden. Da heißt es einfach Augen zu und durch.

Bei einem 30-Minuten-AMRAP aus 4 Übungen (10 Pull-ups, 10 Airsquats, 10 Kettlebell Swings, 10 Burpees) wirst du wissen wollen, wie viele Runden es werden. Du kannst errechnen, wie lange jede einzelne Bewegung dauert, und das dann auf die Gesamtzeit hochrechnen. Du kannst aber auch nach der ersten Runde im Workout auf die Uhr schauen und mit dieser Zeit arbeiten. Beginne die erste Runde nicht mit Vollgas und sprinte nicht von Übung zu Übung, sondern arbeite mit moderater Geschwindigkeit. Vielleicht kannst du in der ersten Runde die 10 Pull-ups noch am Stück absolvieren. Doch wie schaut es nach Runde fünf aus? Angenommen, du brauchst für Runde eins 2:30 Minuten, würde das bedeuten, du schaffst 12 Runden. Gehe aber besser davon aus, dass du langsamer wirst. Vielleicht kannst du das Tempo über 10 Minuten halten, dann wirst du langsamer, jedoch nur, um das Tempo in den letzten 2 Minuten wieder anzuziehen. Daraus folgt, dass du dir nach Runde eins keine 12, sondern nur 10 Runden vornimmst.

AMRAP ÜBER 2 UND ÜBER 50 MINUTEN

Vorschlag: Ein AMRAP in 3 Minuten, bestehend aus 5 Thrustern und 10 Kettlebell Swings. Es zeichnet sich durch eine hohe Intensität bei niedriger Wiederholungszahl aus. Ein Workout, das man immer schafft!

Gegenbeispiel ist das folgende AMRAP in 50 Minuten, bestehend aus 1000 Meter Laufen, 5 Strict Pull-ups, 10 Push-ups, 20 Kettlebell Swings, 30 Airsquats, 40 ABMAT Sit-ups und 5 Burpees.

TIPP

Du kannst alle Quäl-dich!-Übungen eines Workouts auf Zeit und jede Übungsreihe nach dem AMRAP-Schema ausführen.

EMOM

EMOM steht für »Every minute on the minute«, wobei das Schema nicht auf eine Minute beschränkt sein muss. Du kannst dir also beispielsweise vornehmen, 20 Minuten lang pro Minute zehn Burpees auszuführen oder 20 Minuten lang in zwei Minuten jeweils 20 Burpees.

Im ersten Fall schaffst du in der ersten Minute die zehn Burpees schnell und am Stück und hast dadurch noch 30 Sekunden Pause, bevor du zu Beginn der nächsten Minute wieder mit den nächsten zehn Burpees startest. Da du mit der Zeit wahrscheinlich langsamer wirst, verkürzt sich die Pause entsprechend. Wichtig dabei ist, dass du wirklich zu Beginn jeder vollen Minute startest. Das Schema hat den Vorteil, dass du nicht darüber nachdenken musst, wie lang du Pause machen kannst, da der Takt strikt vorgegeben ist.
Du kannst beim EMOM-Schema auch mehrere Übungen im Wechsel trainieren: in den geraden Minuten zehn Burpees, in den ungeraden Minuten zehn Kniebeugen – deiner Fantasie sind da keine Grenzen gesetzt. In der Regel wählt man Wiederholungszahlen, bei denen man davon ausgehen kann, dass die Übung(en) über den gesamten Zeitraum zu schaffen sind.
Bei einem EMOM-Schema steht nicht das Auspowern im Vordergrund, sondern die effiziente Ausführung einer Übung oder Übungsreihe. Außerdem trainierst du perfektes Timing, also pünktlich mit einer Übung zu beginnen. Je länger und / oder komplexer ein EMOM ist, desto stärker werden deine Atmung und Ausdauer gefordert. Auch das führt bei erhöhter Trainingshäufigkeit dazu, dass die trainierten Übungen effizienter werden.
Wir setzen das EMOM-Schema gerne für das Training zum olympischen Gewichtheben ein. Etwa mit einem zehnminütigen EMOM, bei dem zu Beginn jeder Minute ein Snatch mit 70 Prozent der Maximalleistung gerissen wird. Wie schon erwähnt, steht hier der Aufbau der soliden Technik im Vordergrund. Durch den Zeitdruck hat der Athlet aber nicht die Zeit, sich zu konzentrieren, die er sich sonst wahrscheinlich nehmen würde – er wird also gezwungen, sich schneller zu fokussieren und die Aufgabe auszuführen.
EMOM-Workouts eignen sich auch zum Üben gymnastischer Elemente: etwa jede Minute vier Übungen im Wechsel (Push-up, Pull-up, Ring Dip und Toes to Bar). Das Ganze über mehrere Runden, um viele technisch saubere Wiederholungen der einzelnen Übungen zu bekommen und dabei eine leichte Ausdauerbelastung zu haben.
Bei einem anderen, 30-minütigen EMOM-Workout, bei dem in Fünf-Minuten-Intervallen (also in sechs Runden) jeweils zehn Russian Swings, fünf Handstand Push-ups, zehn Box Jumps und 20 Burpees absolviert werden, steht der Konditionsaspekt im Vordergrund, gepaart allerdings mit der Intention, bei den ersten zwei Übungen saubere Wiederholungen einzuschleifen. Du siehst also, EMOMs sind äußert vielseitig und können für unterschiedlichste Trainingsziele eingesetzt werden.

TIPP

Experimentiere selbst mit diesem Schema! Nutze die Übungen aus diesem Buch oder Übungen, die du schon länger machst, und erstelle dir eigene EMOMs.

TABATA

Das Tabata-Schema ist dem EMOM sehr ähnlich und geht zurück auf den japanischen Professor Izumi Tabata, der 1996 eine Studie veröffentlicht hatte, der ein hoch intensives Intervalltraining (HIIT) zugrunde lag, das sich als sehr effektiv erwies.

Tabatas Schema sieht 20 Sekunden Belastung mit zehn vorgeschriebenen Sekunden Pause bei acht Runden vor, also insgesamt vier Minuten. Tabata hat nachgewiesen, dass eine lediglich vierminütige Belastung – im Vergleich zu einem einstündigen gleichmäßigen Ausdauertraining – den aeroben Stoffwechsel um 14 Prozent und den anaeroben um 28 Prozent steigert. Diese Werte lassen sich ausschließlich durch große Ganzkörperübungen (etwa mit Burpees, Rudern oder Thrustern) erreichen, denn nur durch solche den ganzen Körper fordernden Übungen wird das Herz-Kreislauf-System ausreichend auf Trab gebracht. Außerdem muss der Sportler in jedem Intervall wirklich 100 Prozent geben, um die gewünschten Effekte zu erreichen. Besonders in den letzten Runden wird gerade das zu einer starken Prüfung des eigenen Willens: Kann man weitermachen, obwohl alle Muskeln brennen und Herz und Lunge nach einer Pause und mehr Sauerstoff förmlich schreien?

Da das Tabata-Schema überschaubar und kurz ist, eignet es sich gut zum Pacen *(siehe Seite 117)* und dazu, seine eigene Leistungs- und Regenerationsfähigkeit kennenzulernen.

Betrachten wir beispielsweise Tabata-Burpees: Versuchst du in jedem Intervall wirklich 100 Prozent zu geben, wird die Anzahl der Burpees, die du in jedem Intervall schaffst, gegen Ende sicher abfallen. Schaffst du in den ersten Runden noch zehn Burpees, werden es in den letzten Runden vielleicht noch sechs oder sieben sein. Addierst du die Anzahl der Burpees aus allen Runden, erhältst du dein Ergebnis, sagen wir 64 Burpees. Teilst du die 64 Burpees nun durch acht Intervalle, erhältst du acht Burpees pro Intervall. Nun könntest du beim nächsten Mal entweder versuchen, diese acht Burpees pro Intervall konstant durchzuhalten, und dabei schauen, ob es dir mit dieser Taktik besser geht, oder du versuchst in den ersten paar Intervallen neun Wiederholungen zu machen und dann zum Schluss hin acht Burpees durchzuhalten, um dich zu verbessern.

Neben dem Standardschema haben sich zwei vierminütige Varianten ausgebildet: das »doppelte Tabata« mit 40 Sekunden Belastung und 20 Sekunden Pause sowie das »inverse Tabata« mit zehn Sekunden Belastung und 20 Sekunden Pause. Ich empfehle gerne, vierminütige Tabata-Varianten nacheinander auszuführen, jeweils unterbrochen durch eine kurze Pause. Das könnte dann beispielsweise so aussehen: Tabata-Airsquats, 1 Minute Pause, Tabata-Push-ups, 1 Minute Pause, Tabata-Sit-ups. So kannst du die Intensität bei der jeweiligen Übungen hoch halten, da im nächsten Tabata eine andere Muskelgruppe gefordert wird.

QUÄL-DICH!-ÜBUNGEN, DIE SICH FÜR TABATA EIGNEN

Nutze das Tabata-Schema auch für statische Übungen! Tabata-Handstand-Hold oder auch Tabata-Hängen (einfach nur mit Körperspannung an der Klimmzugstange hängen) haben wunderbare Effekte, auch wenn sie nicht groß die Ausdauer verbessern.

Die sechs beliebtesten Tabata-Varianten in unseren Trainings sind: Tabata-Burpees, Tabata-Airsquats, Tabata-Double-Unders, Tabata-Thruster, Tabata-Handstand-Hold und Tabata-Hollow-Hold.

DEATH BY

Das Death-by-Schema ist eine Unterart des EMOM-Schemas und bezeichnet eine Vorgehensweise, bei der man eine oder mehrere Übungen wählt, um diese in einem bestimmten Zeitraum (meistens mit steigender Wiederholungszahl) zu absolvieren.

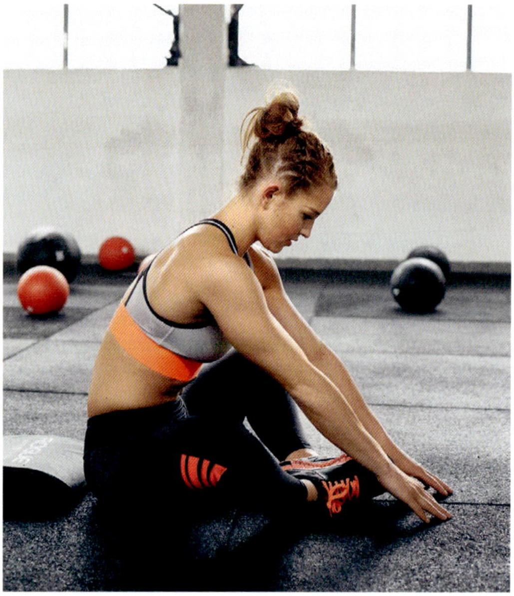

Schafft man die vorgegebenen Wiederholungen in dem vorgegebenen Zeitraum nicht, ist das Workout beendet – man ist quasi gestorben, daher hat das Schema seinen Namen!

Ein einfaches Beispiel ist der Death-by-Burpee: Dabei machst du in der ersten Minute einen Burpee, in der zweiten Minute zwei Bupees, in der dritten Minute drei und so weiter, bis du die nächste Steigerung nicht mehr schaffst.

Eine andere Form des Schemas wäre etwa, dass du dir vornimmst, alle 30 Sekunden sieben Liegestütze und sieben Sit-ups zu absolvieren. Das Workout ist beendet, sobald du die Push-ups und Sit-ups nicht mehr in der halben Minute schaffst.

Das Interessante an diesem Schema ist die »Diskussion«, die sich während eines Death-by-Workouts in deinem Kopf abspielt. Während dir die ersten Runden noch leichtfallen und sich wegen der langen Pausen recht harmlos anfühlen – du hast das Gefühl: »Heute geht was! Das ist ja easy!« –, wird es dir nach und nach immer schwerer fallen, die Aufgabe zu erfüllen, denn die Pausen zwischen den Übungen werden immer kürzer. Je anstrengender das Workout nun wird, desto lauter meldet sich dein innerer Schweinehund: »Jetzt reicht's, jetzt kannst du aufhören!«, »Für heute hast du schon genug geleistet!«, »Mach mal halblang, heute ist nicht dein Tag!« und so weiter. Das macht den Reiz dieses Schemas aus. Wie lange kannst du körperlich durchhalten, wie lange kannst du deinem Schweinehund die Stirn bieten und einfach weitermachen. Es ist ganz typisch für dieses Schema, dass es relativ schnell kippt! Das bedeutet, dass der Sprung von »Es fühlt sich noch angenehm an« bis zu »Ich mag nicht mehr« innerhalb von zwei bis drei Minuten passieren kann.

TRAINIEREN BIS ZUM BITTEREN ENDE

Trainiere mit dem Death-by-Schema nur Übungen, die du sicher beherrschst! Denn gerade in den letzten Minuten, wenn du schon eine ordentliche Sauerstoffschuld eingegangen bist, wird selbst die beste Technik etwas leiden. Vermeide deshalb Übungen, bei denen du dir nicht sicher bist beziehungsweise Verletzungsgefahr besteht.

Death-by-Burpees funktionieren immer, und alles über 15 Runden ist schon sehr gut! Topfitte und mental starke Athleten schaffen 20 Runden! Go for it!

LEITER RAUF! LEITER RUNTER!

Dieses Schema mit Sätzen aus ab- oder ansteigenden Wiederholungen wird häufig zum Einüben und Festigen von Bewegungsabläufen eingesetzt.

Nehmen wir zur Erklärung die Varianten 10 zu 1 und 1 zu 10. Beide Schemata beinhalten jeweils 55 Wiederholungen (10 + 9 + 8 + 7 + 6 + 5 + 4 + 3 + 2 + 1 = 55 und 1 + 2 + 3 + 4 + 5 + 6 + 7 + 8 + 9 + 10 = 55), sind aber keineswegs gleichzusetzen mit 55 Wiederholungen auf Zeit! Bei den Leitern geht es darum, die entsprechenden Wiederholungen immer am Stück zu machen!
Die absteigende Leiter ist dabei leichter zu bewältigen als die aufsteigende. Warum? Weil man bei der absteigenden Leiter bei den großen Wiederholungszahlen frisch ist, während man bei der aufsteigenden Leiter schon vorermüdet ist. So kannst du beim 10-zu-1-Schema die ersten zehn Wiederholungen frisch machen, beim 1-zu-10-Schema aber hast du schon 45 Wiederholungen absolviert, bevor du die zehn letzten Wiederholungen am Stück machen musst.

EMPFEHLUNGEN FÜR DEIN TRAINING

- **10-zu-1-Push-up & 1-zu-10-Push-up: Probiere beide Varianten aus und stoppe die Zeit. Du kannst beide Varianten zum Aufwärmen oder am Ende deiner Trainingseinheit verwenden, um an deinen Push-ups zu arbeiten.**
- **5-4-3-2-1-Pull-ups & 1-2-3-4-5-Pull-ups: Auch hier trainiere beide Varianten, um deine Selbsteinschätzung bei den Klimmzügen zu verbessern.**
- **20-zu-1-Double Unders: Um Double Unders zu perfektionieren und auch, um zu lernen, diese mit mentalem Druck zu schaffen, probiere diese absteigende Leiter mal aus. Die entsprechende Zahl muss immer am Stück sein! Wenn du also beim 18er-Satz bei der 17ten Wiederholung einen Fehler machst, musst du den ganzen 18er-Satz wiederholen!**
- **50-40-30-20-10-(20-30-40-50)-Schema: Nutze die Leitern, um gewisse Wiederholungszahlen am Stück schaffen zu können.**
- **10-zu-1 mit Zusatzübung zwischen den Sätzen: Wähle beispielsweise Inverted Burpees und mach nach jedem Satz 20 Double Unders am Stück. Auf diese Weise kannst du gleich zwei Quäl-dich!-Übungen verbessern!**
- **Überkreuz-Schema: 10-zu-1-Push-ups und gegengleich 1-zu-10-Deck Squats: Durch den Wechsel der Übungen solltest du in der Lage sein, die Wiederholungen immer ohne weitere Pause durchgehend ausführen zu können.**

TIPP

Nutze das Leiter-Schema auch, um ein Gefühl dafür zu bekommen, wie lange du zwischen den Übungen Pause machen musst!

ATEMLEITER

Das Atemleiter-Schema ist eine Weiterführung des Schemas »Leiter rauf! Leiter runter!«. Dabei geht es, wie der Name schon vermuten lässt, um die Kontrolle der Atmung während und vor allem zwischen den Übungen.

Eine 1-zu-10-Atemleiter mit Burpees sieht folgendermaßen aus: Du führst zuerst einen Burpee aus und machst dann einen ganzen Atemzug lang Pause, dann zwei Burpees und zwei Atemzüge lang Pause, drei Burpees und drei Atemzüge lang Pause und so weiter. Wie du atmest, ist dir freigestellt, das heißt, du kannst atmen, wie es die Übung verlangt oder es für dich stimmig ist. Führe die Burpees zügig aus, also nicht so langsam wie die Atmung in der Pause, aber auch nicht mit 100 Prozent Anstrengung. Empfehlenswert ist eine Intensität von 80 Prozent. Das Ganze geht immer so weiter, bis man den letzten Burpee gemacht hat. Ziel beim Atemleiter-Schema ist es, sich möglichst viel Zeit für die gesamte Abfolge zu nehmen, das heißt, die Atemzüge während der Pause langsam, tief und bewusst auszuführen. Du kannst aus der »Leiter« auch einen »Berg« machen, also ein 1-zu-10-zu-1-Schema. Dann musst du sozusagen einmal auf den Gipfel hoch und wieder runter.

Besonders für Sportler, die aus dem Functional-Fitness-Bereich kommen, ist dieses Schema häufig sehr ungewohnt, denn beim funktionellen Training geht es ja auch darum, die Übungen so schnell wie möglich zu absolvieren. Bei der Atemleiter wird aber genau das Gegenteil gemacht: In den Pausen atmest du langsam und kontrolliert, um deinen Körper zu entspannen und die Herzfrequenz niedrig zu halten beziehungsweise sie nach der körperlichen Anstrengung wieder schnell zu senken. Ich habe die Erfahrung gemacht, dass dieses Schema Sportlern, die regelmäßig schwimmen, am leichtesten fällt. Denn gerade beim Schwimmen lernt man ausgezeichnet, seine Atmung in den Griff zu bekommen, andernfalls würde man schnell in Atemnot oder sogar Panik geraten.

ATEMLEITERN SIND PERFEKT FÜR SCHWIMMER

Falls du für einen Wettkampf trainierst, bei dem auch geschwommen wird, solltest du regelmäßig Atemleitern mit wechselnden Übungen in dein Trainingsprogramm integrieren. Es gibt kaum etwas Besseres.

Versuche die Atemleiter mit Burpees, Kettlebell Swings, Thrustern und Deck Squats. Halte dich dabei wirklich an die angegebenen Pausen für die Atemzüge! Auf diese Weise wird dir auch deine Atmung während der Übung bewusster.

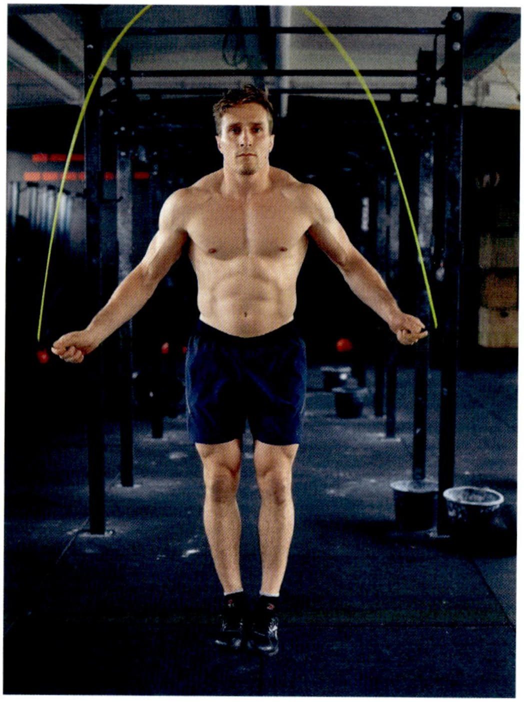

CAN'T OR WON'T

Bei diesem Schema geht es darum, mit einer Übung einen maximal langen Satz zu machen, also so viele Wiederholungen wie möglich ohne eine Unterbrechung oder Pause auszuführen. Wählst du die »richtige« Übung, kann dieses Schema zu einem wunderbar schrecklichen Test für deine Psyche werden.

Ein gutes Beispiel für das »Can't-or-Won't«-Schema wäre der Russian Swing (*siehe Seite 108*). Bei dieser Übung kommst du unter Garantie an den Punkt, an dem du dich fragst: »Kann ich wirklich nicht mehr, oder will ich nur nicht mehr?« Wie lange bist du noch gewillt, die Kettlebell festzuhalten und die quälende Übung weiterzumachen? Hältst du noch 50, 100 oder 150 Wiederholungen durch? Nüchtern betrachtet, kann dein Körper immer noch weitermachen, aber bist du auch vom Kopf her bereit, das Brennen in deiner Muskulatur zu ertragen? Kannst du die Stimme in deinem Kopf ignorieren, die dir sagt: »Die 70 Wiederholungen sind doch schon ein super Ergebnis!«, oder sie sagt: »Hör auf! Heute ist einfach nicht dein Tag.« Einem mental sehr starken Athleten wird die Kettlebell eher aus der Hand fallen, bevor er den Einflüsterungen seines inneren Schweinehunds nachgibt.

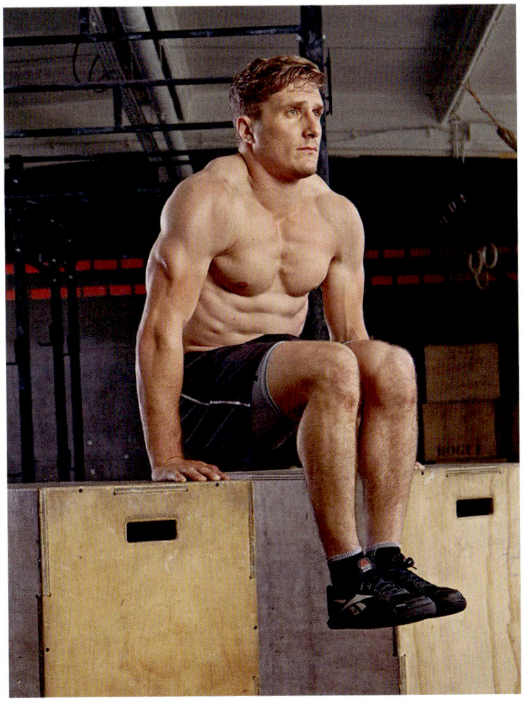

Bei einer Übung wie den Klimmzügen verhält es sich allerdings genau andersherum: Da kannst du mental so stark sein, wie du willst: Wenn deine Muskeln keinen Klimmzug mehr schaffen, ist es einfach vorbei.

Probiere das »Can't-or-Won't«-Schema unbedingt einmal mit Kettlebell-Swings (*siehe Seite 108–109*) aus! Weitere interessante Übungen dafür sind unter anderem Forward Lean Rest (*siehe Seite 84–85*) und L-Sits (*siehe Seite 94–95*). Im Prinzip lässt sich das Schema auch auf sämtliche Alltagssituationen anwenden. Immer wenn es darum geht durchzuhalten, also auch bei geistiger Anstrengung, etwa wenn du für eine Prüfung lernen musst.

KANN ICH NICHT, ODER WILL ICH NUR NICHT MEHR?

- **Can't or Won't mit Kettlebell-Swings: Wie lange kannst du durchhalten?**
- **Can't or Won't mit FLR: Wie lange kannst du die Spannung, also einen sauberen Forward Lean Rest, halten? Gute Athleten sollten es auf fünf Minuten am Stück bringen.**
- **Can't or Won't mit L-Sit: Vom L-Sit heißt es, dass sehr gute Geräteturner ihn drei Minuten lang halten können. Schaffst du das auch?**

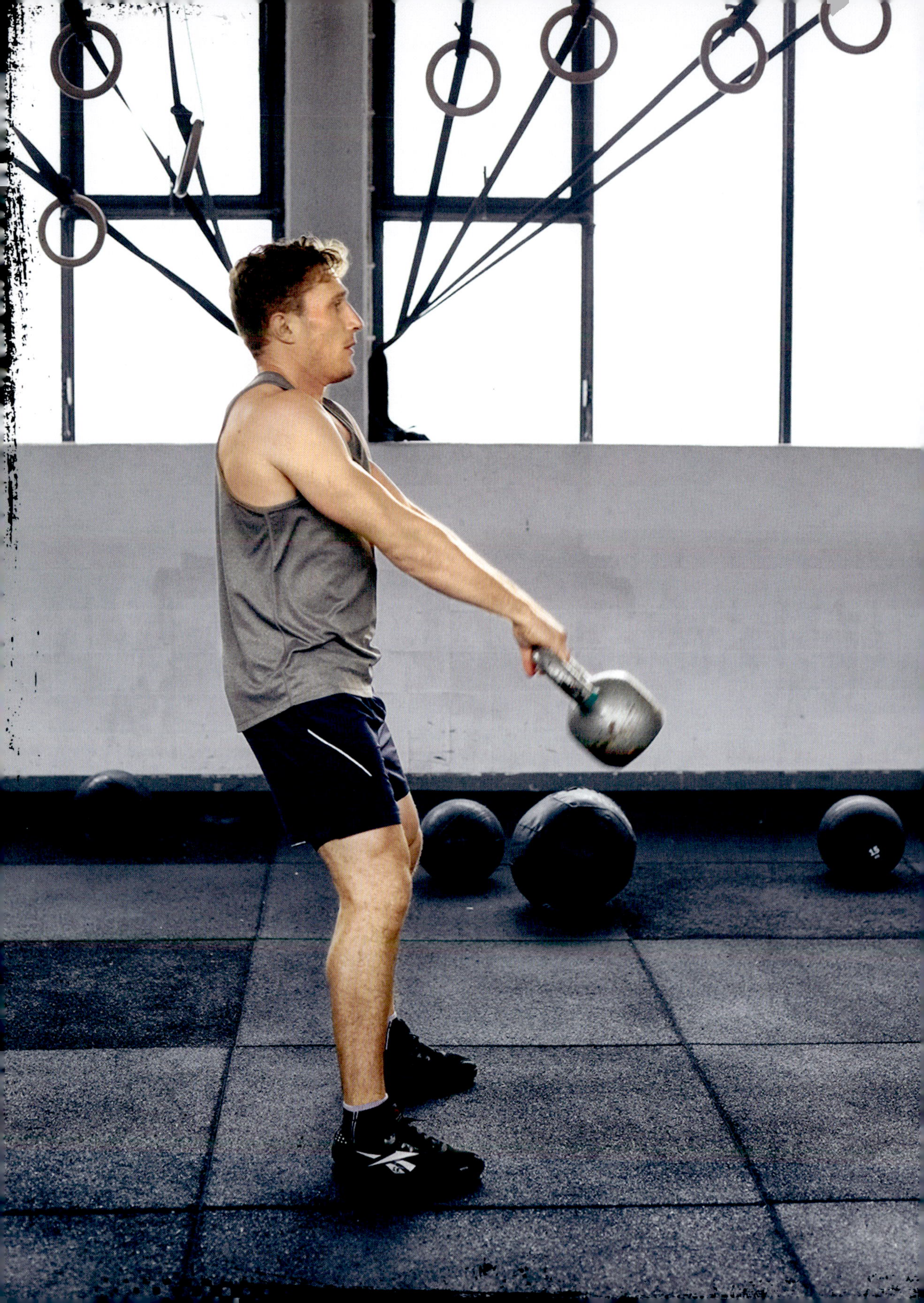

TIPPS & TRICKS

Auf dieser Seite findest du ultimative Insidertipps und -tricks sowie weitere Anmerkungen zu Workouts im Allgemeinen, die dir Kraft geben und dich motivieren sollen, auch dann noch am Ball zu bleiben, wenn du kurz davor bist aufzugeben.

Egal wie »schlimm«, das heißt wie anstrengend dir ein Workout schon allein bei der bloßen Vorstellung erscheinen mag – und sich dann beim Trainieren tatsächlich anfühlt: Du kannst dir immer sicher sein: Irgendwann ist es vorbei!

Und noch etwas ist hundertprozentig sicher: Nach einem überstandenen Workout wirst du erleichtert und stolz auf dich sein, weil du es geschafft und durchgezogen hast. Und das zu Recht!

Außerdem wird dir spätestens am Tag danach auch das härteste Workout rückblickend gar nicht mehr so schlimm erscheinen, und du kannst dir mit Sicherheit schon wieder vorstellen, es noch einmal zu wiederholen.

Ordnung ist auch beim Workout die halbe Miete. Bereite deinen Trainingsplatz gut vor! Kümmere dich vor deinem Workout darum, dass sich alle nötigen Geräte und Hilfsmittel griffbereit in deiner Nähe befinden. Auf diese Weise geht dir keine Zeit zwischen den Übungen verloren. Außerdem kannst du so auch keine Pausen schinden, indem du dir etwa Kettlebells oder Magnesia für die Hände von weit entfernten Stationen holst. Zu lange Pausen sind nämlich nicht nur ineffektiv, sondern auch kontraproduktiv *(siehe Seite 21–22)*.

An dieser Stelle noch ein Wort zum Thema Trinken: Ich bin ein großer Gegner des Trinkens während eines Quäl-dich!-Workouts. Denn ganz egal, ob ein Workout zwei, fünf oder 30 Minuten dauert, wenn du tagsüber und in den restlichen Trainingseinheiten genug trinkst, musst du während eines Workouts kein Getränk zu dir nehmen! Versteh mich nicht falsch: Ich bin nicht gegen das Trinken beim Sport, da gehört es zwingend dazu! Aber eben nicht im intensiven Teil eines Workouts, in dem man auf Leistung trainiert. Dort lenkt die Wasserflasche nur ab und wird zum mentalen Hindernis, zum inneren Schweinehund, der ruft: »Pause machen, Pause machen! Du musst was trinken!«

Nicht wenige Sportler denken auch, dass ein Workout aus einer Aneinanderreihung vieler dynamischer Bewegungen besteht. Doch wer in sein Workout beispielsweise statische Übungen wie den Forward Lean Rest (*siehe Seite 84–85*) oder den Handstand (*siehe Seite 62–65*) einbaut, hat dabei mitnichten Pause! Wenn du gezwungen bist, mit ziemlich hohem Puls Handstand zu machen, wirst du merken, dass es ganz schön schwierig ist, gleichzeitig zu atmen und Körperspannung zu halten, und das gilt nicht nur für FLR, sondern auch für den L-Sit *(siehe Seite 94–95)*.

EIN GEDANKE VON JESSICA DAZU

Nicht alle Workouts, die brutal anstrengend klingen, sind es auch. Workouts, die viele Übungen kombinieren, können einen ganz schön einschüchtern, machen aber meist viel Spaß, weil sie so abwechslungsreich sind. Die wahren »Folterknechte« sind kurze Workouts aus wenigen Übungen, denn gerade sie fordern ein enormes Durchhaltevermögen von dir. Damit du nicht einfach aufgibst, ist deine Einstellung vor dem Workout wichtig! Geh das Ganze optimistisch an. Du wirst es schaffen! Was du anfängst, bringst du auch zu Ende! Verlieren kommt nicht infrage! Selbst wenn du langsam bist, bist du besser als jeder, der aufgibt!

ZUSÄTZLICHE HERAUSFORDERUNGEN

Hier findest du einige theoretische Überlegungen und Workout-Ideen, die nicht in eines der soeben beschriebenen Schemata passen, jedoch allemal einen Versuch wert sind. Denn nur durch Ausprobieren kannst du feststellen, was für dich passt, dir liegt und dich weiterbringt.

Auch ich hole mir immer wieder Anregungen für neue Workouts: von befreundeten Trainern oder aus dem Internet. Denn wie in anderen Fällen so gilt auch hier: Man muss das Rad nicht immer neu erfinden und kann sich auch außerhalb seiner Sportart Inspirationen holen. Bei all dem darfst du nur nicht vergessen, dass du die Workouts für dich machst. Bevor du also eines nachmachst, überlege dir, ob du die vorgegebenen Wiederholungszahlen und Gewichte auch bewältigen kannst. Passe die Workouts immer an dein Können und an deine Voraussetzungen an, statt sie einfach eins zu eins zu übernehmen! Sei ehrlich zu dir selbst! Ein zu großes Ego und falscher Ehrgeiz führen nur zu einem erhöhten Verletzungsrisiko. Auch Jessica und ich modifizieren Workouts nicht selten und vereinfachen sie oder verringern die Gewichte. Das ist keine Schande, sondern ein Zeichen von Cleverness!

TIPP

Es gibt unendlich viele Möglichkeiten, Übungen und Schemata zu kombinieren. Schau dich auch bei anderen Trainern und Fitnessrichtungen nach Workouts um und lass dich von ihnen inspirieren!

MENTALE HERAUSFORDERUNG DURCH MONOTONIE

Verwende möglichst schlichte und einfache Workouts, um deinen Kopf zu fordern! Hier einige Workouts, die mental mehr nerven, als wirklich körperlich anstrengend zu sein:

- **100 Burpees auf Zeit:**
  100 Burpee Pull-ups (Fortgeschrittene)
  oder 100 Burpee Box Jumps
- **20-Minuten-EMOM:**
  10 Burpees
- **20-Minuten-EMOM:**
  gerade Minuten: 10 Burpees
  ungerade Minuten: 10 Thruster
- **50 Man Maker Big auf Zeit**

Workouts mit vielen verschiedenen Übungen und Wechseln sind zwar sehr beliebt, doch sind sie für den Kopf deutlich einfacher zu bewältigen als Workouts, die nur aus einer einzigen Übung bestehen. Das klingt zunächst paradox, ist es aber keinesfalls. Die vermeintlich fantasielosen und simplen Workouts, wie etwa 100 Burpees auf Zeit, sind mental deutlich anstrengender, da du gezwungen wirst, monoton »vor dich hinzuarbeiten«, weil jegliche Abwechslung fehlt. Genau das ist der Sinn solcher Workouts: sich einfach mal durchbeißen müssen, keine Ablenkung zu haben. Auch wenn Workouts mit vielen verschiedenen Übungen natürlich deutlich mehr Spaß machen und man dabei auch körperlich mehr Muskelpartien trainiert, sollte man dennoch regelmäßig solche monotonen Trainingseinheiten einbauen, um auch lange »Durststrecken« mit einer Übung am Stück in einem Workout durchstehen zu können.

FORDERE DICH IN MEHREREN BEWEGUNGSEBENEN

Die meisten Workouts bestehen zu 90 Prozent aus Übungen, die im Stehen ausgeführt werden, ergänzt etwa durch ein paar Liegestütze am Boden oder einige Klimmzüge. Werde also kreativer und denke bei der Planung deiner Quäl-dich!-Workouts auch an Übungen außerhalb dieser Standardebenen:

AMRAP in 15 Minuten:
5 Inverted Burpees
10 Toes to Bars
15 Kettlebell Swings

12-Minuten-EMOM:
gerade Minuten: 3–5 Rollen vorwärts plus 10 Airsquats
ungerade Minuten: 3 Bar Muscle-ups

AMRAP in 25 Minuten:
10 Pull-ups
20 Kettlebell Swings
1 Minute Handstand Hold
20 Deck Squats
10 Burpee Box Jumps

Das sind nur drei Beispiele, die veranschaulichen, wie vielfältig und herausfordernd ein Quäl-dich!-Training sein kann, wenn du Workouts um »ungewöhnliche« Komponenten ergänzt – auch ohne dass du dabei große Gewichte bewegen musst.

UNTERBRICH DEINE ROUTINE!

Hast du dich an ein Workout gewöhnt, kommst du meist in einen angenehmen Trott, der dir auch Sicherheit und geistige Zuflucht bietet. Beim folgenden Workout kann das beispielsweise gut passieren:

30-Minuten-EMOM:
6 Push-ups
6 Kettlebell Swings
6 ABMAT Sit-ups

Du machst zu Beginn dieses Workouts also jede Minute diese drei Übungen (je sechs Mal) und kommst so immer auf 30 bis 40 Sekunden moderate Belastung. So weit, so gut: Um die Routine zu stören, führst du jetzt in jeder fünften Minute statt der drei Übungen zehn Burpees aus. Dadurch wird dein Puls für kurze Zeit deutlich ansteigen, und dein Herz-Kreislauf-System wird in den nächsten vier Minuten massiv damit zu tun haben, diesen trotz der Arbeitsbelastung wieder zu senken, bevor du ihn mit den nächsten Burpees wieder hochjagst. Das wird echt hart!

Solche herausfordernden »Überraschungen« kannst du in viele Workouts einbauen, egal ob du ein AMRAP, ein EMOM oder ein Workout auf Zeit machst. Wenn du beispielsweise Double Unders *(siehe Seite 104–105)* unter Belastung üben willst, schieb in ein beliebiges Workout deiner Wahl alle 2,5 Minuten 20 Double Unders ein. Du wirst sehen, das bringt dich enorm weiter.

Eine andere »Überraschung«, die dich in jeder Hinsicht flexibel macht, ist das Variieren der Trainingszeit! Die meisten Sportler trainieren immer zu einer bestimmten Tageszeit. Dadurch, dass sie dies zum Teil schon jahrelang machen, hat sich der Körper daran gewöhnt und bringt immer zur selben Zeit eine gute Leistung. Kannst du diese Leistung auch zu einer anderen, ungewohnten Zeit bringen? Wenn du mal um sieben Uhr morgens statt um 18 Uhr abends trainierst? Auch das ist eine mentale Herausforderung! Variiere deine Trainingszeiten, um deinem Kopf und deinem Körper neue Reize zu setzen und dich auf alle Eventualitäten vorzubereiten! Wettkampf findet in den wenigsten Fällen zu deinen gewohnten Trainingszeiten statt!

FÜNF SEKUNDEN PAUSE ÜBER KOPF

Dieses Schema verwende ich oft zum Aufwärmen, wenn wir schulterlastige Trainingseinheiten machen. Es eignet sich aber auch als Workout mit Hanteln. Dabei geht es darum, die entsprechenden Wiederholungen am Stück zu machen.

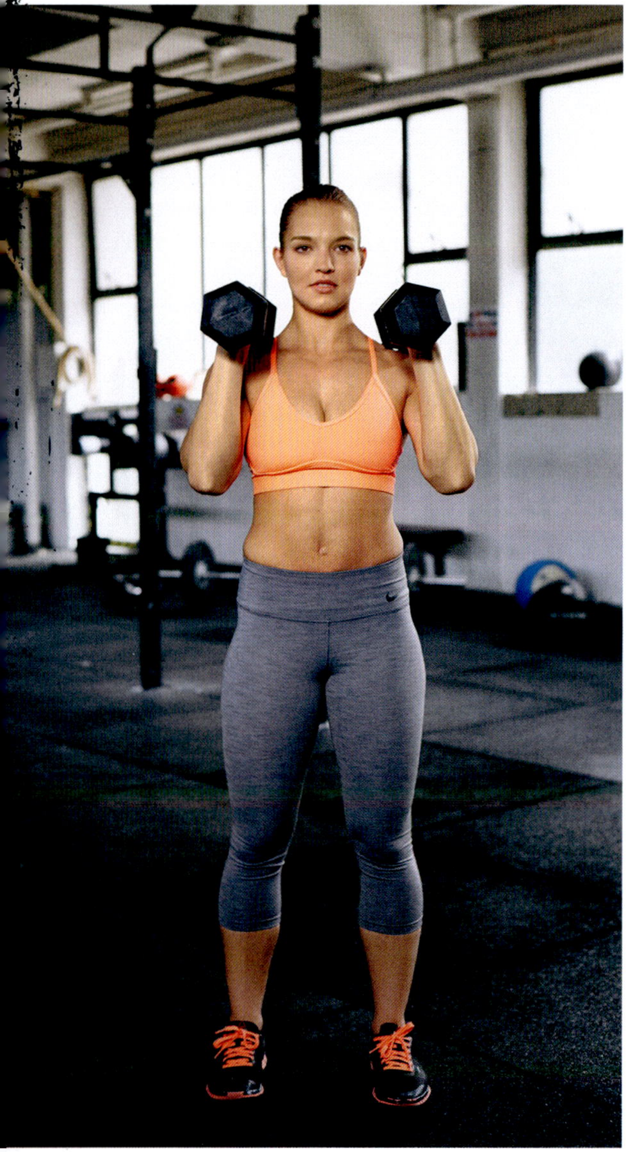

Der Twist hierbei ist, dass du zwischen den Sätzen keine Pause bekommst, sondern am Ende der letzten Wiederholungen eines Satzes das Gewicht mit gesteckten Armen fünf Sekunden lang über Kopf hältst. Nach dieser aktiven Pause startet man gleich wieder mit der ersten Ausführung des nächsten Durchgangs.

Beginne zunächst mit sehr leichten Hanteln und achte auf die konzentrierte und stabile Ausführung der Technik! Steigere das Gewicht nur ganz langsam. Ziel der Übung ist, die Schultern hinsichtlich ihrer Dynamik als auch der statischen Haltearbeit zu trainieren und das »Umschalten« zwischen beiden Modi zu üben.

Willst du ein herausforderndes Workout aus diesem Schema machen, wähle Shoulder Press *(siehe Seite 50–51)* oder Push Press *(siehe Seite 52–53)*. Ganz Fortgeschrittene können es mit dem Thruster *(siehe Seite 54–55)* versuchen. Beginne mit einer Wiederholung, behalte stets die Fünf-Sekunden-Pause über Kopf bei und probiere aus, bis zu welcher Wiederholungszahl du kommst! So wird das Workout fast zu einem Can't or Won't.

Du siehst, wie einfach und zugleich komplex die Idee hinter einem Workout sein kann.

ROLLE VORWÄRTS

Setze die Rolle vorwärts ein, um dich stärker zu fordern! Wenn du eine Übung schon sehr gut kannst, fordere dich selbst heraus und baue vor der entsprechenden Übung drei Rollen vorwärts ein.

Mach beispielsweise drei Rollen vorwärts und direkt im Anschluss zehn Airsquats. Damit stellst du dein Gleichgewichtssystem auf die Probe! Denn normalerweise wird dir nach den Rollen leicht schwindelig werden. Zwingst du deinen Körper aber, sofort die Airsquats auszuführen, hat er zum Schwindeligwerden keine Zeit, sondern konzentriert sich auf die Ausführung der Kniebeugen.

TIPP

Bau Ausdauereinheiten regelmäßig in dein Warm-up oder Cool-down ein. So kannst du über mehrere Wochen eine deiner Schwächen ausbügeln und bist dann in Workouts mental darauf vorbereitet, wenn höhere Wiederholungszahlen der Übung auf dem Programm stehen.

MENTALE HERAUSFORDERUNG DURCHHALTEN

Trainiere deinen Kopf, viele Übungen am Stück durchzuziehen. Wähle dazu Übungen aus, die noch nicht zu deinen Stärken gehören, zum Beispiel Pull-ups (*siehe Seite 70–73*) oder Toes to Bars (*siehe Seite 78–81*), und versuche, eine festgelegte Anzahl am Stück, also ohne Unterbrechung, durchzuziehen.

Um dich mental herauszufordern, kannst du einem Leiter-Schema wie 5-10-15-10-5 folgen und versuchen, sämtliche Wiederholungen immer am Stück zu schaffen. Zwischen den einzelnen Wiederholungen darfst du jedes Mal so lange Pause machen, wie du brauchst, um wieder weitermachen zu können. So ein Workout stellt extrem hohe Anforderungen an deinen Durchhaltewillen, denn es wäre sicher viel bequemer, einen 15er-Satz Pull-ups in 3 × 5 Wiederholungen durchzuführen.
Es gilt also deine Motivation hoch zu halten. Aufgeben kommt nicht infrage! Du musst dich trotz der Monotonie durchbeißen. Denk daran, wie schön es sein wird, wenn alles vorbei ist!

INTERVALLE INS AUSDAUERTRAINING EINBAUEN

Intervalle fördern das Durchhaltevermögen, obwohl zwischen den Intervallen jeweils eine Pause eingelegt wird. Beim Intervalltraining darf der Sportler nicht nach der ersten Runde aufhören, sondern muss noch mehrere weitere Runden »überleben«.

Mögliche Intervalle für Läufer sind:
5 × 400 Meter mit je 3 Minuten Pause
5 × 1000 Meter mit je 4 Minuten Pause

Wenn die Intervalle mit 90 bis 95 Prozent der persönlichen Maximalleistung absolviert werden, hat jeder Sportler das Gefühl, dass die Pausen nach jeder Runde irgendwie immer kürzer werden. Er muss sich also nach jeder Pause von Neuem dazu überwinden, mit der nächsten Runde zu beginnen. Aber auch die einzelnen Intervalle werden anstrengender, denn die Ermüdung aus den Vorrunden steckt einem ja in den Knochen. Im Fitnessstudio eignet sich besonders das Rudergerät für ein regelmäßiges und ambitioniertes Intervalltraining.
Die Pausen zwischen den Intervallen nur zu schätzen, bringt nichts! Reiner Selbstbetrug. Außerdem liegt man sowieso daneben. Du solltest deine Pausenzeiten ganz exakt messen. Benutze dazu einen Timer, der automatisch mit der Zeitmessung beginnt, sobald ein Intervall vorbei ist.

TIPP

Kombiniere Purzelbäume anfangs nur mit Übungen, die mit dem eigenen Körpergewicht arbeiten! Und auch nur mit solchen, die du wirklich beherrschst!

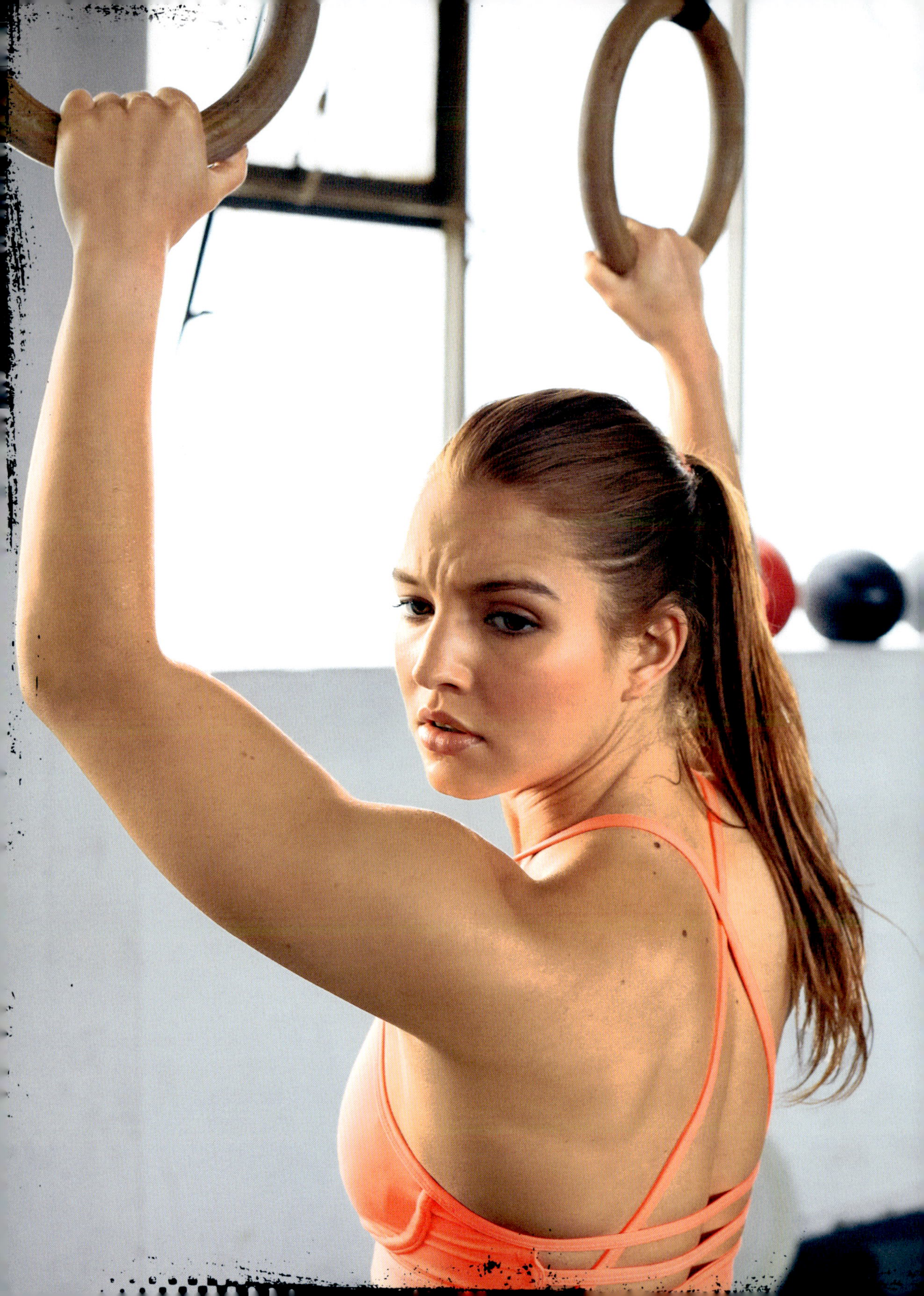

MINDSET EINER ATHLETIN

Wie motiviert sich ein Sportler, wenn es vor und während eines Wettkampfs ans Eingemachte geht? Wie überwindet man seinen inneren Schweinehund? Und wie verhindert man aufzugeben? Hier einige Antworten auf quälende Fragen.

Damit du noch besser nachvollziehen kannst, wozu die ganze Quälerei überhaupt gut sein soll, bekommst du auf den folgenden Seiten einen Einblick in das Mindset einer Athletin. Jessica war so nett, ihre ganz persönlichen Erfahrungen, Gedanken und Erlebnisse während einer extrem harten Trainingswoche aufzuschreiben. Du wirst auf viele Punkte stoßen, die wir auch in diesem Buch angesprochen haben. Jessicas Bericht wird dir Strategien aufzeigen, mit deren Hilfe man als Sportlerin oder Sportler auch extrem anspruchsvolle Workouts meistern kann. Da es zu weit geführt hätte, auf das gesamte Trainingspensum einzugehen, hat Jessica die Ruder-Workouts speziell hervorgehoben.

Dein Mindset und deine Einstellung sind enorm wichtig für deinen Erfolg. Freust du dich auf das Training oder den Wettkampf? Willst du gute Leistungen bringen? Alles beginnt schon mit der Einstellung, mit der du das Sportstudio betrittst. Du kannst im Training oder im Wettkampf nur Höchstleistungen bringen, wenn du positiv motiviert und aufnahmefähig bist. Wie sollst du dich zu guten Leistungen aufschwingen, wenn du unausgeschlafen im Studio stehst? Ganz klar, dass niemand jeden Tag total happy und 100 Prozent motiviert im Training erscheint, doch sollten solche Tage überwiegen. Auch ein mäßiges Training muss kein Verlust sein, denn aus Fehlern kann man sehr viel lernen. Das ist wieder eine Frage der persönlichen Einstellung: Ärgerst du dich nur über dein schlechtes Training, oder nimmst du dir vor, es das nächste Mal besser zu machen. Du musst es schaffen, aus deinen Fehlern zu lernen und sie zu nutzen. Es geht hier also um deine ganz persönliche Einstellung. Diese kann nur bedingt von außen beeinflusst werden. Die intrinsische Motivation ist der extrinsischen weit überlegen. Denk also darüber nach, warum dir dein Training so wichtig ist. Was willst du erreichen? Warum gehst du jeden Tag zum Sport? Warum quälst du dich? Was ist dein Ziel? Warum gehst du es nicht entspannter an, sondern immer bis an deine Grenze? Je stärker deine Motivation und dein Mindset sind, desto größer werden deine sportlichen Erfolge sein. Durch deine Einstellung bestimmst du darüber, wie dein Training oder dein Wettkampf verläuft. Erkundige dich nach den Mindsets anderer Athletinnen und Athleten. Lässt sich ihr »Warum« auch auf deins übertragen?

EIN GEDANKE VON JESSICA DAZU

Wer mehrmals täglich trainiert, muss sich immer wieder gut motivieren können. Mir hilft dabei mein Trainingsumfeld. Ich gehe total gerne zum Sport, weil ich dort meine Freunde treffe und mich immer darauf freue, mich so richtig auspowern zu können. Wenn ich im Studio bin, versuche ich die Zeit nicht zu vertrödeln, sondern konzentriere mich auf die täglich wechselnde sportlichen Herausforderungen, die ich mir stelle. Hier arbeite ich nicht nur an Dingen, die ich schon kann, sondern lerne ständig Neues. Für mich gibt es keine schönere Motivation, als eine schwierige Aufgabe plötzlich zu meistern. Aus diesen Erfolgserlebnissen ziehe ich meine Kraft, um auch echt harte Übungen oder Workouts anzupacken und durchzustehen.

JESSICA QUÄLT SICH

Wie ich es mit Marco, meinem Coach, abgesprochen hatte, sollte in dieser Trainingswoche drei Mal gerudert werden: Montag, Donnerstag und Sonntag. Die Rudereinheiten montags und donnerstags waren als Vorbereitung für die CrossFit-Open gedacht, am Sonntag sollte es dann ernst werden. Dieses Workout war Teil des Online-Wettbewerbs Row'd Royality.

Marco hatte mir geklärt, dass die Zeit, die ich am Montag beim Rudern erreichen würde, Auswirkung auf die Zeitvorgaben beim Rudern am Donnerstag haben werde. Dies bedeutet konkret: Wenn ich montags langsamer rudere und mich schone, würde es donnerstags entspannter werden. Ich hatte mein »Schicksal« also selbst in der Hand. Der Haken an der Sache aber war, dass mein Coach Marco von mir erwartete, dass ich mich NICHT schone, ich aber gleichzeitig wusste, dass mir eine echt qualvolle Challenge blüht, wenn ich alles gebe.

MONTAG

Am Montag stand also als erste Einheit Rudern auf dem Programm. Um genau zu sein: 1000 Meter All out!

Zunächst versuchte ich einen etwa gleich starken Trainingspartner zu finden. Außerdem suchte ich meine alten 1000-Meter-Zeiten zusammen, um realistische Richtwerte zu haben.
Noch wichtiger für die Vorbereitung ist das richtige Warm-up, um Körper und Geist auf Touren zu bringen. Sehr geeignet sind zum Beispiel 60 Sekunden All-out-Burpees (*siehe Seite 48–49*). Dadurch wird der Kreislauf ordentlich in Schwung gebracht, die Atemfrequenz erhöht, und man kann seinen inneren Schweinehund schon mal herausfordern: eine Minute Vollgas, ohne sich zu schonen oder Pausen einzulegen! Nach einer angemessenen Erholungsphase musste ich mich dem unangenehmen Teil stellen: dem Rudern.

An dieser Stelle sollte ich gestehen, dass ich All-out-Rudern hasse! Ich fürchte das Gefühl danach: das Brennen in den Oberschenkeln, den Blutgeschmack im Mund (wegen des erhöhten Laktatwerts im Blut) und die Übelkeit. Jeder, der das kennt, kann bestimmt verstehen, warum mir davor graut und ich diesen Zustand lieber vermeiden würde. Er tritt immer ein, wenn man wirklich an seine körperlichen Grenzen geht. Und ich hatte ihn erst vor vier Wochen erlebt, nachdem ich über eine Distanz von 2000 Metern gerudert war.
Okay, da Rauszögern ja bekanntlich nichts nützt, begab ich mich also mit einem mulmigen Gefühl im Magen zum Rudergerät. Das von meinem Coach festgelegte Ziel lautete: 1000 Meter unter 3:30 Minuten schaffen.
Übrigens: Bei der Festlegung der Zielvorgabe ist ausschlaggebend, dass dein Coach deine bisherigen Leistungen kennt und dich gut einschätzen kann. Ohne dieses Vertrauensverhältnis zwischen Coach und Athlet ist es nicht möglich, auch daran

VERZÖGERUNGSSTRATEGIEN ZWECKLOS

Es hat übrigens gar keinen Sinn, die Challenge rauszuzögern. Eine zu lange Pause zwischen dem Aufwärmen und der Challenge wirkt eher kontraproduktiv: Die Muskulatur wird wieder kalt, und du bekommst nur noch umso mehr Angst vor der bevorstehenden Prüfung!

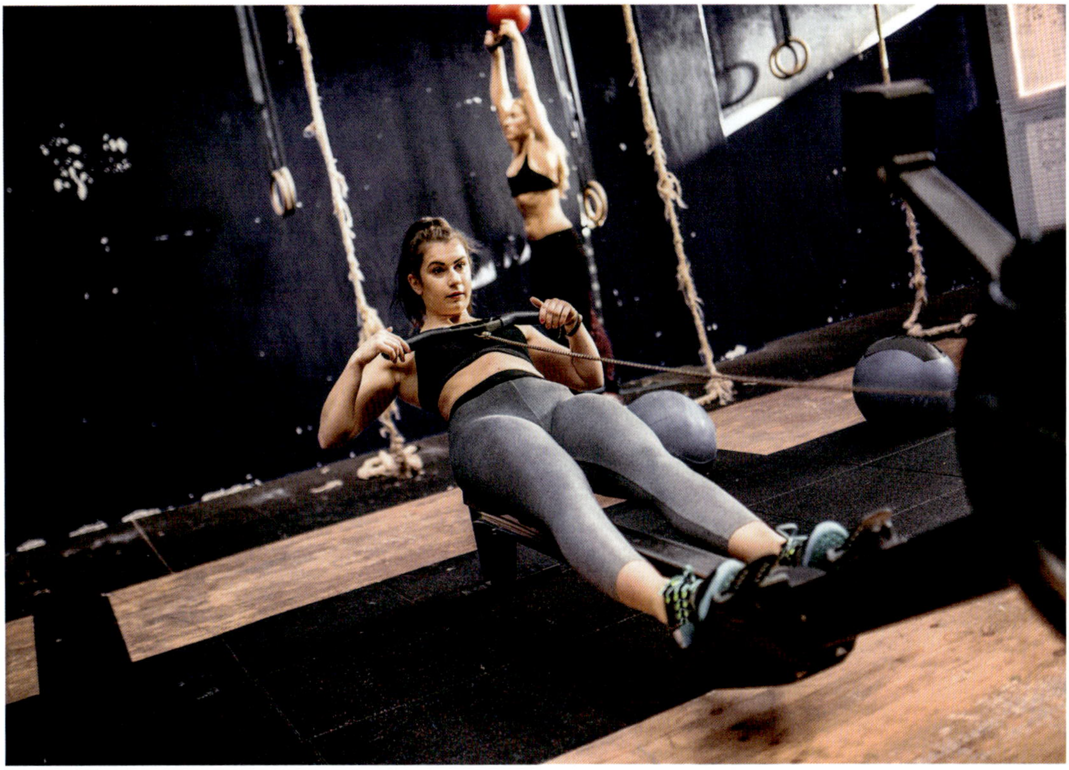

zu glauben und alles dafür zu geben, diese Leistung zu erfüllen. Um das Ergebnis jetzt vorwegzunehmen: Ja, ich habe die Vorgabe mit 3:27.3 Minuten unterboten, und ja, mir war danach richtig übel. Was mir dabei geholfen hat? Ich bin ein ehrgeiziger Mensch und kann ganz schlecht verlieren, daher war ich glücklich, einen Trainingspartner gefunden zu haben, der sich bereit erklärt hatte, den »Spaß« mit mir durchzuziehen. Uns verbanden gleich mehrere Gemeinsamkeiten: Wir beide mögen Rudern überhaupt nicht, sind von der Leistung her ungefähr gleich stark, und – besonders wichtig – keiner von uns würde einfach so aufgeben, um den anderen gewinnen zu lassen.

Außerdem wurde das Display meines Rudergeräts so eingestellt, dass die Meter rückwärts abliefen und ich das prognostizierte Ende ablesen konnte. So wusste ich immer, ob ich mich noch in der Zielzeit befand und welche Distanz noch vor mir lag. Die ersten 200 Meter liefen dann auch ganz gut und fielen mir leicht. Ab da setzte dann der Gedanke ein, dass ich noch 800 Meter vor mir habe und dass ich noch über drei Minuten auf dem Rudergerät verbringen muss. In diesem Moment weiß man, auch aus vorherigen Rudererfahrungen, dass es noch schlimmer werden wird und dass drei Minuten ziemlich lang sein können. Bis 500 Meter vor dem Ziel hielt sich dieses Gefühl, und mein einziges Bestreben war, nicht in der Geschwindigkeit abzufallen, sondern das Tempo zu halten.

Hat man die 500-Meter-Marke endlich erreicht, weiß man, dass man erst die Hälfte hinter sich gebracht hat. Die Freude auf die zweite Hälfte ist bei mir in diesem Moment ziemlich gering, denn ich weiß, dass dieser Teil für mich noch anstrengender werden wird. Ich muss die Geschwindigkeit halten, mich durchbeißen und wenn möglich gegen Ende sogar noch beschleunigen. Spätestens jetzt tauchen dann bei mir auch zum ersten Mal die Gedanken ans Aufgeben beziehungsweise Aufhören auf.

Es wäre viel einfacher, die zweite Hälfte nicht anzufangen und den Tag mit den geruderten 500 Metern zu beenden. Aber im zweiten Moment weiß ich, dass es keine Lösung ist, denn aufgeschoben ist nicht aufgehoben. Hätte ich das Ganze abgebrochen, wären die ersten 500 Meter umsonst gewesen, denn ich hätte die 1000 Meter am nächsten Tag rudern müssen. Man hat es nicht hinter sich gebracht und wird bis morgen daran erinnert, dass einem dasselbe Pensum noch mal bevorsteht. Ich stelle mir in solchen Momenten immer ein Engelchen und ein Teufelchen vor, die miteinander darüber diskutieren, was in diesem Moment die beste Lösung für einen selbst ist.

Wenn ich an diesem Punkt angekommen bin, hilft auch Motivation von außen. Ich finde es dann beispielsweise super, wenn jemand hinter mir steht und mich ermutigt und anfeuert. Derart unterstützt, möchte ich weder mich noch meinen Teampartner noch meinen Trainer oder die Umstehenden enttäuschen. Solche oder ähnliche Gedanken schießen mir dann bis zu den letzten 250 Metern durch den Kopf. Ab diesem Moment weiß ich, dass ich nur noch etwa eine Minute durchhalten muss. Das Ende wird also absehbar!

Eine Minute schafft man immer irgendwie, man muss es nur wollen. Mir hilft es in dieser Zeit, mich auf meinen Zug zu konzentrieren, das heißt, mal den Schwerpunkt beim Zug auf Kraft oder auf die Frequenz zu legen. Dabei versuche ich das Brennen der Beine und des Pos auszublenden und mich nur auf die Zielzeit und das Tempo zu fokussieren. Auf den letzten 20 Metern weiß ich, dass es fast geschafft ist, mache die Augen zu und versuche, das Tempo zu erhöhen. Denn danach ist es vollbracht. Dann kann ich mich vom Rudergerät fallen lassen und werde das wunderbare Gefühl haben, dass ich mein Bestes gegeben habe. Am Ende will ich nicht mit dem Gefühl dastehen, Reserve im Tank gelassen zu haben, sondern sagen können, dass ich den Sinn des »All out« verstanden und umgesetzt habe.

Insgesamt ist es in dieser Situation hilfreich, sich abzulenken, das heißt, sich nicht auf die Schmerzen oder die schwere Atmung zu fokussieren. Stattdessen könntest du die geruderten Meter rauf- und runterzählen, so wie ich es oft mache: »Jetzt bin ich schon 300 Meter gerudert, bleiben also noch 700 Meter. Ich habe also schon 3 / 10 der Ruderdistanz geschafft.« Da die Meter, während ich noch rechne, nicht stehen bleiben, kann ich mich so mental ablenken und mir ständig neue »Brücken« bauen. Dabei darf ich jedoch meine Zielzeit nicht aus den Augen verlieren. Und vor allem darf ich vor lauter Rechnen nicht langsamer werden.

Für manche Athleten ist es in dieser Situation hilfreich, sich Mut zu machen. Sie vergleichen die aktuelle Anstrengung mit Erfahrungen aus der Vergangenheit. Das können Erlebnisse vom Rudern, aber auch aus ganz anderen Situationen, etwa im Job, sein. Sie sollen helfen, das gerade Erlebte einzuordnen. Mir fällt dann immer ein, dass ich schon viel schlimmere Workouts erfolgreich gemeistert habe. Was die 1000 Meter betrifft, so habe ich sie während des Ruderns mit den 2000 Metern verglichen, die ich schon mal absolviert habe, und mir bewusst gemacht, dass es jetzt ja nur die Hälfte der Distanz ist, die ich schaffen muss.

ALL OUT

Unter »All out« versteht man in unserem Sport eine einmalige Belastung, die mit maximal möglicher Intensität ausgeführt wird. Diese Intensität ist das zentrale Merkmal einer All-out-Anstrengung. Direkt anschließend solltest du auf keinen Fall in der Lage sein, diese Leistung noch einmal zu erbringen. »All out« bedeutet, dass du alles, wirklich alles, was dir möglich ist, gibst – kein Zurückhalten, kein Taktieren, einfach Vollgas. Diese hohe Intensität bringt den Erfolg und setzt maximale Willensstärke voraus. Nur mit der richtigen Einstellung sind 100-Prozent-Leistungen möglich!

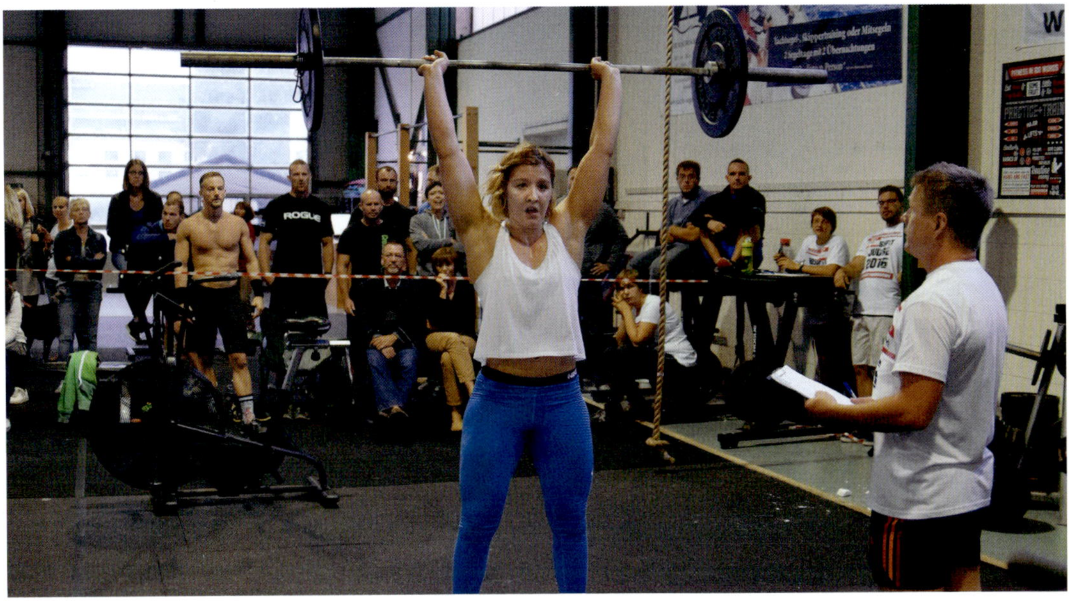

Doch wozu quäle ich mich eigentlich? Was habe ich davon, wenn ich das hier durchziehe? Klar, ich besiege meinen inneren Schweinehund und kann stolz auf mich sein! Doch wie leicht wäre es, wenn es brutal anstrengend wird, einfach aufzuhören? Wenn ich mein Ziel allerdings erreichen sollte, kann ich in die Trainingsdokumentation eine bessere Zeit eintragen. In solchen Fällen bin ich immer wahnsinnig glücklich und laufe breit grinsend durch das Studio. Deshalb ist es für meine Motivation total wichtig, dass ich meine Ergebnisse protokolliere, damit ich auch schwarz auf weiß sehen kann, dass es vorangeht.
Auch die Anerkennung Dritter ist mir eine riesige Motivationshilfe. Während ich mich am Rudergerät nach allen Regeln der Kunst abquäle, habe ich immer wieder folgenden Satz wie ein Mantra vor Augen: »Pain is temporary, glory is forever« (Schmerzen vergehen, der Ruhm aber bleibt). An diesem Satz ist einfach alles wahr! An die Schmerzen werde ich mich später kaum noch erinnern, aber an meinen Sieg. Das Getuschel, wenn ich bei so einem Workout einfach aufgeben würde, würde in meinem Trainingskreis ziemlich lange anhalten. Außerdem habe ich als Trainerin sozusagen eine Vorbildfunktion, denn ich erwarte auch von meinen Sportlern, dass sie ihr Bestmögliches geben. Schon alleine deshalb kann ich nicht einfach aufgeben.
Die größte Motivation ist mir aber das Wissen, dass ich das Ganze für mich selber mache und mich anstrenge, weil ich es will! Wenn meine Motivation aus mir selbst heraus kommt, ist der Effekt bei mir persönlich am größten. Wenn ich es nur mache, weil andere es von mir erwarten, bringe ich nicht die gleiche Leistung. Ich muss es in diesem Moment auch wirklich selbst wollen, einen Sinn dahinter sehen, bereit sein, zu kämpfen und auch Opfer dafür zu bringen.

DONNERSTAG

Am Donnerstag habe ich dann am eigenen Leib erlebt, warum es wichtig ist, dass man das, was man sich vorgenommen hat, auch wirklich will.

Im Trainingsplan für Donnerstag standen fünf Mal 1000 Meter Rudern mit jeweils vier Minuten Pause zwischen den fünf Einheiten. Die Zeit, die ich pro

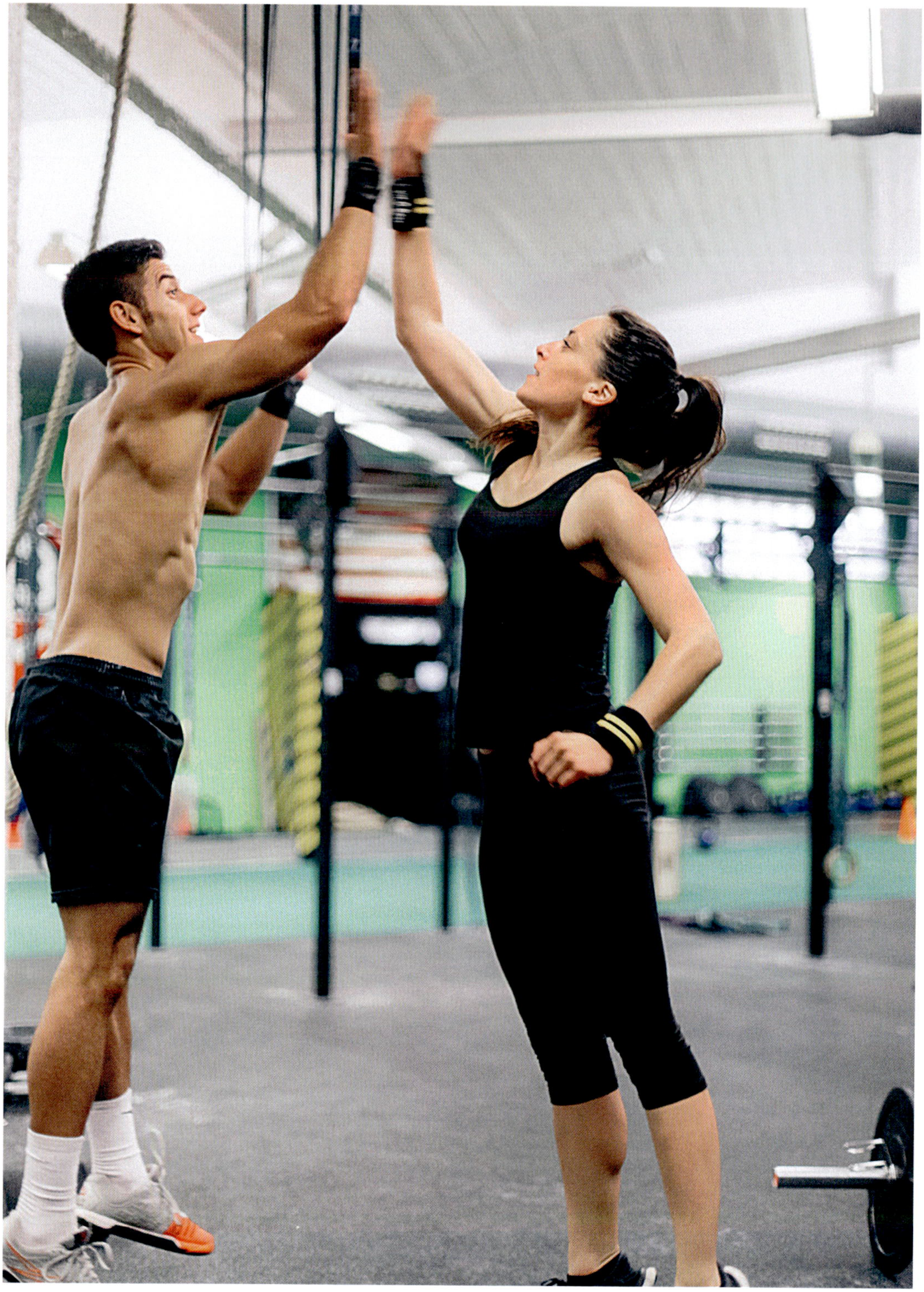

Intervall schaffen musste, orientierte sich an meiner Zeit von Montag: Auf meine 3:27 Minuten wurden dann 10 bis 15 Sekunden draufgerechnet, sodass die Zeit für eine Rudereinheit zwischen 3:37 bis 3:42 Minuten liegen sollte. Sofort kam meine Erinnerung an die 1000 Meter All-out-Rudern zurück. Wenn die 1000 Meter schon so schlimm waren, wie würde es sich dann erst anfühlen, wenn ich diese Distanz fünf Mal hintereinander rudern würde? Galt es am Montag, nur knapp vier Minuten durchzuhalten, waren es heute ganze 40 Minuten! Und was noch schlimmer war: Ich musste es alleine schaffen, denn ich hatte für heute keinen Trainingspartner gefunden. Es war also niemand da, der mich motivieren oder vor dem Aufgeben hätte bewahrte können.

Das Problem: Wenn man sich so einer großen Herausforderung ganz alleine stellt, kann man theoretisch jederzeit abbrechen, ohne dass es auffällt. Man kann also schummeln und später behaupten, dass man alle fünf Intervalle gerudert ist, obwohl man in Wahrheit nach dem dritten aufgehört hat. Merkt ja keiner!

An diesem Punkt spielt deine innere Einstellung eine große Rolle. Du musst diese Challenge für dich persönlich als wichtig erachten und dich ihr nicht nur stellen, weil dein Coach es von dir verlangt! Die Gedanken ans Aufhören sind mir beim Intervalltraining sehr oft gekommen – nichts wäre einfacher gewesen. Doch dann wäre ich mit mir selbst nicht zufrieden gewesen und hätte mir das ewig vorgeworfen. Wenn man einmal damit anfängt, sich selbst und alle anderen zu belügen und zu betrügen, wird es ganz schwer, Workouts auch ehrlich zu Ende zu bringen. War man aber ehrlich zu sich selbst, wird man am Ende glücklich sein, dass man die Herausforderung angenommen und seinen inneren Schweinehund besiegt hat.

Die Aufgabe am Wettkampftag lautete also, 2000 Meter so schnell wie möglich zu rudern, wobei die ersten 1000 Meter gesondert in die Wertung mit eingehen sollten. Das weckte alte Erinnerungen in mir, denn die 1000 Meter war ich ja erst Anfang der Woche und die 2000 Meter vor etwa einem Monat gerudert.

Zum ersten Mal bin ich am Wettkampftag also nicht verbissen auf diese Distanz gegangen. Ein Grund dafür war auch, dass ich erst einen Monat zuvor eine Bestleistung mit einer Verbesserung von acht Sekunden aufgestellt hatte und es jetzt einfach auf mich zukommen lassen wollte. Ich fing also mit einer für mich angenehmen Geschwindigkeit an zu rudern und stellte mittendrin fest, dass es gar nicht so schlimm war, wie ich es mir zuvor ausgemalt hatte. Dadurch konnte ich die Geschwindigkeit doch noch erhöhen und schloss – für mich völlig unerwartet – mit einer neuen Bestleistung von 7:19.7 Minuten ab. Da kann man mal sehen: Es hilft also, wenn man den Kopf frei hat und ohne Druck in einen Wettkampf geht.

Zusammenfassend möchte ich die drei wichtigsten Dinge hervorheben, die mir persönlich dabei helfen, solche »Qualen« durchzustehen: Erstens ist es wichtig, **einen guten Coach** zu haben, denn er schätzt dich richtig ein und unterstützt dich. Zweitens hilft mir neben einer guten Trainingsatmosphäre eine **tolle Trainingsgruppe**, um Bestleistungen zu bringen, denn sie stehen immer hinter mir, um mich zu motivieren und anzufeuern. Doch am wichtigsten ist für mich persönlich **mein eigener Wille.** Ich bin absolut bereit, alles zu geben und mich zu quälen. Diese Last kann mir kein Coach – und keine Trainingsgruppe – abnehmen. Der eigene Kopf muss sagen: Das hier will ich jetzt, und ich tue alles dafür!

SONNTAG – WETTKAMPFTAG

Bei Wettkämpfen ist es für mich persönlich ein Kinderspiel, meinen inneren Schweinehund in Schach zu halten, denn da möchte ich zeigen, wofür ich das Jahr über trainiert habe. Deshalb war der Sonntag für mich hervorragend geeignet, um beim ersten *Row'd Royality Event* eine neue persönliche Bestleistung aufzustellen.

SACHREGISTER

U/V

W

Z

ÜBUNGSREGISTER

A

B

C

D

E

F

H

I/J

K

L

BÜCHER, DIE WEITERHELFEN

Brauer, Michael: *Bodyweight Cross Training*. Selbstverlag

Ebd.: *Women Cross Training*. Selbstverlag

Cohen Jennifer / Colino, Stacey: *Strong is the new skinny*. GRÄFE UND UNZER VERLAG

Correa, Mariana: *Das Beste CrossFit Training*. Selbstverlag

Petrik, Marco: *CrossFit® Powerworkouts*. BLV-Verlag

Ebd.: *CrossFit® Ultra-Workouts*. BLV-Verlag

ADRESSEN UND WEBSITES, DIE WEITERHELFEN

CrossFit eo – Kaiser & Petrik GbR, Weltenburger Str. 6
81677 München
info@crossfit-eo.de
www.crossfit-eo.de
Der Kontakt zu den Autoren dieses Buches.

www.crossfit.com
Offizielle, englischsprachige Website des Originals.

www.breakingmuscle.com
Website mit vielen praktischen Tipps und Workouts für alle, die keine Weicheier sind.

www.fitogram.at
Hier finden Sie CrossFit-Boxen in Österreich.

www.rogueeurope.eu
Die richtige Adresse, wenn du aus deiner Garage eine CrossFit-Box machen möchtest.

IMPRESSUM

Projektleitung: Claudia Böhm
Lektorat: Janette Schroeder, wortundart, Berlin
Bildredaktion: Henrike Schechter
Umschlaggestaltung und Layout: Geviert, Grafik & Typografie, München
Herstellung: Petra Roth
Satz: griesbeckdesign, Dorothee Griesbeck, München
Repro: Medienprinzen GmbH, München
Druck und Bindung: F+W Druck- und Mediencenter, Kienberg

978-3-8338-5640-2

1. Auflage 2016

Dieses Buch wurde auf PEFC-zertifiziertem Papier aus nachhaltiger Waldwirtschaft gedruckt.

Die **GU-Homepage** finden Sie im Internet unter **www.gu.de**

Bildnachweis
Fotoproduktion: Johannes Rodach, München
Weitere Abbildungen: Getty Images: S. 11, 17; unsplash.com/Cam Adams: S. 15; F1 online: S.18; iStock: S. 22, 135, 138; Dennis Göbel, CrossFit Magdeburg: S. 137.

Syndication:
www.seasons.agency
Ein Unternehmensbereich der StockFood GmbH, Tumblingerstr. 32, 80337 München, Tel.: 089-7 47 20 20

Wichtiger Hinweis
Die Inhalte dieses Ratgebers wurden sorgfältig recherchiert und haben sich in der Praxis bewährt. Dennoch können nur Sie selbst entscheiden, ob und inwieweit Sie diese Vorschläge umsetzen wollen und können. Lassen Sie sich in allen Zweifelsfällen zuvor durch einen Arzt oder Therapeuten beraten. Weder Autoren noch Verlag können für eventuelle Nachteile oder Schäden, die aus den im Buch gegebenen praktischen Hinweisen resultieren, eine Haftung übernehmen.

QUALITÄTS GU GARANTIE

Liebe Leserin, lieber Leser,

haben wir Ihre Erwartungen erfüllt? Sind Sie mit diesem Buch zufrieden? Haben Sie weitere Fragen zu diesem Thema? Wir freuen uns auf Ihre Rückmeldung, auf Lob, Kritik und Anregungen, damit wir für Sie immer besser werden können.

GRÄFE UND UNZER Verlag
Leserservice
Postfach 86 03 13
81630 München
E-Mail:
leserservice@graefe-und-unzer.de

Telefon: 00800 / 72 37 33 33*
Telefax: 00800 / 50 12 05 44*
Mo–Do: 9.00 – 17.00 Uhr
Fr: 9.00 – 16.00 Uhr
(gebührenfrei in D, A, CH)*

Ihr GRÄFE UND UNZER Verlag
Der erste Ratgeberverlag – seit 1722.

GRÄFE UND UNZER

Ein Unternehmen der
GANSKE VERLAGSGRUPPE

www.facebook.com/gu.verlag